Dr.林の当直裏御法度

ER問題解決の極上Tips90

第2版

Hiroyuki HAYASHI
林 寛之

福井大学医学部附属病院救急科総合診療部 教授

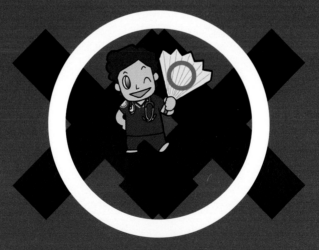

三輪書店

第 2 版　序文

　時間外救急の特徴は，各臓器専門医が必ずしもそろっていない状況で，多くの医者が冷や汗をかきながら奮闘しているということ．患者さんも背に腹は代えられず，若造であろうが何であろうが，医師免許さえあれば助けてほしいとやってくる．そんな患者さんのニーズに応えるために奮闘している医師たちのドラマがある〔中島みゆきの『地上の星』（NHK：プロジェクト X 〜挑戦者たち〜）またはスガシカオの『Progress』（NHK：プロフェッショナル　仕事の流儀）のテーマソングを流しながら読んでください♪〕．日本の救急を支えているのは，決して救急医ではなく，研修医や当直医のあなたたちです！（残念ながら救急医の数は少なすぎるもの）

　「医学的に正しいこと」だけではダメで，「患者に来てヨカッタ！」と喜んでもらえてはじめて救急は成功といえる．急性期には答えが出ないものも多い．すべての医者が 100 点を取れるはずもなく，共通の敵である病気に対して，患者さんと一緒に歩んでいく姿勢が大事．「EBM」＋「患者中心の医療」➡「shared decision making」こそ救急の真骨頂．口八丁手八丁，上等です！

　患者さんも海千山千，上級医だって海千山千．現場を乗り切るには，いろいろ「汚い？」「きれい？」と思われる手を駆使してでも，患者さんがハッピーになればいいじゃないか！　患者さんのために頭を下げられる医者は尊いのだ．EBM で知識をつけるのはさほど難しくないが，知恵を身につけるには，患者さんとの人間的関わり合いを大事にしないといけない．医療には science と art が必要なんだ．
　Knowledge comes, but wisdom lingers.
　知識は得やすいが，知恵は得難い．

　初版ではマネージメント主体のため，臨床の裏技も入れてほしいという読者の要望に応えて，今回の改訂版では臨床編も入れさせてもらった．本書はマニュアルではないので，救急の基本的なことを学びたい人は，ぜひ『研修

医当直御法度』を手に取ってくださいね！

『人間力』『ユーモア力』『メディア力』『地頭力』『忍耐力（ねばり腰）』『コミュニケーション力』『能天気力（≒レジリエンス）』『平静力』『洞察力』，…（『流し目力（そんなんいらんわ）』『予知能力（ほしい）』）…あなたの持てるすべての魅力を総動員して，本書を役に立ててほしい．きっとあなたに巡り合えた患者さんは『来てヨカッタ』と言ってくれるでしょう．そしてチームメンバーは，笑顔で一緒に踏ん張ってくれることでしょう．

最後にチェーンメールのように毎日毎日原稿を催促していただいた三輪書店編集者の小林美智さんの『忍耐力』『寛容力』『おだて力』に心から感謝いたします．ちなみに本書では保険適応外のことなども書かれているので，実際にはきちんと調べたうえで，ご自身の責任でご高配くださいね．

2018年9月吉日

林　寛之

初版　序文

　ERのリアルワールドへようこそ！

　時間外の勤務は体力がきついだけではなく，当直医の専門外の疾患を抱えた患者さんも数多くやってくる．急性疾患なんてなかなかその場では診断がつかないものも多く，そのうえ，検査も十分にできないし，助けを求めようと思っても他の科の医者はみんな寝ており，簡単そうなことを聞くのも気が引ける．孤軍奮闘，背水の陣というのはまさに時間外の当直医のためにある言葉じゃないかと思ってしまう．そのうえ，日中受診できそうな軽い疾患も訪れ（これは患者さんが悪いんじゃなくて，体力の限界に挑むような当直体制，医療のシステムの問題なんだけどね），性質の悪い酔っ払いもやってくる．人生の縮図をみることはできても，医学的でないことに思いっきり体力を吸い取られる．どうして普通の診療よりこんな場合のほうが疲れるんだろう．

　時間外診療は知識や技術だけでは戦えない．文献検索などいくらできても，現場ではそれだけではだめなのだ．いろいろ「汚い？　きれい？」と思われる手を駆使してでも，患者さんのため，医療チームのため，そして自分のために逆境を乗り越えていく必要が出てくる．夜中でも怒らないプロフェッショナルの態度が必要であり，社会のリソース（警察，児童相談所，婦人相談所，福祉課など）をきちんと把握し，システムの中でのERの限界・役割を考慮しつつ，患者さんのdisposition（帰宅か，専門医コンサルトか，入院か）に頭をひねらなければならない．疲れているから，眠いからと横柄な態度をとっていては，まさかの時には医療訴訟に通じることもあり，コミュニケーション能力やカルテ記載能力も必須となってくる．

　最終的には患者さんをいかにハッピーにして帰すかという大命題を，常に考えながら対処すればなんとかなる．困った時には，患者さんがもし自分の家族だったら…，自分の最も大切な人だったら…，どうするだろうと考えてみよう．きれいごとだけではすまない点もあるが，そこはぐっとこらえるしかないねぇ．

　本書はアカデミックでない内容もたくさん盛り込んでいるが，日本の救急

を本当に支えている，各科当直医・開業医・そして研修医の先生に，少しでも役に立てる Tips になれば幸いに思う．われわれは人を相手に仕事をしているので，この内容がそのまま当てはまるわけもなく，自分なりにアレンジして頑張っていただければと思う．時間外を乗り越えるための医療チーム（看護師，受付事務，レントゲン技師，検査技師，同僚医師〔研修医ももちろん同僚医師〕）のみんながいるおかげで，今夜も乗り越えられるんだよねぇ．感謝感謝．

　最後になかなか届かない原稿を気長に待っていただき，首がキリンさんになってしまった三輪書店編集者の小林美智氏に感謝いたします．ちなみにもちろん，この中の症例は本当の症例をそのまま掲載しているわけではありませんので，そこのところおふくみおきを…．

平成 18 年 4 月吉日　春

林　寛之

Great great great thanks・・・
to my sweet heart Naoko & Haruko

Dr.林の当直裏御法度 第2版 /CONTENTS

第2版序文 ………………………………………………………………………… iii
初版序文 …………………………………………………………………………… v

☑ 臨床編　☐ マネージメント編　☐ その他

1 4.5時間？ NOT！ 16〜24時間
脳梗塞を攻略せよ ………………………………………………………… 2

2 急性腹痛診療の基本の「キ」
段階的アプローチで急性腹痛も怖くない ……………………………… 5

3 腹膜刺激症状がないんだけど
身体所見より患者の訴えに耳を傾けよう ……………………………… 11

4 腹痛だけど，お腹じゃない？
腹痛をきたす mimicker …………………………………………………… 14

5 見逃しやすい腹壁由来の腹痛
血液・画像検査だけでは見逃すぞ…触診がカギ ……………………… 17

6 痛みは第6のバイタルサイン
患者の痛みに共感せよ …………………………………………………… 20

7 めまい
めまいの問診は難しい …………………………………………………… 23

8 妊娠してますか？
問診名人でもだまされる…？ …………………………………………… 28

9 怖い頭痛のキモ
SAH は難しい…突き詰めて，突き詰めて，突き詰めろ ……………… 31

10 こうして SAH は見逃される…
もう見逃さない SAH ……………………………………………………… 35

11 雷鳴頭痛
ガラガラドーン …………………………………………………………… 39

12	産褥期も要注意
	『妊娠？してませんよ』にだまされるな！ ……… 43

13	はさみとエコーは使いよう　Part 1
	蘇生現場もエコー ……… 47

14	はさみとエコーは使いよう　Part 2
	RUSHに強くなる ……… 51

15	はさみとエコーは使いよう　Part 3
	呼吸困難の裏技 ……… 54

16	はさみとエコーは使いよう　Part 4
	知って得する，エコーの効用 ……… 58

17	ECG必殺技　胸痛編
	たった一枚の紙が命を救うって格好よくない？ ……… 63

18	なんじゃこりゃぁ！と思ったら…
	高カリウム血症は待ったなし ……… 69

19	非典型心筋梗塞のpitfalls
	あなたは女性にだまされる ……… 73

20	Dr. 林の「老いた，ボケた」は感染症
	高齢者の不定愁訴 ……… 76

21	小児救急の鉄則
	99％の元気なガキンチョを快く受け入れよう ……… 79

22	気管挿管の裏技！　Part 1
	挿管はそうかんたんにはいかないぞ！ ……… 85

23	気管挿管の裏技！　Part 2
	気管挿管のコツを知っておけば百人力 ……… 88

24	噂の真相 Myth　GCS 8点は正しいの？
	中毒での気管挿管のMyth ……… 92

25	見逃しやすい骨折とは？　Part 1
	骨折診療のTips『どうして骨折を見逃すんだろう？』 ……… 94

26	見逃しやすい骨折とは？　Part 2
	FOOSH injury ……… 98

27	危険な患者の対処法　Part 1
	危険な患者のトリアージはワンランクアップ ……… 101

28 危険な患者の対処法 Part 2
言葉による鎮静 104

29 危険な患者の対処法 Part 3
身体拘束：記録，記録，記録 109

30 危険な患者の対処法 Part 4
治療すべきか，帰すべきか，それが問題だ 113

31 嘔吐を解剖する
嘔吐に強くなって患者を救え 117

32 下痢を解剖する
下痢の質を正しくひも解いてあなたは診断名人 121

33 食事をまじめに聞いてますか？
患者の気づきを促そう 125

34 MONAって本当にいいの？
ドナドナドーナ〜モーナー 130

35 トラネキサム酸の裏技
保険適応外は決して推奨していませんよ！ 133

36 中毒に強くなる…知ってるか知らないかで大違い
目には目を，脂には脂を 136

37 究極のアナフィラキシー
アドレナリン筋注だけではいただけません… 140

38 その臨床は正しいの？
Mythは盲目 145

39 アレルギーのウソ・ホント
医療神話 Myth 149

40 噂の真相 Myth…院外心肺停止
どこまで頑張るの？ 152

41 噂の真相 Myth…造影剤腎症
クレアチニンって必須ですか？ 154

42 Loop it！
膿瘍を切開ドレナージするのはもう古い？ 156

43 マイナーエマージェンシー Part 1
しゃっくりはマジつらいんだって 157

44	**マイナーエマージェンシー　Part 2**
	釣るのはお魚だけにして！ ……………………………… 159

45	**マイナーエマージェンシー　Part 3**
	しつこいダニは嫌われるよ… ……………………………… 161

46	**老年医療　いざというとき**
	ピンピンコロリは夢のまた夢 ……………………………… 162

□ 臨床編　☑ **マネージメント編**　□ その他

1	**ERの心構え　Part 1**
	心を折るな，骨を折れ！　一寸先は明るい未来 ……… 166

2	**ERの心構え　Part 2**
	救急の基本はABC ………………………………………… 169

3	**ERの心構え　Part 3**
	紹介医への心遣い ………………………………………… 174

4	**絶対に診療は嫌だ！**
	AMA（Against Medical Advice）の対処法 …………… 178

5	**薬物依存**
	麻薬を安易に打つのは医療行為ではない ……………… 182

6	**患者はうそをつく？**
	そんなに簡単に信じちゃダメ…気づいていないだけ …… 186

7	**子どもの味方**
	子ども虐待を見逃すな …………………………………… 191

8	**ずるいと言われてもいいから**
	プラセボ効果＞＞ノセボ効果 …………………………… 194

9	**Dr. 林の愛のコミュニケーション　Part 1**
	患者さん編「あいうえお，かきくけこ」………………… 197

10	**Dr. 林の愛のコミュニケーション　Part 2**
	上級医編　Dr. 林の「なべ・おたま」…………………… 200

11	**コミュニケーションは生きものだ**
	相手の性格に合わせたコミュ力をつけよう …………… 205

12 コンサルトの Tips　Part 1
上級医・他科コンサルトは簡潔明瞭が一番！ ……… 207

13 コンサルトの Tips　Part 2
「いつも○○センセにかかってるんですけど…」 ……… 210

14 コンサルトの Tips　Part 3
人，時間，システムを考慮せよ ……… 214

15 コンサルトの Tips　Part 4
汚いと呼ばないで ……… 219

16 研修医指導の心得
5 microskill ……… 222

17 研修医育ては子育てと同じ
褒め育ては子育ての極意 ……… 225

18 ハイリスク患者の対応
「先に診ろ」と怒鳴る患者がやってきた ……… 229

19 危険な患者の対処法　Part 5
暴言・暴力は許しません ……… 232

20 リスクマネージメント
いちゃもんは code white で対処せよ ……… 237

21 診断書のトラブルを避ける
医師法 19 条：診察をしたら診断書を書かないといけない ……… 243

22 患者はどうして文句を言うのか？
医療訴訟を避けるために ……… 247

23 見方を変えればみんないい人
「こんなんで救急来やがってぇ…」と思ったら ……… 250

24 患者家族に話しかけられたら
万能の返し技 ……… 253

25 困難事例でどうしよう
答えが出ないときは，文殊の知恵作戦で ……… 255

26 医学的に正しいか…だけでは「？」
医療はサービス業，ER は心の修行 ……… 258

27 マスコミ対応
ペンは剣よりも強しって言うけれど… ……… 262

| 28 | **自分のストレスに敏感になれ**
つらくて人にあたってはダメ ………………………………………… 266 |

□ 臨床編　□ マネージメント編　☑ その他

1	**プレゼンテーションの極意** 惹きつけるプレゼンにするには… ………………………………… 270
2	**救急隊の悲哀** プレホスピタルも大変だって理解しよう ………………………… 274
3	**妻に感謝の接遇力** 夫婦円満，万事解決！ ……………………………………………… 278
4	**死にたくなければ…** 女医に診てもらうほうが Joy！？ ………………………………… 280
5	**病院内は落とし穴がいっぱい** 口は災いの元 ………………………………………………………… 283
6	**患者視点を大事にしよう** いい医者の見分け方，うまい医者のかかり方 ………………… 286
7	**こんな研修医いらない** こんな研修医に要注意 ……………………………………………… 289
8	**こんな上級医いらない** 人のふり見て我がふり直せ ……………………………………… 293
9	**良医の道しるべ** 誰のために働きますか？ ………………………………………… 297
10	**旧姓で医師を続けるには…？** 「医籍」と「医師免許」の関係 …………………………………… 301
11	**受け付け事務員によるトリアージ** こんな場合には看護師または医師に一声かけて ……………… 304
12	**米国医療に憧れる君へ** アメリカは病んでいる ……………………………………………… 305
13	**幸せカンファランスの開き方** どうせやるなら婚活パーティー：医師確保もバッチリ ……… 308

14	**いいチームの作り方** 目指せ！悪の集団 ……………………………………………… 310
15	**幸せの法則** say "YES" ………………………………………………………… 311
川柳	**漫画に学ぶ人生訓** 救急川柳エトセトラ ……………………………………………… 313

裏ルール川柳＆医学用語解説 …………………………………………… 316
主な図表の掲載頁 ………………………………………………………… 324
索引 ………………………………………………………………………… 328

表紙イラスト：Ⓒ株式会社ケアネット

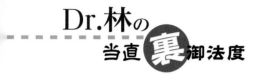

☑ 臨床編　☐ マネージメント編　☐ その他

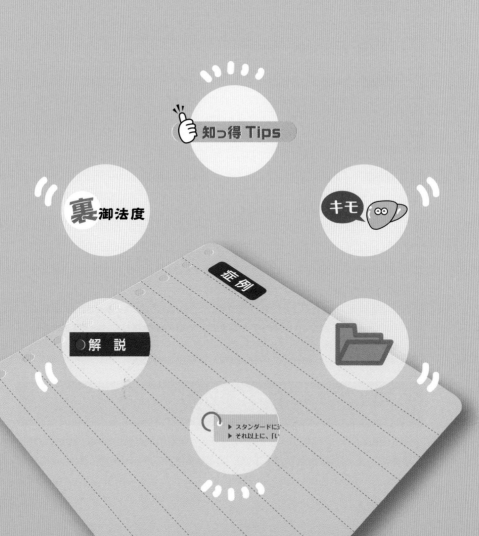

☑ 臨床編　☐ マネージメント編　☐ その他

1

4.5 時間？ NOT！ 16〜24 時間
~脳梗塞を攻略せよ~

> **症例**
> 朝7：30に右片麻痺の患者64歳が搬送されてきた．朝起きたら麻痺があったという．tPAの適応はないかと焦って転院搬送されてきた．
>
> **研修医**「朝起きてから麻痺って，本当にいつかはっきり言えるんですか？ あぁよくわからない？ それじゃあ，眠っているときに発症したっていうことだから，もう4.5時間過ぎちゃったし，tPAの適応はないですよ」
>
> CTで出血がないのを確認し，上級医に報告したところ，
>
> **研修医**「え？ 元気だった時間ですか？ 最後に確認したのは昨日寝るときですから，もう8時間も経過してますよ．それに話しかけてもふてくされてるのか，頑固そうな人で返事もしてくれないんですよね」
>
> 上級医の顔色が一変し，「ELVOかも，まだ間に合う」と吐き捨てた．すぐにMRIがオーダーされ，血流低下が広範囲なわりに脳梗塞範囲がまだそれほど広くないと判定され，脳外科で経カテーテル血栓除去術が行われることになった．
> この患者は無口な人ではなく，失語であった．ELVOとはemergent large vessel occlusionのことで，太い血管閉塞（内頚動脈または中大脳動脈M1）なら早期血栓除去術が，脳組織を救うことができる．

● 太い血管が詰まったのなら，16〜24時間以内なら血栓除去を考慮

米国心臓協会の2018年ガイドラインによると，急性の内頚動脈または近位中大脳動脈の閉塞（large vessel occlusion：LVO）による脳梗塞で6〜16時間で条件があえば，経カテーテル血栓除去術はclass I の推奨となった．また6〜24時間であればclass II a

の推奨となっている．昔の開発したてのカテーテルはボロくていい成績が出なかったが，技術はどんどん進歩しているのだ．

　Nogueiraらによる DAWN trial では，tPAのみの群と，tPAに加え経カテーテル血栓除去術を施行した群を比較した．NIHSSが10点以上でELVOの関与を疑い，MR-DWIなどで脳梗塞と脳血流のミスマッチ（脳血流は広く低下しているのに，まだ脳梗塞の範囲は広くない）のある患者206人（6～24時間；平均13.6時間）中84％が血管の再開通をみた．modified Rankin scaleで2点以下の神経予後良好群はtPAのみでは13％だけであったのに対して，血栓除去術群ではなんと49％であった．NNTは2.7とすごい（10以下はすごくいい）．脳出血は6％，90日後死亡率は19％でtPA群と有意差なし．

　AlbersらによるDIFFUSE-3 trialではNIHSS 6点以上，脳梗塞範囲が70 mL以下で，脳梗塞範囲より虚血範囲が1.8倍以上広い患者182人（6～16時間；平均10.5時間）を対象に同様に比較検討した．神経予後良好群はtPAのみでは17％だけであったのに対して，血栓除去術群ではなんと45％であった．NNTは3.6とこれもすごい．脳出血や90日死亡率は有意差なし．

　DAWN trialもDIFFUSE-3 trialもちょっと小規模なのが気になるが，新しいデータが出たらすぐにガイドラインを変更しちゃう米国心臓協会のフットワークの良さはすごいねぇ．

　いまや脳血流をみるのに必ずしも造影剤はいらず，ASL（arterial spin labeling）では脳血流を測定できる．もし痙攣後の麻痺であれば血流が増えるので，間違って血栓除去術にいくことはない．MRIの進化も目覚ましい．発症時間というより，画像で発症早期かどうかを調べることで治療方針が決まる時代になるんだろうね（N Engl J Med　379：611-622, 2018）

● VANを確認しよう

　脳梗塞でも後方循環だと血栓除去術はできない．ではいつELVOを疑ったらいいのか．どの指標がいいかはまだわかっていない．NIHSSが最も使われる（≧6点や≧10点）が，NIHSSは評価者間でばらつきが出やすいうえに，時間がかかる．Telebらは非常に小規模ながら，VANを推奨している．Barré徴候陽性で片麻痺を見つけたらVANを探してどれか一つでもあればELVOを疑う（表）．NIHSSと比べ早くできるし，なんとNIHSS≧6点と比較すると感度は同じく100％であるが，特異度はNIHSSが74％であったのに対して，VANは90％であった．Stroke-VANというWEBもある（https://www.strokevan.com/）．患者が頑固？で話さないのではなく運動失語であったのだ．運動失語，感覚失語どちらも見逃さないようにしたい．

Barré徴候（片麻痺）＋以下の一つがあればELVOを疑う

V	Vision	視覚異常：同名半盲，複視，視野欠損
A	Aphasia	失語：運動失語，感覚失語
N	Neglect	失認：半側空間無視，自分の腕はわからない，両方を一度に触れない

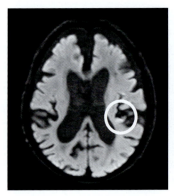

MR-DWI；脳梗塞範囲は狭い

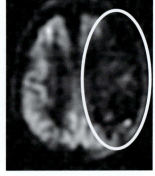

MRI-ASL；脳血流低下範囲が広い

裏御法度 Take home message
☑ 6〜16時間（6〜24時間）でELVOならtPA＋経カテーテル血栓除去術
☑ 片麻痺をみたら，VANを探して，MRI，経カテーテル血栓除去術を

推奨文献

- Powers WJ, et al：2018 Guidelines for the early management of patients with acute ischemic stroke；a guideline for healthcare professionals from the American Heart Association／American Stroke Association. *Stroke* **49**：e46-e110, 2018
- Nogueira RG, et al：Thrombectomy 6 to 24 hours after stroke with a mismatch between deficit and infarct. *N Engl J Med* **378**：11-21, 2018
- Albers GW, et al：Thrombectomy for stroke at 6 to 16 hours with selection by perfusion imaging. *N Engl J Med* **378**：708-718, 2018
- Teleb MS, et al：Stroke vision, aphasia, neglect（VAN）assessment—a novel emergent large vessel occlusion screening tool；pilot study and comparison with current clinical severity indices. *J Neurointerv Surg* **9**：122-126, 2017

☑ 臨床編　☐ マネージメント編　☐ その他

2 急性腹痛診療の基本の「キ」
~段階的アプローチで急性腹痛も恐くない~

症例

75歳男性．左下腹部痛を主訴にAM5：00 救急受診．排便時から主訴出現．以前になった尿管結石の痛みに似ているという．排便は出たが，便をしたくてたまらないという．左側腹部から下腹部にかけて持続性腹痛あり．尿潜血は強陽性．研修医Kが診察するも腹膜刺激症状もなく，血液検査も異常がなかった．ボルタレン座薬を使用したところ，痛みがよくなってきたという．

研修医K：「あ，バイタルサインを確認するのを忘れた」…血圧100/75 mmHg，脈65/分．

バリバリナースN：「センセ，Aさんいつも高血圧の薬飲んでるんだって．ちょっと低くないですか？」

研修医K：「まぁ痛みが強かったり，びっくりしたりすると血圧は下がるもんですよ．ホラ，脈もあまり早くないでしょ．これは副交感神経が刺激されて…（割愛：あぁウザイ，知ったかぶり…）」

そこへ，

上級医H：「早く超音波検査しろよ．腹部大動脈瘤切迫破裂は尿管結石と最も誤診されるんだぞ」

超音波画面に映った10 cm大の腹部大動脈を見た研修医Kの血圧は徐々に低下し，脈は遅くなってきた…

●腹痛診療基本の「キ」

急性の腹痛は基本的に解剖学的にアプローチしていく．ただし，それは死ぬ順番を必ず意識して行わないといけない．血液検査や画像検査は役に立つものの，必ずしも病態ができ上がっていないと診断がつかない．CTなんてしょせんはスナップショットであり，経

過を追っているわけではないという認識を持とう．急性腹症の大家 Cope 先生は「6 時間以上持続する腹痛は要注意！」と言っている．エビデンスの有無は別として，たしかに持続の長い腹痛は安易にフォローアップなどせずに検査を攻めたほうがいい．

□ 基本その①血管が破れる・詰まるは命の危険！

血管系の腹痛のいやらしいのは，腹膜刺激症状が出ないこと．激痛のわりに腹部の所見が乏しい場合，バイタルサインが不安定な場合は，まず血管系の腹痛から除外していく．

心筋梗塞	心窩部痛，嘔気，嘔吐，冷や汗は要注意．女性の心筋梗塞の 43％は胸痛なし
大動脈解離	発症時間が明確．血圧左右差．上縦隔拡大．痛みの移動．腸間膜動脈をかめば広範な腸管壊死をきたす
腹部大動脈切迫破裂	後腹膜に破れ，尿管結石と誤診しやすい．炎症性腫瘤のため尿潜血は陽性になる．超音波は存在診断しかできず，破裂の有無は造影 CT が必要
腸間膜動脈閉塞症	造影 CT の感度は 72〜93％．乳酸を測定し経時的変化に注目を
異所性妊娠	妊娠可能年齢女性には全例妊娠反応を
肝癌破裂	肝硬変患者は元来腹水がある．CT 値で出血との鑑別を
肺塞栓	背下部の肺梗塞で腹痛をきたす
絞扼性腸閉塞	血行障害のため持続痛で，腹部はやわらかい．手術歴の有無は当てにならない．6 時間以上持続する腹痛は必ず考慮
内臓動脈瘤破裂	まれ．造影 CT

★Dr. 林の「ウンコしたい」症候群

直腸が刺激を受けると，強い便意を催してくる．それなのに便は少ししか出ない．患者は「トイレに行かせてください．ウンコしたい，ウンコしたい」と言いながら悪化していく．直腸に唐辛子ペーストを塗ったような，激辛 20 倍カレーを無理して食べた後の翌朝のトイレのような，そんな直腸のイリイリ感をテネスムス（しぶり腹，裏急後重）という．大腸型の細菌性腸炎もテネスムスをきたす．

「ウンコしたい」症候群で，見逃したくない疾患は腹部大動脈瘤切迫破裂，異所性妊娠だ．血液による直腸周囲の炎症が原因．強い便意を催しながら死につつあるなんて怖い．

高度ショックの際は交感神経が興奮し頻脈になり，それに反応し副交感神経も賦活化してくるため（自律神経ストーム），ひどいショックの人も嘔吐，腹痛，そして「ウンコしたい」と言いながら危険な状態になっていくのだ．決してひどいショックの人をトイレに行かせてはいけないよ．

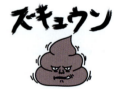

□ 基本その②激痛をきたす疾患を即断即決！炎症・閉塞・捻転

腸閉塞	間欠的腹痛．手術歴．手術歴がなければ，ヘルニアを考慮．X線でニボー．超音波でkey board signを探す．絞扼性腸閉塞との鑑別が重要．小児の腸重積は意識障害が主訴のことがある
消化管穿孔（汎発性腹膜炎）	フリーエアー．下部消化管穿孔はフリーエアーが出にくい．大腸は急速に腹膜炎が進行する
急性重症膵炎	CTによるgradingが大事．アルコール性膵炎の1/3はアミラーゼ値は正常．リパーゼが有用
急性重症胆管炎	重症敗血症に移行．早期の胆道ドレナージ
精巣捻転	下腹部痛のみを訴えることあり．精巣挙筋反射の消失は感度が高い．Prehn徴候は役に立たない．超音波で血流の有無を確認するも感度86％のみ．緊急泌尿器科コンサルト
卵巣腫瘍茎捻転	5cm以上が捻じれやすい．持続痛．骨盤腔に落ち込んでいると超音波では見逃す．20％は妊娠中
臓器虚血	腎梗塞，脾梗塞など．LDH上昇．持続痛．緊急性は比較的低い

　機械的閉塞を腸閉塞と呼び，麻痺性イレウスをイレウスと呼ぶように，急性腹症ガイドラインで用語が整理された…が，現場ではみんな「イレウス」って言ってるんだよねぇ．英語では「イリアス」と発音するのが正しいんだ．ちなみに腸閉塞は"bowel obstruction"「バウルオブストラクション」と発音する．「ボウエル」じゃないよ！

□ 基本その③解剖学的に分類せよ

　解剖学を頭に入れながら，原因検索．ただし，正中の痛みは内臓痛のこともあり，原因臓器は遠いこともあることを考慮する．小児や若年女性は悲鳴を上げるくらい便秘で痛がることもある．特に子宮内膜症や骨盤の術後の場合，腸管癒着があり，便秘であっても死ぬほど痛くなるので，共感的に対応しよう．もちろん，痛みは間欠痛で痛みがゼロになる時間があるのがポイント．尿閉でも下腹部激痛を訴えることがあり，導尿した途端治るなんて落とし穴もある．身体所見をしっかり取るに限る．

　婦人科疾患としては，4大疾患は常に意識しよう．①異所性妊娠，②卵巣腫瘍茎捻転，③卵巣出血，④骨盤腹膜炎．骨盤腹膜炎は肝周囲炎（Fitz-Hugh Curtis症候群；右上腹部痛のみ1/3，下腹部痛のみ1/3，両方の痛み1/3）になることがある．そのほか，排卵出血，生理痛，子宮内膜症など．

　救急外来では10〜25％は診断がつかない．大事なのは症状の経過を追うこと．時間を味方につけよ．8割は勝手に治り，2割は悪化してくる．単純に診断がついていないだけで，患者が痛がっている場合は，安易に帰宅フォローしないで入院して精査を考慮．

　50歳以上の非特異的腹痛のうち11％に大腸癌が見つかったという報告（West J Med 173：207-208, 2000）もあり，救急では緊急性はないと判断しても，癌は検査していないことを説明し，必ず外来フォローアップを指示すること．

暗記③ 解剖

四分割

右上腹部痛
胆嚢：胆石、胆嚢炎、総胆管結石
肝臓：肝膿瘍、肝炎
腎臓：尿路結石、梗塞、腎盂腎炎
その他：胸膜炎、slipping rib syndrome、Fitz-Huh Curtis症候群
超音波！

左上腹部痛
腸：憩室炎、虚血性腸炎、脾湾曲症候群
腎臓：尿路結石、梗塞、腎盂腎炎
その他：胸膜炎、膵炎、脾梗塞
CT！

右下腹部痛
腸：虫垂炎、憩室炎、腸炎、クローン病など
腎臓：尿路結石
泌尿器：精巣捻転、鼠径ヘルニア、婦人科
超音波・CT！

左下腹部痛
腸：憩室炎、虚血性腸炎、腸炎、S状結腸捻転
腎臓：尿路結石、便秘
泌尿器：精巣捻転、鼠径ヘルニア、婦人科
CT！

正中

心窩部痛
心臓：心筋梗塞、心筋炎
胃：潰瘍、胃炎、アニサキス
膵臓：膵炎
胆嚢：総胆管結石、胆嚢炎
大動脈：解離、瘤
内臓痛：虫垂炎、便秘、胃腸炎、腸閉塞

臍周囲痛
腸：腸閉塞、メッケル憩室、腹膜炎、胃腸炎、便秘
大動脈：解離・瘤、腸間膜動脈閉塞症

正中下腹部痛
腸：腸閉塞、腹膜炎、S状結腸捻転、便秘、過敏性腸炎
泌尿器：尿閉、尿膜管遺残、膀胱タンポナーデ、婦人科

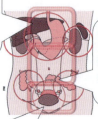

（つづき）

全体

腹部全体
腹膜炎、腸閉塞、
腸間膜動脈閉塞症

全身疾患
中毒、内分泌疾患
DKA、AKA
IgA血管炎
電解質異常、AIP
セアカゴケグモ、蛇
リンパ腫、白血病
鎌状赤血球症
片頭痛、てんかん
緑内障、熱中症

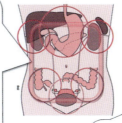

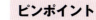

ピンポイント（腹壁由来）
神経：腹壁皮神経絞扼障害、
　そのほか神経絞扼
筋、骨：slipping rib syndrome、
筋膜性疼痛、剣状突起痛、
恥骨炎、腹直筋（断裂、血腫
など）

画像診断のキモ

X線	□ 情報量はかなり限られる □ フリーエアー，腸閉塞，異物を疑うとき以外はほとんど有用性はない
超音波	□ 右上腹部痛の場合は胆石がCTでは映らないことがあり，超音波が第一選択となる 小児，妊婦の右下腹部痛も被ばくの影響のない超音波が第一選択 □ 実質臓器のみならず，虫垂炎や腸重積，腸閉塞なども見つけられるようになっておきたい
CT	□ 神様，仏様，CT様．やはりCTは優秀．禁忌がない限り造影CTを □ CTは万能ではない．全身疾患，腹壁由来腹痛，機能性腹痛は診断できない □ incidentaloma：偶然映ってしまった疾患にも責任を持つべし．肺癌，副腎腫瘍，肝腫瘍，腎腫瘍，甲状腺腫瘍など．見逃しは医療ミスにつながるゾ！

□ 3-6-9の法則：腸管壁浮腫≧3 mm，小腸拡張≧3 cm，大腸≧6 cm，盲腸≧9 cmと判定する．

知っ得 Tips

- □ 原因不明の腹痛には，アセトアミノフェンまたは少量モルヒネ 2〜4 mg を使おう．むしろ，痛みが軽減して診察がしやすくなる．NSAIDs は炎症所見を隠してしまうためダメ．
- □ 胆石発作，尿管結石には NSAIDs を使用．効果なければソセゴン®やモルヒネなど．痛みの原因は炎症によるものであり，蠕動によるものではないので，ブスコパン®は効果なし（日本では不思議と使う人もいる？）．尿管結石では，むしろ尿が停滞して結石ができやすくなるため禁忌．モルヒネもペチジンも oddi 括約筋を収縮するため麻薬の使い分けはエビデンスがない．胆石にはモルヒネはダメだとは迷信．
- □ 原因不明の腹痛，虫垂炎疑いの際は直腸診をしない．臨床的にほとんど有意ではない．あなたのその太い指を入れても感度も特異度も高くないんだよ．

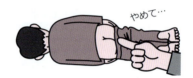

 裏御法度 Take home message

- ☑ 6 時間以上続く腹痛はきっと何かある！
- ☑ 死ぬ順番からアプローチすべし
- ☑ CT は万能ではないと知れ．やはり病歴，身体所見，経過観察が大事

 参考文献

- Natesan S, et al：Evidence-based medicine approach to abdominal pain. *Emerg Med Clin North Am* **34**：165-190, 2016
- Leuthauser A, et al：Abdominal pain in the geriatric patient. *Emerg Med Clin North Am* **34**：363-375, 2016
- Smith J, et al：Pediatric abdominal pain：an emergency medicine perspective. *Emerg Med Clin North Am* **34**：341-361, 2016

☑ 臨床編　☐ マネージメント編　☐ その他

3 腹膜刺激症状がないんだけど
～身体所見より患者の訴えに耳を傾けよう～

症例

5歳男児．臍周囲痛を主訴に夜中に救急外来を受診．嘔吐2回，排便あり．バイタルサインは安定している．当直医はとりあえずX線と採血をオーダーした．痛みは波があるようなないような．そりゃそうだ，5歳児だもの．

血液検査は白血球もCRPもまったく正常だった．X線も特に異常なし．超音波検査をするも明らかな虫垂炎を指摘できなかった…というより，そもそも右下腹部には反跳痛がなかった．とりあえず全身脱衣し診察したが，明らかな異常は指摘できなかった．

浣腸後腹痛は軽快したため，帰宅指示をしたところ，帰ろうとしたところで「まだ痛い」と言いながら嘔吐した．腹部所見はやはり非常に乏しいものであった．じっと見ていると，やや元気がなく耐えているようにもみえた．

小児の被ばくを考えると，あまりに腹部所見が乏しいため，CTは撮りたくなかったが，とりあえず単純CTを撮影した．単純CTでは異常を指摘できなかった．検査に異常がないことを説明し，吐き気止めを使いながら点滴をして朝まで様子をみることにした…この後，地球がひっくり返るほどの恐ろしい事態が来ることも知らずに…（絞扼性腸閉塞によるショック，死亡！）．

● 腹膜刺激症状がない怖い疾患を知るべし

外科医が泣いて（泣かないけど）喜ぶ腹膜刺激症状．この所見があるかないかが外科的急性腹症の決定打になることが多く，その認識が重要になることは言うまでもない．

ただし，それに頼ってばかりいると，とんでもない見逃しをしてしまう．血管の痛み，虚血の痛みは持続痛で，腹膜刺激症状がないことが特徴なのだ．

心筋梗塞が心窩部痛をきたすことは有名だが，疑わなければ診断ができないのがこの疾患の難しいところ．また最初の心電図では11%が完全に正常であり，痛みが続く場合は心電図も繰り返し取る必要がある．

絞扼性腸閉塞は血流障害が主な持続痛であり，狭い範囲での捻じれであれば，あまり大きく腸管が腫れてこない．血流障害が主であるため，CT は絶対に造影 CT でないとわからない．症状が進行して，腹水が出たり，腸管が腐ったりしてくれば血液検査や画像も引っかかってくるが，病初期は非常に診断が難しい．腹部所見が乏しいのに，痛みが強いというのがキーワードになる．

大動脈解離は発症時には激痛だが，解離が治まってくると痛みが引いてきてしまう．偽腔閉鎖型であれば，単純 CT でも新しい血栓が三日月形になって見つけられるが，偽腔開存型であれば造影 CT を撮らないとわからない．腹部大動脈瘤切迫破裂も造影 CT でないとなかなかわからない．腹腔動脈や上腸間膜動脈の解離も持続痛となる．

腸間膜動脈閉塞症は死亡率が 60〜70% と高い．腸間膜動脈閉塞症なら心房細動があると思ったら大間違い．心房細動の感度は 7.7〜79% と報告によって非常に幅があり，必ずしも心房細動はないものと思って臨床に臨む必要がある．国家試験ならわかりやすく心房細動ありとするだろうが，現実は甘くないのだよ．造影 CT にしても感度は 72〜93% であり，発症早期は特にわかりにくい．やはり腹部所見が乏しいのに，痛みが強いというのがキーワードになる．

血流が途絶するとなると，ヘルニア（鼠径，大腿，閉鎖孔，内）がある．やせ型高齢女性といえば，大腿ヘルニア，閉鎖孔ヘルニア（妊娠を経て，骨盤底筋が緩んでくるから）だが，どちらも手術適応．閉鎖孔ヘルニアは CT を撮らないとなかなか診断はできない．大腿ヘルニアや鼠径ヘルニアはズボンさえ下げればいいものの，年配であっても女性は女性．ズボンをほかの殿方の前で下ろすのは恥ずかしいのだ．遠慮して診察しないと見逃す羽目になる．この年齢と恥ずかしさの微妙な空気感を，うまくいなして診察していくのがプロ．仏頂面でいきなりズボンを下げるのは粋ではない．

そのほか，精巣捻転や卵巣捻転も血管が捻じれて血流不全による痛みが強いわりに，腹膜刺激症状が出ない．精巣は発生学的に Th10-12 由来であり，痛みは臍〜鼠径部の間に出現してくる．すごく痛がるわりにやはり腹部はやわらかいのだ．精巣捻転は陰部ではなく下腹部痛を主訴に来院することは，強調し過ぎてもし過ぎることはない（なんか日本語らしくなく，英語の試験みたいだなぁ…）．

□ 神様・仏様・CT 様

患者の訴えが強いわりに腹膜刺激症状がない場合，腹部所見にあまり信頼を置いてはいけない．よくある虫垂炎がただ深かったなんてよくあること．肥満の多い海外は別として，日本人は内臓脂肪の少ない人が多く，dirty fat は単純 CT では見つけにくい．だってやせすぎて脂がないんだもの．

胸部疾患（肺塞栓，膿胸，血胸，肺炎）からくる腹痛も探してみよう．放散痛として背側の胸部疾患（Th10-12）は臍〜鼠径部の持続痛として出現してくる．こういうびっく

腹膜刺激症状のない恐ろしい腹痛をきたす疾患

心筋梗塞
大動脈疾患（腹部大動脈解離・瘤切迫破裂）
腸間膜動脈閉塞症，腸間膜動脈解離，腸間膜静脈閉塞症
絞扼性腸閉塞
精巣捻転・卵巣捻転
ヘルニア（鼠径，大腿，閉鎖孔，内）
肺疾患（肺塞栓，膿胸，血胸，肺炎）
骨盤腔内に落ち込んだ虫垂炎

り疾患が『ドクターG』（NHK）で使われるんだけど，実際の臨床でもそれほど珍しいわけでもないんだよね．

血管の病気（解離，閉塞）や血管の途絶（ヘルニアや捻転など）は造影CTじゃないとわからない．たしかに小児への放射線の影響は無視できず，1,000例のうち1例は被ばくの影響による癌発生をみるという報告もあるが，急性疾患で死んでしまうのでは本末転倒．

診断がつかなく，モヤモヤが残る場合，下手に被ばくを減らしても診断のつかない単純CTなんてオーダーするだけ無駄だ．必ず造影CTをしよう．

裏御法度 Take home message

- ☑ 腹膜刺激症状がなくても，腹痛が強ければさらに精査を
- ☑ 胸部疾患，特に心筋梗塞を見逃すな
- ☑ 診断がつかない場合のCTは必ず造影をすること

参考文献

- Menke J：Diagnostic accuracy of multidetector CT in acute mesenteric ischemia；systematic review and meta-analysis. *Radiology* **256**：93-101, 2010
- Singh M, et al：Abdominal vascular catastrophes. *Emerg Med Clin North Am* **34**：327-339, 2016

4 腹痛だけど，お腹じゃない？
～腹痛をきたす mimicker ～

☑ 臨床編　☐ マネージメント編　☐ その他

症例

19歳女性．クラブ活動後フラフラになって帰宅．腹痛が強く来院．生理は順調で性行為未経験．1カ月前も腹部が痛いことがあった．父親の話では，とにかく家の冷蔵庫のスポーツドリンクがどんどんなくなっていくという．まるで CM の清涼飲料水の女優さんのようにさわやかな女性だった．これは流行りのペットボトル症候群？ と一発診断よろしく血糖値を測定．血糖 110 mg/dL．診察の際には，『情熱大陸』のテーマソングが頭の中で鳴り響くナルシストの研修医 K であったが，どうもテレビ番組を見過ぎたせいか，シマウマ探しに陥ってしまい，…はずした．

腹膜刺激症状はなく，超音波では左水腎症を認めた．「あぁ尿管結石か」．

そこへ，

上級医 H「反対側も見ろ」
研修医 K「？」あ，右も水腎症を認めた．この若さで両側水腎症って…？
下大静脈はペッチャンコで，かなりの脱水が予想された．
研修医 K「先生，腹部造影 CT を撮っていいっすか？」
上級医 H「CT は頭から骨盤まで撮ってね．それと血ガスもね」
Ca 14 mg/dL，CT では両側多発尿管結石および副甲状腺腫を認めた．そう，副甲状腺機能亢進症であった．

●非解剖学的腹痛に強くなる

急性腹痛は解剖学的に攻める．慢性なら機能からも攻めるのが腹痛診療の鉄則だ．ただ，解剖学的には説明のつかないものも多い．腹部以外の臓器（胸部，精巣）もある．

研修医 K の目論見ははずれたが，DKA（糖尿病性ケトアシドーシス）は腹痛で受診してくることも多い．多飲多尿の病歴と血糖・血液ガス測定で診断がつく．診断がついたら

非解剖学的腹痛とは

代謝性	DKA（糖尿病性ケトアシドーシス）	アシドーシスのため腹痛．HHS（高浸透圧性高血糖症）では腹痛はない．まずは脱水補正をしていく．
	AKA（アルコール性ケトアシドーシス）	輸液とブドウ糖投与のみで治る．ビタミンB_1欠乏の合併も見逃すな．
	高カルシウム血症	脱水の補正が大事．癌，副甲状腺機能亢進症，薬剤副作用（ビタミンD，カルシウム製剤）などが9割を占める．
	急性間欠性ポリフィリア	尿中ポルフォビリノーゲン増加．常染色体優性遺伝疾患
	甲状腺機能亢進症・低下症，尿毒症，副腎不全，褐色細胞腫，高・低カリウム血症，糖尿病性胃不全麻痺	
血液	鎌状赤血球症，好中球減少性腸炎，特発性脾臓破裂，リンパ腫，白血病	
炎症性	IgA血管炎（アレルギー性紫斑病）	①紫斑，②関節炎・痛，③腹痛，④腎障害．15～35％で，腹痛が紫斑出現よりも先行する．10％は成人．
	遺伝性血管浮腫	C1インヒビター欠損．C1低値＋C4低値では感度98％，特異度96％で診断．皮下・粘膜浮腫（蕁麻疹なし，痒くない），消化器症状，喉頭浮腫．
	好酸球性胃腸症，SLE，結節性多発動脈炎，食物アレルギー，血管炎，家族性地中海熱，後腹膜線維症（IgG4関連全身疾患），そのほかの血管浮腫（蕁麻疹あり：薬剤，特発性）．	
感染	肺炎，結核，ライム病，Lemierre症候群，伝染性単核球症．	
中毒	メタノール，テオフィリン，きのこ，アルコール，金属（鉛，鉄，ヒ素，カドミウム，タリウムなど），自然毒，麻薬，麻薬離脱，セアカゴケグモ，へび，ダニ，大麻嘔吐症	
胸部	心筋梗塞，大動脈解離，肺炎，肺塞栓，膿胸，血胸	
機能性	腹部アンギーナ，腹部片頭痛，周期性嘔吐症，過敏性腸症，慢性偽性腸閉塞，吸収不良症候群，糖尿病性胃不全麻痺，胆道ディスキネジー，慢性膵炎（慢性膵機能不全）．	
神経	帯状疱疹，腹部てんかん，腹部片頭痛	
そのほか	緑内障，熱中症	

もちろん血糖補正ではなく，脱水の補正から始めないといけない．脱水が強い状態でのインスリン使用は，血管内脱水を助長してショックになってしまう．

アルコール性ケトアシドーシスは，アルコールが抜けた後で起こってくるので，酒臭くはない．むしろ，酒飲みが酒をやめたという病歴を意識して攻め落とすべし．

ズボンさえ脱がしていれば…IgA血管炎（Henoch-Schönlein紫斑病）は診断がつく．重力の影響を受けて血管が破たんするので，患者が立っていたら，下腿に紫斑ができ，仰

臥位で寝ていれば臀部や背中に紫斑ができる．IgA血管炎は小児の病気と思っていると，なんと10％は成人がなる病気．厄介なのは15～35％は腹痛が先行し，紫斑が後から出てくるから初診時には診断がつかない．血管炎による持続痛が特徴的．紫斑はほぼ全例に認め，関節炎・痛は84％に，腹痛は約半数に認め，消化管出血は20～30％に認める．腎障害は20～54％に認める．成人ほど腎臓の予後は悪く，4カ月以内に32％が腎不全となる．

　高カルシウム血症の特徴は"stones, bones, abdominal moans, and psychic groans（尿管結石・腎障害，骨痛，腹痛，精神症状・意識障害）"．高カルシウム血症は脱水が必発で，超音波で下大静脈がフラットなのを確認したら，生食で補正しよう．癌と副甲状腺機能亢進症で90％の原因を占めるが，昨今ではビタミンDや経口カルシウム製剤による医原性高カルシウム血症も散見される．

　セアカゴケグモはメスしか刺さず，皮膚のやわらかいところをかまれたら，腹痛が出て板状硬になる．あわてて緊急開腹しないようにしましょう．セルシンを使うとお腹の固いのも取れてくる．

裏御法度 Take home message

- ☑ 非解剖学的腹痛も系統立てて覚えておこう
- ☑ DKA，IgA血管炎，高カルシウム血症，心筋梗塞は必ず押さえておきたい
- ☑ 慢性腹痛は機能面からのアプローチも重要

参考文献

- Palmer J, et al：Abdominal pain mimics. *Emerg Med Clin North Am* **34**：409-423, 2016
- Fields JM, et al：Systemic causes of abdominal pain. *Emerg Med Clin North Am* **29**：195-210, 2011

5 見逃しやすい腹壁由来の腹痛
～血液・画像検査だけでは見逃すぞ…触診がカギ～

☑ 臨床編　☐ マネージメント編　☐ その他

症例

82歳女性．2日間の下腹部痛を主訴に来院．まるで妊娠40週かと見まごうばかりの立派なお腹のめちゃくちゃ元気そうな女性だった．昨日は近医で採血，検尿，胃カメラ，超音波，造影腹部CTまで施行し異常なしと言われたものの，痛みが続くと言って来院．動くと痛いと言うも圧痛はイマイチ．Carnett's signもイマイチ．
「痛くなる前に何かしましたか？」「なーもしとらん」「息ぐらいしてたでしょ？」「当たり前じゃ，うわっはっはっは」なんとも豪快なおばあさんだった．
根掘り葉掘り話を聞くと，近所の人が死んでお通夜と葬式の手伝いでかなり忙しくくたびれたそうな…．あ，お寺さんで立ったり座ったりをいっぱいしたんですね？ 腹直筋の恥骨結合付着部に指をめり込ませていくと（お腹が大きいからこんな表現が正しいのだ）…ギャアァァァ．答えは腹直筋恥骨結合付着部炎．同部位に超音波下でマーカイン®を注射して一件落着．

....

45歳男性．腹痛を主訴に来院．毎日昼過ぎから腹痛のため1時間毎に休んでいないといけないという．こんなことがもう2カ月も続いていた．大学病院消化器内科では採血，胃カメラ，超音波，大腸ファイバー，MRIまで施行し原因不明とのこと．ここは総合診療部の真骨頂の問診でマクロな視野を広げてみた．仕事は工場長で立っていることが多く，朝起床時は痛みはなく，午前中立っていると11時頃から痛くなってくる．横になると痛みは引いてくる．午後からは1時間毎に横になって休んでいる．つまり立っていると悪化する腹痛．Carnett's sign 陽性．
なかなか細マッチョで鍛えている感じ…というか，4カ月前から鍛えているという．ホォホォ…，指先で腹直筋外縁を押さえると…，ギャアァァァァ．答えは腹壁皮神経絞扼障害．同部位に超音波下でマーカイン®にて神経ブロックし一件落着．

●動くと痛い…は筋骨格系!? Carnett's sign をマスターせよ

動くと痛いというのは筋骨格系であることがほとんど．そうはいっても，怖い病気は必ず除外してからなんだけど．

Carnett's sign とは腹直筋を緊張させて腹部を診察し，痛みが増強したら陽性，つまり神経筋の痛みということ．両足を上げただけでは，腹筋下部しか緊張しないため，頭も起こしてもらえば腹筋上部も緊張させることができる．このときに触診したほうが痛ければ腹壁の痛みと判定（Carnett's sign 陽性）．頭を十分に下ろし，膝を立てれば腹筋の緊張は取れ，手をズブズブお腹の中に入れていってはじめて痛みが出れば，腹腔内臓器の痛みと判定する（Carnett's sign 陰性）．

Carnett's sign 陽性
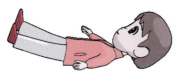
腹筋を緊張させて，触診したほうが痛ければ，腹壁の痛み

Carnett's sign 陰性
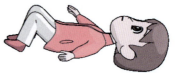
腹筋を緩ませて，触診したほうが痛ければ，腹腔内臓器の痛み

☐ 腹壁皮神経絞扼障害

腹壁皮神経が腹直筋鞘を通るところで絞扼されて痛みが出る．腹筋を使った後に多い．ちょうど臍の高さが Th10，鼠径部が Th12 となる．

指先をかぎ状にして，ピンポイントでの圧痛を探しながら触診するのがコツ．超音波下で局所麻酔注射でよくなる．

☐ Slipping rib syndrome

右上腹部痛を訴えることから肝胆道系疾患を疑われやすい．**肋骨弓をつまんで動かすと激痛が走る**．外傷を契機に第 10 肋軟骨（～8 肋軟骨）がゴキッと動いて，刺されたような鋭い痛みが短時間走る．バストバンドでしばらく固定する．

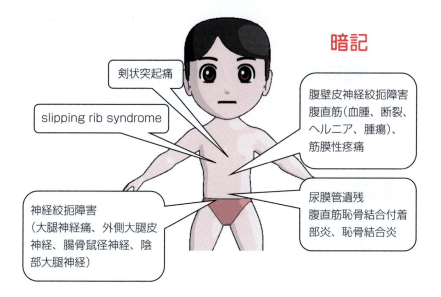

● 疾患を想定して触診していくのがコツ

上記の疾患を想定して，**丁寧に触診していくのがコツ**．鼠径部の大腿神経絞扼障害であれば，体重増加やタイトなズボン着用が原因のことが多い．超音波下で神経ブロックを行う．

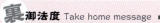 Take home message
- ☑ 画像診断では引っかからない腹壁由来の腹痛を鑑別すべし
- ☑ 納得する病歴を聞き出すべし．しっかり触れば答えは簡単♪

📁 参考文献

- van Assen T, et al：Chronic abdominal wall pain misdiagnosed as functional abdominal pain. *J Am Board Fam Med* **26**：738-744, 2013
- Chrona E, et al：Anterior cutaneous nerve entrapment syndrome；management challenges. *J Pain Res* **10**：145-156, 2017
- Oor JE, et al：A systematic review of the treatment for abdominal cutaneous nerve entrapment syndrome. *Am J Surg* **212**：165-174, 2016

☑ 臨床編　□ マネージメント編　□ その他

6 痛みは第6のバイタルサイン
~患者の痛みに共感せよ~

症例

15歳男性，左下腹部の持続痛を主訴に来院．発症から3時間で来院した．腹膜刺激症状なし．血液検査，超音波も異常なし．腹部CTまでは必要ないかと思いつつ，腹痛が続くため造影CTを施行した．やはり異常を指摘できず，痛み止めを処方し帰宅とした．

2日後，鼠径部が痛いと言って来院．左精巣は腫脹し，左精巣捻転の診断で手術になったが，精巣を救うことはできなかった．

● 痛みに敏感になるべし

バイタルサインとは，血圧，脈，呼吸数，体温，そして第5のバイタルサインはSpO₂だ．そして「痛み」は第6のバイタルサイン．患者の痛みに寄り添うことこそ，医療の第一歩．患者の痛みに敏感にならないと，正しい診断にもたどり着かない！ 8/10点以上の痛みは要注意．

「何をしていたとき，どんな症状から始まりましたか？」➡ 突然発症かどうかがわかる
「それまでしていた作業がその後継続できましたか？」➡ 痛みの程度がわかる

① ✕ 所見が乏しければ大丈夫？…Dr. 林の痛みの乖離ルール discrepancy rule

- □ のどが死ぬほど痛いのに，のどが赤くない…???
  - ◎ 説明のつかない強いのどの痛みは，精査の対象と心得よ
  - ★ 急性喉頭蓋炎 ➡ 甲状軟骨の高さで圧痛著明，気道緊急
  - ★ 心筋梗塞 ➡ 放散痛としてのどの痛み，歯の痛みもある．冷や汗大事
  - ★ 大動脈解離 ➡ 咽頭痛として来院することあり．頸動脈超音波，胸部CT
  - ★ SAH ➡ 首から上の激しい痛みの鑑別に常にSAHを考慮せよ

- □ お腹が死ぬほど痛いのに，腹膜刺激症状がない…？？？
  - ◎ 腹部の身体所見より，痛みが強すぎると思ったら精査をすべし
  - ★ 血管系疾患は激痛でも腹部はやわらかいものと心得よ
    - ➡ 腹部大動脈解離，腹部大動脈瘤切迫破裂，上腸間膜動脈閉塞症，上腸間膜動脈解離など
    - ➡ 虚血は痛い！ 絞扼性腸閉塞，卵巣捻転，精巣捻転
  - ★ 心窩部痛なら，心筋梗塞と虫垂炎初期はだまされやすく，常に考慮せよ
  - ★ 婦人科疾患は腹膜刺激症状が出にくい…異所性妊娠，卵巣捻転，卵巣出血など
  - ★ 全身疾患で腹痛あり：IgA 血管炎，DKA，尿閉，高カルシウム血症，中毒，便秘など

② ✕ 痛みが引けばいいんじゃない？…痛みが引いてしまっても，侮ってはいけない

- □「痛かった」という病歴は，8/10 以上の痛みが突然発症していたら要注意
  - ★ 大動脈解離，SAH➡発症は突然で激痛だが来院時には痛みが引いてしまうことがある

③ ✕ 怖い疾患なら痛みがあるはず…ブブー！ 痛みがないのに怖い疾患（非典型例）

- □ 心筋梗塞➡3〜4 人に 1 人は胸痛がない．特に女性の心筋梗塞の 43％は胸痛がない．
  - ★ 冷や汗，嘔気・嘔吐，全身倦怠，息切れ，放散痛が大事な手がかり
- □ 大動脈解離➡6.4〜10％は痛みがない．特に失神で来院すると 1/3 に胸痛なし，脳梗塞で来院すると 11％に胸痛なし
- □ SAH は 3.8〜13％が痛みがない
- □ 異所性妊娠の 2％は腹痛がない

④ 腹痛の痛み止めは？

間欠的な腸閉塞や機能性腹痛のような痛みであれば，抗コリン薬であるブスコパン® を使用すればいい．ただし感染性腸炎であれば細菌の排泄を停滞させるため禁忌となる．

診断のついていない非特異的腹痛では，アセトアミノフェンによる痛み止めが 2015 年の急性腹症のガイドラインでは推奨されている．アセトアミノフェンは抗炎症作用がないので虫垂炎の痛みは抑えず，むしろより診断がされやすくなる．少量モルヒネもいいが，量が多くなると意識低下をきたすので注意を要する．NSAIDs は基本禁忌であり，NSAIDs を使うと腹膜刺激症状がマスクされてしまい診断が遅れてしまう．ケタミン 0.3 mg/kg を生食 100 mL に入れて 15 分で点滴すると，副作用も少なく鎮痛が期待できる（Am J Emerg Med 35：1095-1100, 2017）．

⑤原因不明の腹痛

以前は救急で診断のつかない腹痛が20%ほどあったが，最近ではCTの解像度も進歩し，約10%ほどとなった．診断がつかなくても放っておけば約8割が治ってくるんだけど，30時間以内に救急でフォローアップすると，臨床的に意義のある診断変更が21.3%，治療方針変更が23.3%であった．おぉ，この2割をきちんとしておかないとね，ヤブって言われるよ．再診時に初診時と比べてCRPが2.5 mg/dL以上上昇したら要注意だ（LR2.85）．画像診断追加で方針変更もある（LR3.05）．所詮CTは時間を切り取ったスナップショットなんだから，時間経過を追わないとダメなんだよね．

50歳以上の非特異的腹痛の11%に後日癌が見つかったという（West J Med 173：207-208, 2000）から，救急で便塊の多い状況では診断できるはずもなく，救急では癌は診ていないこと，必ず専門科でフォローアップすることを告げる必要がある．

裏御法度 Take home message
- ☑ 訴訟になりやすい疾患：心筋梗塞，大動脈解離，SAH，絞扼性腸閉塞，急性喉頭蓋炎 これらの疾患に強くなり患者を救おう！
- ☑ Dr. 林の痛みの乖離ルール：とにかく血管系を考えろ

推奨文献

- Park SW, et al：Association of painless acute aortic dissection with increased mortality. *Mayo Clin Proc* **79**：1252-1257, 2004
- Ayrik C, et al：Seeing the invisible；painless aortic dissection in the emergency setting. *Emerg Med J* **23**：e24-e26, 2006
- Ogasawara Y, et al：Atypical presentation of aneurysmal subarachnoid hemorrhage；incidence and clinical importance. *J Stroke Cerebrovasc Dis* **25**：1208-1214, 2016
- Natesan S, et al：Evidence-based medicine approach to abdominal pain. *Emerg Med Clin North Am* **34**：165-190, 2016
- Boendermaker AE, et al：Efficacy of scheduled return visits for emergency department patients with non-specific abdominal pain. *Emerg Med J* **35**：499-506, 2018

7 めまい
～めまいの問診は難しい～

> **症 例**
>
> 60歳男性，めまいを主訴に来院．回転性かというとそうでもない．目の前が暗くなるかというとそうでもない．そうこうしているうちに冷や汗がひどくなってきた．上級医に相談したところ，すぐに ECG が取られ，心筋梗塞と診断された．
>
> 56歳女性．浮動性のめまいということで研修医がコンサルトしてきた．上級医が問診すると車酔いのような感じということで，BPPV と診断し，Epley 法ですっかり良くなった．
>
> 44歳男性．どことなく変なめまいということで，CT も撮ったが異常なし．点滴で良くなったからと言って帰宅しようとすると，どうも千鳥足になっている．MRIにて小脳梗塞と診断された．

● めまいの問診のキモ

□ 回転性ですかという問診は役に立たない

　遠足に出かけてバスの中で気分が悪くなり嘔吐をしたことはないだろうか？　あれはまさしく前庭神経がいじめられて嘔吐しているのだ．内耳が障害されたときのめまいは回転性だけとは限らず，「車酔いのような感じ？」「船酔いのような感じ？」と聞くといい．激しい突発性のめまいはほとんど内耳性回転性めまい．中枢性の多くは持続性でどことなく変な感じだが，小脳出血は突発的．

　なんとなくふらつくめまいでも何んでもいいが，心筋梗塞もめまいを訴える．これは心不全による症状だが，とにかく心臓だけは除外しておく癖をつけておけば怖くない．

　回転性めまい（vertigo）と前失神のめまい（pre-syncope）は問診ではなかなか区別が難しいこともある．そんなときはどれも鑑別しておくに限る．目の前が暗くなるような

めまいは脳虚血を反映し，前失神である可能性が高い．
　めまいの頭部CTの感度はたったの16％．必要ならMRIを．でもMRIでも感度は発症3時間以内ならせいぜい84％，12時間以上経過してようやく92％（めまいを起こす後方循環では10 mm以上の小脳梗塞で92％，10 mm未満は47％とトホホ）．したがって，身体所見が一番大事．一人で座れない，立てない，足踏みできない（千鳥足）なのは，小脳躯幹失調を疑うべし．

回転性めまい （車酔い，船酔い）	内耳性	激しい突発性のことが多い 聴力低下なし：BPPV，前庭神経炎 聴力低下反復性：メニエールなど
	中枢性	神経局在所見．どことなくはっきりしない持続性 眼振は全方向性（注視方向性）．脳神経・小脳症状．視野障害
前失神 （目の前が暗くなる）	心血管性失神	不整脈，心筋梗塞，弁膜症，心筋症，大動脈解離，肺塞栓も忘れるな
	起立性失神	出血，貧血，脱水，薬剤性
	神経調節性失神	血管迷走神経反射性失神，状況性失神，食後失神など
浮動性めまい		回転性めまいも前失神も調べておく
		そのほか，精神疾患，生活習慣病，感染症，電解質異常，内分泌疾患など

☐ 鑑別のポイント Triggered vs Episodic vs On-going

- めまいの質はあまり鑑別には役に立たない
- 完全に治るまでの持続時間（Timing）が鑑別に有用
  数十秒で完全に治るが，頭位変換で再発（Triggered）➡ BPPV
  数分で完全に治った，たまに再発（Episodic）➡ TIA，脳底椎骨動脈還流不全
  数時間続いて治るが，時々再発する（Episodic）➡ メニエール病，脳底型片頭痛
  数日続く（On-going）➡ 前庭神経炎，蝸牛炎，中枢性めまい
- BPPVはじっとしていると，ケロッとしている（まったくつらくないから）．前庭神経炎や中枢性めまいは，じっとしていても完全に楽ではなくムカムカが続いており，静かに目をつむっている．

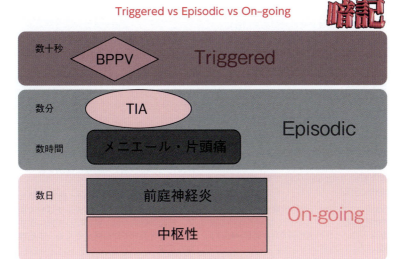

□ 末梢性めまいで聴力が正常なら前庭神経炎とBPPVを鑑別せよ

動いたらめまいが出るというのは鑑別にクソ（失礼！）の役にも立たない．

安静時の観察が大事．BPPVの多くはグラっときた後，何かにつかまってじっとしていると完全に戻るので，「今のはいったい何だったんだ．なんだ，なんだ」と言うことが多い．

BPPVはきちんと診察をすれば診断できる．後半規管結石が多いので，ぜひEpley法はマスターしておこう．なんと2人に1人は元気になって帰宅できる．

水平半規管はまれながら，頭を30°上げた状態でのsupine roll testが有用．左右を向いて地面側に眼振（向地性眼振）が出たら，患側を下にしたときのほうが強く出る．この場合，カナル結石は水平半規管の長腕にあるので，BBQ法でグルグル回すと治る．左右を向いて天井方向に眼振（背地性眼振）が出る場合は，強く出たときの患側は上側の内耳（短腕にあるのでクプラ結石または膨大部近く；クプラ結石は膨大部に結石が食い込んでいるので，潜時がなく持続も長い．体操してもなかなか取れない）．患者がどちらかを判断するのは大事．BBQ法（患側側臥位→仰臥位→健側側臥位→腹臥位→患側側臥位→起き上がる）あぁややこしいねぇ．

前庭神経炎は必ずHINTS法で中枢性と鑑別したことをカルテ記載すべし．MRIより感度が高いHINTS法はマスターしておきたいね．HINTSに新規聴力低下を加えたものをHINTS plusというが，なんと持続するめまいの場合，むしろ聴力低下は中枢性を疑う所見という．へぇへぇへぇ．HINTS plusだと，感度99%，特異度97%．MRIは残念ながら最初は14%見逃す．

BPPV（良性発作性頭位めまい症）	前庭神経炎
安静時には目を開けて楽そうにしている 　決して嘔吐しない 　じっとしていたら眼振は出ない めまい直後「今のは何だったんだ」とあせるが，頭さえ動かさなければ完全に正常になる	安静時でもつらそうに目をつぶっている 　時おりオエッと急に嘔吐する 　安静時に眼振（フレンチェル眼鏡） 　健側を向くと眼振が大きくなる一方向性
Dix-Hallpike test（後半規管：85～95％） 向地性の水平回旋性眼振が出た側が患側 （健側に倒しても眼振は出ない） ①潜時 ②30～60秒以内に治る ③繰り返すと軽快（fatigue）④起こすと眼振は反対向きに出る Supine roll test（水平半規管：5～15％） 向地性眼振（カナル結石；両側下向きの眼振なら強いときの地面側の耳が患側）➡BBQ法 背地性眼振（クプラ結石が多い；両側上向きなら強いときの天井側の耳が患側）持続が1～2分と長い	安静時に眼振があったらDix-Hallpike testはしてはいけない．つらい目にあわせるだけ HINTS（plus）法で中枢性と鑑別せよ ①**Head impulse test** 検者の鼻を見つめてもらい，患者の顔をもって左から（右から）中央にすばやく戻す．前庭神経炎では，健側から中央に戻すと目が行き過ぎてから戻ってくる．中枢性なら正常 ②**Nystagmus**；前庭神経炎なら一方向性． 　中枢性なら注視方向性 ③**Test of Skew** 検者の鼻を見つめてもらいつつ，患者左右の目を交互に隠す．目が縦に動けば中枢性 ④**plus**＝新規聴力低下➡中枢性を示唆（最近の報告では新規聴力低下はむしろ中枢性を考えるんだって…ヘェヘェヘェ）
後半規管カナル結石；Epley法で治る （NNT＝2） 水平半規管カナル結石；BBQ法，Gufoni法	3～5日たたないと治らない．前庭神経の興奮を抑えるために抗ヒスタミン薬またはベンゾジアゼピン系薬を使う．

 御法度 Take home message

- ☑ 回転性ですか？ と聞くより，安静時をしっかり観察せよ
- ☑ Triggered vs Episodic vs On-going および持続時間を確認せよ
- ☑ BPPVは診察で診断できる．安静時は普通の人
- ☑ HINTS plus をマスターせよ

参考文献

- Saber Tehrani AS, et al：Small strokes causing severe vertigo；frequency of false-negative MRIs and nonlacunar mechanisms. *Neurology* **83**：169-173, 2014
- Bhattacharyya N, et al：Clinical practice guideline；benign paroxysmal positional vertigo

(Update). *Otolaryngol Head Neck Surg* **156**：S1-S47, 2017
- Newman-Toker DE, et al：HINTS outperforms ABCD2 to screen for stroke in acute continuous vertigo and dizziness. *Acad Emerg Med* **20**：986-996, 2013
- Newman DE, et al：TiTrATE；A novel, evidence-based approach to diagnosing acute dizziness and vertigo. *Neurol Clin* **33**：577-599, 2015
- Dieterich M, et al：Vestibular migraine；the most frequent entity of episodic vertigo. *J Neurol* **263**（Suppl 1）：S82-S89, 2016

8 妊娠してますか？
〜問診名人でもだまされる…？〜

> **症例**
> 　32歳女性が下腹部痛を主訴に夫に連れられ来院．「女性を見たら，妊娠と思え」という格言を叩き込まれたあなたはすかさず，
>
> **医師**▶「妊娠してますか？」
>
> ギョッとした夫婦．
>
> **夫**▶「俺，いま単身赴任中ですから，妊娠はあり得ないですよ」
> **患者**▶「とんでもない．に，妊娠なんてあり得ません．あ，もうあまり痛くなくなってきました」
> **医師**▶「ま，そう言わずに，おしっこの検査だけでもしませんか？」
> **患者**▶「いやです．お腹痛くないですし…」
>
> 医師の説得に憤慨しつつ，夫婦は帰ってしまった．
> 後日，異所性妊娠で死亡した患者の夫が，「そんな重大な病気を疑っていたとは聞いていない．説明不足だ」と，病院を相手に訴えた．

● 妊娠可能年齢は全例妊娠と疑え！

　ベルリンのスタディでは妊娠していないと言った女性の475人に1人が妊娠していたというから，本人すら知らなかったなんてことがある（BMJ　324：458, 2002）．ましてや人それぞれには事情というものがあり，死んでも秘密にしておきたいことはあり，問診などで100%否定できたりするものではないのだ．妊娠の有無を聞くなら，周囲に人がいないときに聞くべきだ．

妊娠を否定するのは必ずしも精神疾患があるとは限らず，どんなタイプの女性が妊娠を否定するのかのエビデンスは乏しい．妊娠可能年齢は「6から60（6～60歳）」と覚えよう．実際58歳が自然妊娠最高齢なんだ（イギリスの女性で美魔女です）．

　問診では妊娠は否定できない．だったら，妊娠検査しちゃえばいい…とはいえ，保険が通らず妊娠検査は自費になるので，患者の同意を得ることは実際は必要．

　しっかり腹痛がある場合は，妊娠検査なんて安い検査なので死んで訴えられるよりマシ．妊娠検査をしないことで生じ得る最悪の事態もきちんと説明をし，そのうえで患者が検査を拒否したなら，その経過を含めて詳細にカルテに記載しておく必要がある．あくまでも患者の意思で検査を拒否したこと．最悪の場合のケースを話したことなど，診療拒否同意書と同じように記載する．でも次に示す奥の手を使えば，大丈夫！

★妊娠関連疾患（異所性妊娠や切迫流産など）をうまく聞き出す Tips

☐ 心配しているということを伝える
「もし病的な妊娠があってお腹が痛くなっている場合は恐い病気があるので，そんなことがあってはいけないので，念のために聞くのですが…」と話を切り出す

☐ 実例を挙げる
妊娠を否定していながら，異所性妊娠で手術をした症例の実例を挙げて話をすると，他人ごととして受け入れられやすい．「まぁ，念のためだったら調べるぐらいいいですよ」という雰囲気を作る

☐ 病的妊娠を探していると説明する
医療者は妊娠の有無に興味津々なのではなく，あくまで病的妊娠を調べたいのだと言うと受け入れられやすい．一般に妊娠の有無というと，患者側からすれば正常妊娠のことを指していると思っていることが多いので，その誤解をとく

☐ 性行為の有無を聞く．「100％妊娠してませんか？ 99％妊娠してませんか？」
99％妊娠していませんという人には，「念のため」と言うと，妊娠反応検査に同意してくれることが多い．また100％妊娠を否定してくる場合には，性行為そのものをしていないことが多い．性行為をしていない人にしつこく妊娠の有無を聞くのはたしかに失礼である．避妊をしていても妊娠特に病的妊娠を起こしていることがあり，その見逃しは治療方針に大きな影響を及ぼすことを説明する．そうすると覚えのある人は，「うぅ～ん，99％かな？」と答えてくれる

☐ 生理はあったかどうかだけ聞くのでは不十分
病的な性器出血でも生理だと思い込もうとする場合がある．したがって，果たして本当にいつもと同じような量・期間・タイミングの生理であったのかどうかをきちんと確認しないと，きちんと診断はできない

☐ 問診だけでは妊娠は否定できないと心得る
問診に時間をかけるくらいなら，さっさと妊娠反応検査をしたほうが早い

● 尿妊娠反応検査を拒んだら…

尿がなくても，血液（全血でも血漿でも可）でも尿の妊娠反応キットを使えば検査はできる．β-HCGを血液で測定することも可能だが，安価な尿妊娠検査キットで十分OKだ．

血漿

全血　　　　　　　　　　　　　　　　　　　　　　　　　全血は血液の伸びが悪い

● 武士の情け

妊娠がわかって，異所性妊娠が見つかっても，患者の守秘義務を守るのは医師の務め．武士の情けは重要．本人が自傷・他害の恐れがなく，見当識障害がなければ，患者の意思を最大限に尊重しないといけない．ここは武士の情けが大事なんだ．

裏御法度 Take home message
- ☑ 妊娠は問診では否定しきれない
- ☑ 尿がなければ血液を使って，尿の妊娠検査キットが使える
- ☑ 秘密を暴いても「武士の情け（守秘義務）」は守るべし

📁 参考文献

- Wessel J, et al：Denial of pregnancy；population based study. *BMJ* **324**：458, 2002
- Jenkins A, et al：Denial of pregnancy；a literature review and discussion of ethical and legal issues. *J R Soc Med* **104**：286-291, 2011
- Fromm C, et al：Substituting whole blood for urine in a bedside pregnancy test. *J Emerg Med* **43**：478-482, 2012

怖い頭痛のキモ
～SAHは難しい…突き詰めて，突き詰めて，突き詰めろ～

> **症例**
>
> 55歳男性．頭痛を主訴に真夜中に来院．人生最大の突然の頭痛ですかと聞いたら，「そうだ」と言うものだから，こりゃ大変．夜だというのに精査をしないといけない．一番痛い痛みを10とすると「12点！」と元気に言うものだから，問診している医療者もちょっとイラッとくるのはご愛敬．発症はだいたい2時間前という．頭部CTをすぐに撮影したが，放射線科医の読影では異常なし．はてさて，この夜中に説得して腰椎穿刺をすべきかどうか，はたまたMRIを撮るべきかどうか，悩んでしまった….

● 問診の妙…「人生最大の突然の頭痛」は使えるか？

SAH（subarachnoid hemorrhage；クモ膜下出血）の専売特許のような訴えといえる．でも「人生最大ですか？」と聞かれたら「そうそう」と言いたくなる気持ちもわかる．だって，早く診察してもらえるもの…（笑）．

☐ 早さはさほど重要ではないかも

「突然の頭痛」といっても，感度は58％，特異度は50％しかないのだ．当たるも八卦？1分以内に頭痛のピークが来ても感度50％，特異度45％，LR（likelihood ratio）1.11と役に立たない‼ ムキャッ！ LRって3を超えないと臨床では役に立たないんだよなぁ．1～5分以内にピークになってもLRはむしろ1を切る（0.88）．使えねぇ！ 頭痛がピークになるまでに1時間以上かかった場合は，SAHは否定的だ（LR 0.06）．

「頭痛が起きたときは何をしていましたか？」という質問に明確に答えられる場合は，発症時間がはっきりしているので要注意サイン．「テレビでサザエさんのエンディングが流れ始めたとき」…といえば，発症はPM6：55とわかるじゃないか．

☐ 痛みの強さは…平均 8.7

「人生最大の頭痛」と言われて，CT を撮っても SAH が見つかるのはたった 7.7% という．まぁ CT を撮って 1 割も引っかかれば良しと考えるべし．検査に引っかかるかどうかより，見逃さないほうが大事なのだから，9 割の正常検査は必要と考えよう．

SAH の頭痛の平均値は 8.7/10 というから，患者の訴えが 8/10 点以上なら SAH を疑うべし．一方痛みを訴えない SAH は約 8%（3.8〜13%）ある（J Stroke Cerebrovasc 27：871-877, 2018, 25：1208-1214, 2016, 17：334-339, 2008）．意識変容や失神を起こしていると，頭痛は訴えないので要注意．SAH 発症時は血管が破れるのでとんでもなく痛くなるが，その後出血が止まると痛みが引いてしまう例がある．目の前の患者がニコニコしていても発症時にめちゃくちゃ痛かったというなら，それは頭部 CT の適応なのだ．

「痛みのせいでそれまで行っていた作業ができなくなった」という病歴も要注意．血管が破れると，お裁縫も仕事もツムツムだって，できなくなっちゃうんだから．

☐ 後頸部痛は要注意

頸部痛（LR 4.12）や項部硬直（LR 6.59）は SAH としては要注意なのだ．だって，LR が 3 をはるかに超えているもの．

●二次性頭痛はいつ疑うの？…SNOOPY でしょ!?

救急を受診する頭痛患者のたった 1〜5% が二次性頭痛だから，玄関先で頭痛薬を配ってもほとんど問題なし…とはいえ，この二次性頭痛を見逃すと予後が悪くなるから要注意なんだ．

二次性頭痛の red flag "SNOOPY" を覚えよう．

片頭痛の頻度は SAH の有無に関わらず同じなので，片頭痛の既往があっても安易に片

Systemic symptom	全身症状	発熱，るい痩，倦怠感，筋肉痛
Systemic disease	全身疾患	悪性疾患，HIV，SLE，免疫不全
Sleep/Sex	睡眠，性行為	睡眠から目覚める頭痛，性行為頭痛，運動時・直後頭痛
Neurological deficit	神経欠落所見	脳腫瘍，脳膿瘍，脳血管障害
Onset/abrupt	急性発症	雷鳴頭痛
Older	50 歳以上初発頭痛	高齢初発は片頭痛ではない
Pattern change	いつもの頭痛と違う	痛みの悪化，持続など．片頭痛の既往は除外にならない
Younger	5 歳以下の頭痛	片頭痛ではなく二次性頭痛を疑う

頭痛と診断してはいけない．若年でも動脈瘤や動静脈奇形によりSAHにはなると心すべし．

● 眠りから覚めてしまう頭痛…Dr. 林の 4S 睡眠頭痛

頭痛のために目が覚めてしまうというのは脳血管障害ではよくあるお話．ここは「Dr.林の 4S 睡眠頭痛」を覚えよう．

★ Dr.林の 4S 睡眠頭痛

SAH/Stroke	クモ膜下出血，脳血管障害
SAS	睡眠時無呼吸症候群（sleep apnea syndrome）
Seizure	てんかん発作：睡眠誘発のてんかんが起きて目覚めると頭痛がひどい．だって脳の全力疾走なんだもの
SOL	脳腫瘍（space occupying lesion）．臥位になると脳圧が上がるので，頭痛で寝ていられなくなる

> **知っ得 Tips**　SAH の 6 時間ルール
>
> ☐ 発症6時間以内のCTはさすが，神様，仏様，CT様．SAHの感度・特異度ともほぼ100％．もちろんCTは第3世代以上の高解像度で，それを読影するあなたは，少しの見逃しもしない優秀なお医者さん（本来は放射線科医の読影）だという条件下でのお話だ
> ☐ ただし6時間を過ぎると，感度はたったの85.7％となってしまう．さぁて困った！

● 6 時間を過ぎたら…SAH 除外のための腰椎穿刺はイマイチ…トホホ

病歴が疑わしいときには腰椎穿刺またはCTを撮影しないといけない…ことになっている．腰椎穿刺だって制限だらけ．Xanthochromia（キサントクロミア；正しくはザントクロミアと発音するんだけどね）だって，発症から12時間たたないと黄色くなってこない．12時間〜2週間だと感度はほぼ100％だけど，これも肉眼だと半数を見逃し，吸光光度計を使うと偽陽性が増えてしまう．せっかく腰椎穿刺をしても約25％は traumatic tap になってしまう．いやぁ夜中に腰椎穿刺ってモチベーションが下がるよなぁ．

髄液赤血球が200万/mm³未満で，かつxanthochromia（発症から12時間以降に採取）がなければ，感度100％で除外できる．

Sayerらによると，CT陰性で腰椎穿刺をするとせいぜい陽性になるのはたったの

4.8%．しかしながら，さらにそれらを MRI で精査すると，治療対象になる動脈瘤などが見つかるのはさらに低く 0.45% しかない．腰椎穿刺って苦労するわりには治療に直結しないのねぇ．

北米では MRI が 5〜50 万円もする高額検査なので躊躇してしまうが，労力のわりに結果の出せない腰椎穿刺をするくらいなら，日本だったら MRI でフォローしたほうが早いかもねぇ．

> **裏御法度 Take home message**
> ☑ 頭痛が 1 時間以上かけてピークになるようなら SAH は否定的
> ☑ いい問診：「頭痛を経験したとき何をしていましたか？」「それまで行っていた作業が頭痛のためにできなくなりましたか？」
> ☑ 発症 6 時間以内の CT が陰性なら，ほぼ 100% SAH を除外できる（読影力も大事）

参考文献

- Carpenter CR, et al：Spontaneous subarachnoid hemorrhage；a systematic review and meta-analysis describing the diagnostic accuracy of history, physical examination, imaging, and lumbar puncture with an exploration of test thresholds. *Acad Emerg Med* **23**：963-1003, 2016
- Perry JJ, et al：Sensitivity of computed tomography performed within six hours of onset of headache for diagnosis of subarachnoid haemorrhage；prospective cohort study. *BMJ* **343**：d4277, 2011
- Perry JJ, et al：Differentiation between traumatic tap and aneurysmal subarachnoid hemorrhage；prospective cohort study. *BMJ* **350**：h568, 2015
- Sayer D, et al：An observational study of 2,248 patients presenting with headache, suggestive of subarachnoid hemorrhage, who received lumbar punctures following normal computed tomography of the head. *Acad Emerg Med* **22**：1267-1273, 2015

10 こうしてSAHは見逃される…
〜もう見逃さないSAH〜

> **症例**
>
> 19歳女性が頭痛を訴えて来院．もともと片頭痛があるという．1カ月前にもかなり痛みがあり，医者で薬をもらった．今回も市販の薬が効かないので，夜中に救急外来を受診してきた．試験勉強で睡眠不足が原因かもと言っている．
>
> 72歳女性．頻回の嘔吐で来院．元気がないと家族が連れてきた．お孫さんがノロウイルスだったというが，それは1週間前のこと．やや元気がなく，JCSⅡ-10．さすがに妊娠はないだろうと思いつつ，見逃すと怖い心筋梗塞の除外のために心電図を取ったが，異常なし．
>
> あなたは頭部CTを指示しますか？ …実は上記2例ともSAHであった．

● 首から上の痛みはすべてSAHを除外せよ！

　すべての患者が典型例でやってきたら，誰も苦労はしない．SAH診断と男女の駆け引きはよく似ている．ストレート勝負では決して勝率は高くない．Vermeulenらによると SAHの見逃しは5.4％に起こっていた．トリアージの段階で軽症と分類されたり（オッズ比2.65⇒軽く見てはいけない），非教育病院での診察であったり（オッズ比2.12⇒系統立てた考え方を忘れるな）すると見逃されやすい．

● ×以前にも頭痛があったら片頭痛？ ブッブー！ 警告出血を見逃すな！

　片頭痛の既往があったら，片頭痛と思い込むのは大間違い．SAHの患者も片頭痛持ちは多い．なんと動脈瘤の手術をしたら，片頭痛がなくなったという症例も報告されているのだ．SAHの85％は動脈瘤によるものだが，動静脈奇形なども原因になり得る．決して高

齢者の専売特許ではなく，若年でも SAH は起こり得る．初診時に正診すると 9 割以上予後がいいのに，見逃すと半数以上が寝たきりか死亡に至ってしまう．見逃しの罪は深いのだ．

　SAH の 10～40% に警告出血が先行し，SAH 発症の 2～8 週間前に起こる．これを頭痛の既往歴があるから，片頭痛でいいでしょと安易に誤診してしまうと実にまずい．警告出血は比較的強い頭痛で，数時間～数日持続する（Cephalalgia　23：935-941, 2013）．警告出血のときには頭部 CT は役に立たない．この警告出血を見逃して SAH を誤診すると 4 倍も死亡率や障害が増えてしまう．眼窩部に針を刺すような痛みを訴えた（警告出血）後，動眼神経麻痺を伴い，これをトローサハント症候群と誤診し SAH に至った判例もある（1 億 5559 万円；大阪地方裁判所，平成 18 年 2 月 10 日）．

● ×どんなふうに誤診するかパターン認識しよう

　Kwalski らによると，片頭痛や緊張型頭痛と誤診（36%）されることが最も多かった．そもそも CT を撮らなかったために，見逃したというのが 73% もあった．高木らによる 579 例の誤診例によると，SAH の誤診の多くは教育病院以外で起こっていた（72%）．誤診例の 55% は頭痛を訴えていたものの，CT を撮影していなかった．最終診断ができた病院の 96% には常勤の脳外科医がおり，78% には神経内科医がいた．やっぱり餅は餅屋だねぇ．

　そもそも頭痛が主訴じゃないなんて反則技にだまされてしまうこともある！　初診時に頭痛がない SAH は 3.8～13% いる．入院後など後で頭痛が出てきてはじめて診断したのでは手遅れになってしまうから恐ろしい．

　非典型主訴は様々（嘔気・嘔吐，めまい，眠気，後頭部に何か浮いている感じ，意識を失いそう，頭の中が破裂しそう，頭の血管が切れそうなど）で実に多彩だ．小笠原らの報告では意識障害 20.4%，頭痛 75.8%，意識障害も頭痛もない非典型主訴（嘔気・嘔吐，めまい，後頸部痛，背部痛）が 3.8% であった．嘔気・嘔吐，めまい，背部痛だと，心筋梗塞の非典型主訴としても念頭に置いて対処しよう．熱発を伴っていると髄膜炎に診断が引きずられそうだが，そんな訴訟例もあるんだ（大阪地方裁判所　第 19 民事部）．発熱のある SAH もあると心得よ．

　救急医の CT 読影能力の感度は 91.3%，特異度 92.7%．まぁまぁよさそうだが，まだまだ見逃しがゼロではない．意識レベル良好，非典型主訴（めまい），TIA での来院が画像読影ミスにつながっているという（Neurology　88：1468-1477, 2017）．

　Isodensity の出血は見つけにくいので，必ず左右差を比較しないといけないよね．Hb が 10 g/dL をきると，出血しても CT で見えにくくなるから要注意だ．CT も発症から 6 時間を超えると完璧ではないので，CT を信用しすぎたらだめなんだ．

SAH 誤診のパターン

以前にも頭痛があった	⇒片頭痛と誤診 ⇒警告出血の見逃し
顔面痛	⇒副鼻腔炎と誤診
頸部痛	⇒頸椎捻挫と誤診
非典型例（嘔気・嘔吐、めまいなど）	⇒消化器疾患など他疾患と誤診
ECG（巨大陰性T波）変化あり	⇒急性冠症候群と誤診
神経原性肺水腫	⇒心不全と誤診
痛み止めが効いてしまう	⇒CT施行しないための見逃し
CT読影ミス	⇒診断力をつけるべし
症状が軽い	⇒風邪と誤診
あのとき、CTさえ撮っていたら…	⇒後悔先に立たず（誤診例の55〜73%）

ECG で giant negative T（巨大陰性 T 波）にだまされるな！ SAH など頭部疾患では ECG で様々な変化が出る．前胸部誘導で giant negative T をみたら SAH など脳血管障害を疑うべし．神経原性肺水腫も合併してくると、心不全と誤診してしまうんだ．

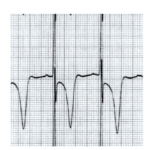

巨大陰性 T 波

● △ Ottawa SAH rule はイマイチ使えない…トホホ

Ottawa SAH rule（JAMA 310：1248-1255, 2013）は感度100%だけど、特異度はたったの13.6%．(1) 40歳以上、(2) 頸部痛・項部硬直、(3) 目撃のある意識消失、(4) 労作時発症、(5) 雷鳴頭痛、(6) 診察で首の屈曲制限のうち1個もなければ SAH はない…はずだが、これだと頭痛（頭痛ピークまで1時間以内）の中年以上の患者は全例 CT を撮るってことになっちゃう．

◎ CT を撮るかどうかは shared decision で

　SAH の訴訟事例では 1 億円以上のお金が動いている．非常に軽い例も非典型例もたしかにある．比較的軽い後頭部痛だけが主訴だと，はてさて CT まで撮るかどうか悩ましいところだが，ここは shared decision（責任を分かち合う）が非常に大事．非常にまれだけど，頭部 CT を撮るかどうかは，患者の同意のもとで決定したという一文を必ずカルテ記載すべし．どんなに軽くても患者が希望したら CT は撮ってもかまわない．医療はサイエンスだけでは語れない，アートなんだから．頭部 CT は 2〜5 mSv 程度なので，癌の発生は心配ご無用．まれな病態は忘れた頃にやってくる．もちろん典型例なら，腰椎穿刺や MRI も患者に話をして方針を決定していくべし．

裏御法度 Take home message

- ☑ 頭痛や意識障害のない SAH もある（3.8%）．嘔気・嘔吐，めまい，後頚部痛，背部痛は要注意
- ☑ 片頭痛と思っても，一度立ち止まって SAH を除外せよ
- ☑ 頭痛のない SAH は 3.8〜13%
- ☑ 意思決定プロセスを大事にせよ．Shared decision をカルテ記載せよ．まれだけど，あり得るリスクは患者と共有せよ

参考文献

- Kowalski RG, et al：Initial misdiagnosis and outcome after subarachnoid hemorrhage. *JAMA* **291**：866-869, 2004
- Vermeulen MJ, et al：Missed diagnosis of subarachnoid hemorrhage in the emergency department. *Stroke* **38**：1216-1221, 2007
- Takagi Y, et al：Initially missed or delayed diagnosis of subarachnoid hemorrhage；a nationwide survey of contributing factors and outcomes in Japan. *J Stroke Cerebrovasc Dis* **27**：871-877, 2018
- Yamada T, et al：Evaluation of misdiagnosed cases of subarachnoid hemorrhage and causal factors for misdiagnosis. *J Stroke Cerebrovasc Dis* **22**：430-436, 2013
- Ogasawara Y, et al：Atypical presentation of aneurysmal subarachnoid hemorrhage；incidence and clinical importance. *J Stroke Cerebrovasc Dis* **25**：1208-1214, 2016
- Lawton MT, et al：Subarachnoid hemorrhage. *N Engl J Med* **377**：257-266, 2017
- Tarnutzer AA, et al：ED misdiagnosis of cerebrovascular events in the era of modern neuroimaging. a meta-analysis. *Neurol* **88**：1468-1477, 2017
- Perry JJ：Validation of the Ottawa subarachnoid hemorrhage rule in patients with acute headache. *CMAJ* **189**：e1379-e1385, 2017

11 雷鳴頭痛
～ガラガラドーン～

> **症例**
>
> 35歳女性，突然発症の頭痛を主訴に来院.
>
> **女性**「今日もお風呂に入ったときに急にズーンと痛みがきて」
> **研修医**「何時何分何秒って言えるくらいですか？」
> **女性**「子どものけんかじゃないんですから，そんな何秒なんてわかるわけないでしょ」
> **研修医**「いや，時間がはっきりわかるかどうかということですよ」
> **女性**「入浴中ですから，時間ははっきりわかる感じです．ここ数日何回かあって」
> **研修医**「え，初めてじゃないんですか？」
> **女性**「7日前もここを受診してCTもMRIも異常なしって言われました」
> **研修医**「じゃ，問題ないんじゃ…」
>
> コンサルトした指導医は乳頭浮腫を指摘し，再度MRIを撮影し，RCVSと診断した．

● 雷鳴頭痛

雷鳴頭痛はSAHの専売特許ではない．SAHでは「突然の頭痛」といっても，感度は58%，特異度は50%しかない．雷鳴頭痛の定義は頭痛が始まってからピークになるまでが5分以内というものの，SAHでは6～9分後にピークになることが多い．雷鳴頭痛の鑑別診断を表に示す．

雷鳴頭痛の鑑別診断

★クモ膜下出血	★静脈洞血栓症	★頚部動脈解離	下垂体卒中
★RCVS	(PRES)	高血圧緊急症	第三脳室コロイド嚢胞
特発性髄圧低下症	斜台部血腫	頭蓋内感染症	偽性脳腫瘍
一次性雷鳴頭痛	一次性咳嗽性頭痛	一次性労作性頭痛	性行為に伴う一次性頭痛

● RCVS（reversible cerebral vasoconstriction syndrome 可逆性脳血管攣縮症候群）

□ ～なんと奇妙な雷鳴頭痛が繰り返される？～

実は数日～数週にわたって繰り返す雷鳴様頭痛で最も多い原因が RCVS なのだ．

20～50 歳代の女性に多く，頭痛の平均持続時間は 30 分で 90％は両側性．嘔気・嘔吐（70％），視力障害などを伴う．頭痛は平均 17 日で消失する．誘因トリガーとして，入浴，労作，性行為，SSRI などのセロトニン作動薬，妊婦，産褥期，片頭痛の既往などがあり，入浴関連頭痛も RCVS の一つ．入浴するたびに雷に打たれるような頭痛が出るって，いやぁ，清潔好きな女性には耐えがたい疾患だよね．

RCVS は Willis 動脈輪から近位の太い血管の攣縮を起こす．MRA で多発性分節性の血管攣縮像（string and beads）を認める．発症から 3 週間までは脳出血や脳梗塞などを合併することもある．脳血管攣縮は 12 週以内に治る．PRES（posterior reversible encephalopathy syndrome；可逆性後頭葉白質脳症）と臨床症状が重なる（10％）こともあるが，PRES はより遠位の脳血管攣縮が主体であり，雷鳴頭痛になることはまれで，脳梗塞になることもまれ．

初診時には 55％は CT や MRI が正常（Clin Radiol 68：e101-113，2013）なので，安易に除外できない．5～8 日ほど遅れて 81％に MRI で異常（脳梗塞や SAH，脳出血など）が出てくるので，しつこさが大事．頭痛が収まってくる頃から脳血管攣縮が起こるんだ．疑い続けることが大事なのだ（Clin Neurol Neurosurg 115：2351-2357，2013）．デートに誘って断られても，本当に用事があったのかもしれない．1 週間後にチャレンジだ．

治療は誘因の除去と Ca 拮抗薬．

● 静脈洞血栓症

50 歳以下の女性に多く，平均 39 歳．数日から数週にかけた頭痛の発症が多く，雷鳴頭痛は 2.4～14％のみ．血栓ができやすい患者がハイリスクだが，忘れてほしくないのは妊婦や産褥婦．出産後 4 週まではリスクが高く，神経所見がないからといって安易に患者を

帰してはいけないよ．ほかのリスクは経口避妊薬，手術・外傷，抗リン脂質抗体症候群，悪性腫瘍，ホルモン療法など．

頭痛（90%），脳圧亢進症状（80%），痙攣（40%），乳頭浮腫（28.3%），神経局在所見（片麻痺，失語など：20%），意識低下（14%），視野障害（13%）などを認める．頭痛のみが15%．乳頭浮腫や視野障害を見逃さないようにしよう．

MRIでは動脈分布とは無関係の脳浮腫を認める（当たり前だけど静脈が詰まっているので）だけなので，神様，仏様，MRV様．つまり両側の出血や浮腫を見つけたら静脈洞の精査をお忘れなく．

● 頚部動脈解離 ➡ 片側頭痛＋頚部痛で疑え

外傷（けっこう軽症外傷でも発症する．整体など），結合織疾患，妊婦，産褥期，血管炎などが原因になり頚部動脈解離（椎骨動脈，内頚動脈）が発症する．比較的30〜50歳代の若年に多く，65歳以上はまれ．

椎骨動脈解離で雷鳴頭痛になるのはたった20%程度．後頭部・後頚部痛が多い．解離して狭くなったところで血栓ができ，それが飛んで詰まって神経症状を出す．それが溶けてTIAとなるわけだ．小脳梗塞の1/4は椎骨動脈解離からの血栓が飛んでくることが原因と考えられている．小脳失調や回転性めまい＋後頭部・後頚部痛を見たら必ず椎骨動脈解離を疑うべし．特に小脳脳幹症状のTIAを繰り返すと疑いは濃厚だ．30〜90%に神経局在所見が出現し，Wallenberg症候群が最も多い．

頭痛が起こってから神経所見が出るまで10時間〜2週間ほどかかるので，頭痛が出現してからすぐに医療機関を受診しないことが多いので注意されたい．神経予後は75%で良好であり，死亡率は5%未満．脳底動脈まで解離するとSAHを合併することが多く予後が悪い．

内頚動脈解離は前額部痛や頚部痛になる．Horner症候群（無汗症はない），網膜梗塞，脳梗塞を合併する．

● そのほかの雷鳴頭痛…とにかく鑑別疾患が多くてもうゲップ…

□ 偽性脳腫瘍

肥満の若年女性に多いが，思春期以前は男女ともに発症する．特発性，二次性のものがあり，脂溶性のビタミンAやD，ステロイド（特に中断時），テトラサイクリン，内分泌疾患，膠原病など原因は多岐にわたる．頭痛に伴い，70%において視野が不明瞭になる．拍動性の耳鳴りを60%で訴える．CTやMRIでほかの疾患を除外する．腰椎穿刺は必須．

髄液検査で初圧250 mm以上（成人），280 mm以上（小児）となるが，脳圧だけで診断できないのがこの疾患の難しいところ．眼底検査で乳頭浮腫や静脈の拍動がなくなる．視力回復が治療目標となる．原因があればそれを治療し，減量や薬剤（炭酸脱水素酵素阻害薬やループ利尿薬など），手術で加療．

☐ 第三脳室コロイド嚢胞

モンロー孔近位にできる嚢胞でゼラチン様粘液が詰まっている．20〜60歳男性に多い．モンロー孔を閉塞すると水頭症になって頭痛をきたす．頭の向きで塞ぎ方が変わり頭痛が生じることも．水頭症は脳外科で治療．

☐ 下垂体卒中

良性下垂体腫瘍が大きくなり腫瘍内出血をきたすと，激しい頭痛や視野障害をきたす．

裏御法度 Take home message
- ☑ 雷鳴頭痛：SAH，RCVS，頚部動脈解離，静脈洞血栓症は鑑別しよう
- ☑ MRIなど画像診断ですぐに見つからないものも多い．疑い続けることが大事

📁 推奨文献

- Devenney E, et al：A systematic review of causes of sudden and severe headache（thunderclap headache）: should lists be evidence based? *J Headache Pain* **15**：49, 2014
- Ducros A, et al：Thunderclap headache. *BMJ* **345**：e8557, 2013
- Mortimer AM, et al：Thunderclap headache；diagnostic considerations and neuroimaging features. *Clin Radiol* **68**：e101-e113, 2013
- Long B, et al：Cerebral venous thrombosis；a challenging neurologic diagnosis. *Emerg Med Clin North Am* **35**：869-878, 2017
- Star M, et al：Advances and controversies in the management of cerebral venous thrombosis. *Neurol Clin* **31**：765-783, 2013
- Robertson JJ, et al：Extracranial cervical artery dissections. *Emerg Med Clin North Am* **35**：727-741, 2017
- Friedman DI：The pseudotumor cerebri syndrome. *Neurol Clin* **32**：363-396, 2014

12 産褥期も要注意
~『妊娠？してませんよ』にだまされるな！~

症例

34歳女性が産褥3日目に産科病棟で失神した．研修医Tが駆け付けたときには，バイタルサインは安定していた．痛みは訴えていない．研修医Tは肺塞栓を考慮し，超音波を行うが右室負荷所見はなかった．下肢の腫脹があり，念のため胸部造影CTを撮影した．

研修医T「D-dimerはお産後なんで陽性なのは当たり前でした．CTでは肺塞栓はないと思うんですけど…」

上級医H「ン～…あ，ここに胸部大動脈解離があるよ」

研修医T「ゲゲェ！ 痛みもないのに…（'◇'）ゞ」

● お腹が伸びると，血管も伸びて裂けやすくなる．産後は凝固能も急上昇！

妊娠・出産は一大イベント．ホルモンレベルもドラマティックに変化する．妊娠後期および産褥期までは，血管も伸びて裂けやすくなり，産後は凝固能が亢進し血栓ができやすくなる．

医者が「妊娠してますか？」と聞くことはよくあるが，患者に『妊娠していません』と答えられて安心してはいけない．産後1カ月の産褥期は様々な怖い疾患のハイリスクであり，案外見逃しやすいので注意されたし．「最近出産しましたか？」ともう一つ突っ込んで質問しよう．

☑ 産褥期の胸痛

①肺塞栓

やはり産褥期は下肢の浮腫や凝固能亢進により肺塞栓のリスクが高くなる．特に経産道出産の場合の産褥期（4週間まで）に多く，帝王切開ではリスクは増えない．

DiPEPスタディによると，clinical decision rule も D-dimer も肺塞栓の除外には役に立たないので，臨床的に疑い検査で攻めていくしかない．胎児への放射線への影響はICRP（国際放射線防護委員会）によると 100 mSv までは安全なので 1 回くらいの検査では問題ない．肺塞栓は失神を起こすこともあるので，失神の場合は必ず考慮すべし．
　肺塞栓のみならず，羊水塞栓という病態があるのも妊娠ならではの合併症だね．

② 大動脈解離

　大動脈解離そのものが珍しいので，妊婦の占める割合はたった 0.1% とまれ（JACC 65：1600-1601, 2015）．しかしながら，非妊婦と比べると妊娠・産褥期は 4 倍大動脈解離をきたしやすい．産褥期や妊娠後の女性が胸痛や失神，malperfusion syndrome（臓器灌流障害）で多彩な臓器症状を呈する場合には必ず大動脈解離も考慮しないといけない（Circulation 134：527-533, 2016）．一般に失神で来院する大動脈解離の 1/3 は胸痛を訴えない．やはり Marfan 症候群や高血圧がある場合は要注意．肺塞栓ばかり考えていてはいけないんだ．

③ 心筋梗塞（冠動脈解離）

　いやいやいや，さすがにこの若さで心筋梗塞はないでしょと思っている人は…甘い！妊婦の場合，冠動脈さえも裂けることがある．動脈硬化で詰まるんじゃないんだよね．
　基本的には通常の心筋梗塞と同じように治療すればよく，最近では母体死亡率も 85% から 4% に激減し，胎児死亡も 50% から 0% まで低下した．

☑ 産褥期の頭痛

　妊娠といえば，子癇，子癇前症の頭痛は気を付けているだろう．産褥期には約 40% の女性が頭痛を訴えるが，多くは一次性頭痛である．
　脳血管障害（脳出血，SAH，脳梗塞）はもちろんのこと，さらに静脈洞血栓症，RCVS（可逆性脳血管攣縮症候群），PRES（可逆性白質脳症），下垂体卒中まで鑑別に入れるようにしたい．腰椎穿刺後の低髄圧によって急性硬膜下血腫をきたすこともある．産褥期，妊娠の見逃しやすい頭痛は PREC nancy（PREG nancy の G の綴りミスをして PREC

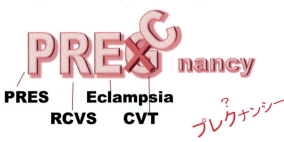

nancy）と覚えよう．

PRES，RCVS，CVT はどれも産褥期に多い！ 単純頭部 CT はどれも正常になることが多い．

①脳静脈洞血栓症　CVT（cerebral venous thrombosis）（Ⅱ「雷鳴頭痛」の項参照）

妊娠関連の脳静脈洞血栓症の 75％は産褥期（最初の 6 週までが危険）に発症する．リスクファクターは，帝王切開，脱水，外傷出産，貧血，高ホモシスチン血症，腰椎穿刺後低髄圧など．

多くは緩徐発症の持続性頭痛だが，約 10％は雷鳴頭痛になる．なんと 10％は頭痛がない．

脳静脈洞血栓症の CT は多くは正常．直静脈洞が血栓のためやけに白くみえる hyperdense venous clot sign がみえることがある（30％）．

脳静脈洞血栓症は動脈分布と無関係なため，神経所見も動脈としては合わず，頭部 CT でも左右に異常所見が出ることに着目しよう．神経所見が出ていなくても産褥期には，常に静脈洞血栓症を見つけられるようにアンテナを張っておこう．

②RCVS，PRES（Ⅱ「雷鳴頭痛」の項参照）

妊娠といったら RCVS，PRES の鑑別は必須．RCVS，PRES，SAH などはオーバーラップしてくることがある．

③妊娠悪阻で吐きまくり➡Wernicke 脳症もお忘れなく

妊娠悪阻で吐きまくると，頭痛は出てくるし，ビタミン B_1 欠乏にもなってしまう．複視や眼振など目の症状は出やすいが，意識障害や小脳症状などは必ずしも出てこない．説明のつかないアシドーシスを呈することもある．MRI などの検査を優先するのではなく，ビタミン B_1 を投与して反応をみればいい．

特にあまり食べられていないからといってブドウ糖を含む輸液を行う場合は，必ず最初にビタミン B_1 を補充しておくことを忘れないようにしたい．ブドウ糖代謝でさらにビタミン B_1 が使われてしまうからだ．もちろん，ビタミン B_6 はつわりを緩和する．

④TTP（thrombotic thrombocytopenic purpura　血栓性血小板減少性紫斑病）…まれ

TTP とは環太平洋パートナーシップ協定のことではないよ(笑)．まれな病態であるが，妊娠 2 期および 3 期は TTP のリスクファクターとなる．PRES を合併してくることが多く，様々な神経所見（変動する頭痛，痙攣，神経局在所見）を呈してくる．治療が異なってくるので，TTP（血漿交換）と HELLP 症候群（マグネシウム，出産）はきちんと鑑別しましょう．

⑤下垂体卒中…まれ

　下垂体腺腫に出血をきたし，頭痛，視力障害，眼球運動障害，意識障害などを呈してくる．妊娠によって下垂体腺腫は大きくなるが，妊娠そのものが出血のリスクになるわけではない．

　鑑別として，Sheehan 症候群（分娩時の大出血により，産後数週～数カ月後に下垂体機能低下となる），リンパ球性下垂体炎（妊娠末期～産褥期に多い，原因不明の自己免疫性疾患．妊娠と関連があるのは前葉炎．頭痛，視力障害，緩徐発症．治療はステロイド）などがある．

裏御法度 Take home message

☑ 「妊娠はしていません」で安心してはいけない ➡ 産褥期を見逃すな
☑ 産褥期の胸痛 ➡ 肺塞栓，大動脈解離，心筋梗塞を除外せよ
☑ 頭痛 ➡ 『PREC nancy（PREG nancy を綴りミスして PREC nancy と覚えよう）』

参考文献

- Goodacre S, et al : The DiPEP (Diagnosis of PE in Pregnancy) study ; an observational study of the diagnostic accuracy of clinical assessment, D-dimer and chest x-ray for suspected pulmonary embolism in pregnancy and postpartum. *BJOG*. 2018 May 21.[Epub ahead of print]
- Morris JM, et al : Incidence and risk factors for pulmonary embolism in the postpartum period. *J Thromb Haemost* **8** : 998-1003, 2010
- Kamel H, et al : Pregnancy and the risk of aortic dissection or rupture ; a cohort-crossover analysis. *Circulation* **134** : 527-533, 2016
- European Society of Gynecology (ESG), et al : ESC guidelines on the management of cardiovascular diseases during pregnancy ; the task force on the management of cardiovascular diseases during pregnancy of the European Society of Cardiology (ESC). *Eur Heart J* **32** : 3147-3197, 2011
- Paratz ED, et al : Evolving management and improving outcomes of pregnancy-associated spontaneous coronary artery dissection (P-SCAD) ; a systematic review. *Int J Cardiol Heart Vasc* **18** : 1-6, 2018
- Edlow JA, et al : Diagnosis of acute neurological emergencies in pregnant and post-partum women. *Lancet Neurol* **12** : 175-185, 2013
- Edlow AG, et al : Diagnosis of acute neurologic emergencies in pregnant and postpartum women. *Emerg Med Clin North Am* **34** : 943-965, 2016

☑ 臨床編　□ マネージメント編　□ その他

13 はさみとエコーは使いよう　Part 1
～蘇生現場もエコー～

> **症 例**
>
> 58歳男性．心肺蘇生進行中．
> 胸痛で来院し，ECGをとりに行った生理機能検査室前で倒れてそのまま心肺蘇生になったという．ピッカピカの研修医Tは意気揚々と，覚え立てのACLSに沿って蘇生を開始した．
>
> **研修医T**　「PEAです．アドレナリンください！」
>
> そこに現れた上級医H．おもむろにエコーを取り出した．
>
> **上級医H**　「オイ，心タンポナーデがあるぞ．心嚢穿刺だ！」

● 蘇生もエコー

　SHoK-EDスタディではエコー使用は蘇生率をアップしないと報告してあるが，いやいやいや数が少ないだけでなく，この研究は研究デザインがイマイチ（来院60分以内のエコー施行って遅すぎ！）で，エコーが悪さをするという証拠にはならない．かなり多くの疾患（腹部大動脈瘤，STEMI，異所性妊娠，外傷）がすでに除外されて，敗血症が52%も占めている．敗血症など分配性ショックにはPOCUS（Point Of Care Ultrasound）は弱いのは，すでにわかっていることじゃないか．
　心肺蘇生の際には治し得る原因を探すことが重要であり，心タンポナーデ，右室拡大（肺塞栓），動きのチェックが大事．
　エコーといえば，カラオケ．カラオケでもエコーを聞かせて歌うといつも以上にうまく聞こえるじゃないか．エコー➡カラオケ➡「歌う」➡Dr. 林の「うたう！」と覚えよう！エコーはやっぱり大事だよ．

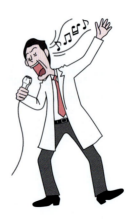

★ Dr. 林の「うたう！」

う	動き	収縮があれば積極的加療（昇圧剤考慮） 実は VF（タコ踊り）　迷わず除細動
た	（心）タンポナーデ	右室がつぶれていたら心タンポナーデ．心嚢穿刺
う	右室拡大（肺塞栓）	肺塞栓かも．一側下肢の腫脹，肺塞栓リスク，tPA

　エコー判定のコツは，胸骨圧迫の合間の 10 秒のうち，6 秒間だけエコー動画を記録して，胸骨圧迫再開している間に動画を繰り返し見て判定すればよい．

☐ ①う：動き

まともな収縮はあるか？

　Standstill（まったく心臓が動いていない場合）は蘇生率がめちゃくちゃ悪い．ただし standstill かどうかは蘇生開始時に判定してはダメで，10〜15 分以上経過してから判断しないと，むざむざ助かる命を諦めることになってしまうぞ．Standstill の PEA は心静止と同じくらい予後が悪い．弁のみがヘロヘロ揺れているだけ（心筋は動いていない）や心腔内の血液がフワーンと漂うだけのときはやはり standstill と判断すべし．

　一方，しっかり心収縮している（organized contraction）のに脈が触れない場合は蘇生が期待できる．通常の ACLS 蘇生より，積極的に昇圧剤持続点滴（ノルアドレナリンやドパミンなど）や必要に応じて tPA を使用するほうが，心拍再開率（90.9% vs 54.7%）が飛躍的に上がり，神経予後良好退院率（4.5% vs 1.9%）も上がる．たしかに敗血症など心筋症を伴う場合，輸液＋昇圧剤が必要になるものね．

fine VF を見逃すな

ECGで感度，誘導，リードをチェックして fine VF を見逃さないようにしようというが，残念ながらモニターでは見逃すことがある．実はエコーだと，VF（タコ踊りのように心筋が波打つ）はすぐにわかる．心収縮をみる際に，弁がブラブラ揺れているときは心筋が波打っていないか注目しよう．ホラ，除細動のチャンス！

☐ ②た：（心）タンポナーデ

最も蘇生に寄与するのは心タンポナーデの発見だ．心タンポナーデは心肺停止の4～15%を占める．心タンポナーデによるPEAの蘇生率が15.4%であるのに対して，ほかの原因のPEAは蘇生率がたったの1.3%しかない．心タンポナーデを真っ先に見つけるのは大事なのだ．

心嚢液貯留があり右室がつぶれていたら，心タンポナーデなのですぐに心嚢穿刺をすべし．右室がつぶれていなければそれは慢性に心嚢液が溜まっただけ．

心タンポナーデをみたら，胸部大動脈解離，心筋梗塞左室破裂，悪性疾患心膜転移からの出血を鑑別する．

☐ ③う：右室拡大（肺塞栓）

慢性に右室拡大している人もいるので，臨床像を鑑みて肺塞栓を診断したい．肺塞栓を疑ったら tPA を投与しよう．肺塞栓が心肺停止に占める割合は 4.0～7.6%．肺塞栓によるPEAの蘇生率が6.7%なのでほかのPEA（1.3%）よりも高いのだ．

● 蘇生のエコーは何が何でも10秒以内

胸郭圧迫を10秒サボる毎に蘇生率は5%下がってしまう．蘇生時のエコーは胸郭圧迫を遅らせるという報告が散見される．そこで蘇生エコーの鉄則を示す．

10秒以内に「うたう」の3項目をチェックする自信がない場合は，CASA exam (Cardiac Arrest Sonographic Assessment) をするといい．蘇生率の高い疾患の同定を優先してパルスチェックを行う10秒間に疾患を絞ってエコーでみていく（もちろん動画を6秒のみとる）方法．まず最初のパルスチェックの際（2分後）に心タンポナーデを探し，次のパルスチェック時に右室拡大を探し，次のパルスチェック時に心収縮の有無を探すというもの．胸郭圧迫中は緊張性気胸検索やFASTを行う．

蘇生エコーの鉄則

・パルスチェックや人工呼吸にあわせてエコーを行うべし
・絶対10秒以内に終わるべし
・心窩部（または胸郭）にエコーを当てたままにしておき，パルスチェックの際にすぐにエコーを見る
・動画撮影を6秒して，必ず10秒以下でエコーをやめるようにすることが肝心だ
・動画を繰り返し見て評価をすればあわてなくてもいい

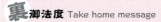 Take home message
☑ 心肺蘇生のエコーはDr. 林の「うたう！」

 参考文献

- Gaspari R, et al：A retrospective study of pulseless electrical activity, bedside ultrasound identifies interventions during resuscitation associated with improved survival to hospital admission. A REASON Study. *Resuscitation* **120**：103-107, 2017
- Atkinson PR, et al：Does point-of-care ultrasonography improve clinical outcomes in emergency department patients with undifferentiated hypotension? an international randomized controlled trial from the SHoC-ED Investigators. *Ann Emerg Med* **72**：478-489, 2018
- Huis In't Veld MA, et al：Ultrasound use during cardiopulmonary resuscitation is associated with delays in chest compressions. *Resuscitation* **119**：95-98, 2017
- Clattenburg EJ, et al：Implementation of the cardiac arrest sonographic assessment (CASA) protocol for patients with cardiac arrest is associated with shorter CPR pulse checks. *Resuscitation* **131**：69-73, 2018
- Gardner KF, et al：The cardiac arrest sonographic assessment (CASA) exam- A standardized approach to the use of ultrasound in PEA. *Am J Emerg Med* **36**：729-731, 2018

14 はさみとエコーは使いよう　Part 2
～RUSHに強くなる～

☑臨床編　□マネージメント編　□その他

症例
ショックの62歳男性患者が搬送されてきた．血圧60/40 mmHg，脈拍110，体温35.0℃，呼吸数30/分，SpO₂ 93%，GCS 13．酸素，輸液，モニター…えぇい，ままよ！自分が考えるよりCTのほうが優秀だと気づいた研修医Hは，すぐにCT室へ患者を連れていった．CT検査はイマイチ…ノルアドレナリンをつないで…としたところに上級医H登場．エコーを取り出し，「もっと輸液を」と叫んだ．乳酸値はバカ上がりで敗血症であった．

●ショックの肝は，Dr. 林の「さるも聴診器」

　一般的なショックの鑑別は「SHOCK」と覚えよう．アナフィラキシーはanaphylacticとKは含まないが，アナフィラクティッケ（k）と無理やり覚えよう．ショックの患者はCT室では蘇生が続行できないため，CT室に行ってはいけない．CTは「(C)死の（T）トンネル」なのだから．

　ショック患者が来たら，迷わずDr. 林の「さるも聴診器」を口ずさもう．

★SHOCKの鑑別

S	**S**eptic	敗血症性
	Shinkeigensei	神経原性　Neurogenic
H	**H**ypovolemic	低循環性
O	**O**bstructive	閉塞性（緊張性気胸，心タンポナーデ，肺塞栓）
C	**C**ardiogenic	心原性
K	anaphylacti**K**　(c)	アナフィラキシー

※ショック＋徐脈は項目13「なんじゃこりゃぁ！と思ったら…」を参照のこと

★ Dr. 林の「さるも聴診器」

さ	酸素	酸素を投与しても $SpO_2<90\%$ なら気管挿管！
る	ルート確保	リンゲルでルート確保と同時に血液ガスもお忘れなく 血液ガスで高カリウム血症，低酸素，アシドーシス，高乳酸血症，CO-Hb，血糖をチェック
も	モニター	ECG モニター，SpO_2 モニター
聴	超音波 RUSH！	IVC ペッチャンコ➡ガンガン輸液！ 低循環性または分配性ショック
		心タンポナーデ➡大動脈解離の合併は？ 心破裂？ 悪性タンポナーデ（癌）？ 外傷？
		心筋梗塞➡冠動脈支配領域の壁運動低下（心原性ショックのほとんどが心筋梗塞）
		心不全➡心収縮低下，B line 全肺野，IVC パンパン
		肺塞栓➡右室拡大，左室の D-shape，一側下肢の腫脹
		FAST 陽性➡腹腔内出血，妊娠反応？ 大動脈？ 肝癌破裂？ 外傷？
		大動脈➡大動脈瘤？ 大動脈解離？
診	心電図	12 誘導心電図．心筋梗塞，不整脈，高カリウム血症，肺塞栓
器	胸部 X 線	ポータブル X 線の出番．外傷なら骨盤正面も追加 肺炎，大量血胸，気胸，高度肺挫傷，上縦隔拡大（大動脈解離）など

★ RUSH exam

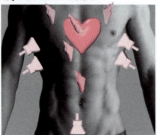

Pump 心臓は？
① 心嚢液貯留（心タンポナーデを探せ）
 ➡ 右室がつぶれていたら心タンポナーデ！
 右房が大きければ心配ない
② 壁運動（心筋梗塞，心不全，takotsubo を探せ）
 ➡ 壁運動低下（局所，全体）
 EPSS（E-point septal separation）≧7mm
③ 右室拡大（広範肺塞栓を探せ！）
 ➡ 胸骨左縁長軸：右室/左室＞0.9
 ➡ 胸骨左縁短軸：D-shape

Tank 循環血液量は？ 出血は？ 肺水腫は？
① 下大静脈（IVC）（循環血液量減少はないか）
 ➡ IVC＜15mm or 吸気時 50％以上虚脱なら体液量減少
 ➡ IVC＞20mm & 吸気時虚脱＜20％なら体液量増加
② FAST（腹腔内出血を探せ）
 ➡ Morrison 窩，脾周囲，膀胱周囲，左右胸腔
③ 肺もチェック！（肺水腫，気胸を探せ！）
 ➡ B-line（全肺野に1視野≧3本）なら
  肺水腫，間質性肺炎
 ➡ B-line（局所のみ）なら肺炎など
 ➡ Sliding sign の消失なら気胸

Pipe 血管は？
① 腹部大動脈（大動脈瘤，解離を探せ）
 大動脈径≧5cm なら瘤破裂の危険
 大動脈内フラップなら大動脈解離
② 大腿・膝窩静脈
 （深部静脈血栓症を探せ）
 圧迫してもつぶれない

- ☐ FAST はジョーシキ！ でも凝血塊はエコーで白く映るので要注意。
- ☐ 忘れちゃならない IVC

    循環血液量を予測するなら、血圧ではなく IVC をチェックしよう

    IVC がペチャンコ→低循環性ショックまたは分配性ショック

    IVC が吸気で50％以上虚脱したら低循環あり
- ☐ E-FAST 胸膜の sliding sign をチェックする

    リニアプローベ（7.5〜10MHz）を前胸部に縦にあてる（横隔膜は縦に動くから）

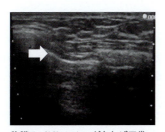

胸膜の sliding sign があれば正常
なければ気胸疑い
M モード：砂嵐→正常、バーコード→気胸

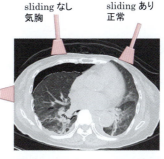

側壁で境界（lung point）があれば気胸

裏御法度 Take home message

☑ 超音波名人はショック名人

📁 推奨文献

- Ghane MR, et al：Accuracy of rapid ultrasound in shock（RUSH）exam for diagnosis of shock in critically Ill patients. *Trauma Mon* **20**：e20095, 2015
- Seif D, et al：Bedside ultrasound in resuscitation and the rapid ultrasound in shock protocol. *Crit Care Res Pract* **2012**：503254, 2012
- Perera P, et al：The RUSH exam；rapid ultrasound in shock in the evaluation of the critically Ill. *Emerg Med Clin North Am* **28**：29-56, 2010

15 はさみとエコーは使いよう　Part 3
〜呼吸困難の裏技〜

☑ 臨床編　□ マネージメント編　□ その他

> **症例**
>
> 呼吸困難の62歳男性患者が救急外来へやってきた．既往歴は特になし．喫煙者．SpO_2 は94％．ECGではST上昇は認めなかった．喘鳴が強く，診察上はそのほかの所見が取れず．胸部X線ポータブルはちょうど技師さんが手術室に行っているためすぐにできない．
>
> 　パッパラパッパ，パーララ〜！（ドラえもんの秘密道具を出す音で）出ました．超音波．全肺野に B lien を認め，心エコーではEF＜35％，IVCは25 mmと拡張．すぐに心不全の加療が開始された．

● 呼吸困難エコーの ABC

　呼吸困難といえば，多いのは心臓か肺が原因．気道なら stridor など臨床症状で鑑別しやすい．身体所見や病歴は大事だがどれも正直，決め手に欠ける．心不全では夜間発作性呼吸困難（感度41％，特異度84％），起座呼吸（感度50％，特異度77％）．最も有用なⅢ音でさえ，感度13％，特異度99％なので，聞こえりゃラッキー程度．内頸静脈怒張は感度39％，特異度92％だから，除外には何の役にも立たない．

　胸部X線で肺静脈うっ血（感度54％，特異度96％）なんて，心不全でも約半数にしか認めない．心陰影拡大（感度74％，特異度78％）なんて，「だから何？」ってな感じ．身体所見の重要性を否定はしないが，できる臨床家はやはりエコー名人なのだ．

□ A line＝Air の A　空気と覚えよう！

☑ 3.5 MHz のプローベで肺深く確認せよ！
　　空気ばかりなら A line が見える．これは皮膚と胸膜の間で超音波が反射する反響エコー，つまりはアーチファクトなんだ．何を見てるのかわからない？　それでいいんだよ．超音波は空気には弱いんだから．

☑ 空気がいっぱいなのに，息がつらいときの鑑別診断

気胸	sliding sign の消失（7.5〜10 MHz のリニアプローベで確認） Lung point の確認．M モードで砂嵐（正常）? バーコード（気胸）?
肺塞栓	下肢の DVT（圧迫してもつぶれない大腿・膝窩静脈を探せ） 右室拡大（>左室径×0.9），Wells' criteria
喘息，COPD	胸部 X 線，身体所見

☐ B line＝胸部 X 線でみられる Kerley B line と同じものだよ．でも超音波のほうが鋭敏！

☑ 3.5 MHz のプローベでみよう

☑ 胸膜から下までまっすぐ伸びる白いライン（これもアーチファクト）
B line は，A line をかき消す生きのいい白いライン
肺胞小葉間隔壁に静脈があり，ここがうっ血すると，細い B line になる（だから間隔は 7〜10 mm になる＝肺胞小葉間隔壁の距離）
肺胞にまで水が溜まると幅の広い B line になる

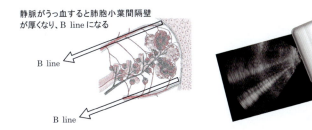

☑ 肺水腫の超音波 B line の感度 94.1%，特異度 92.4%！ ステキ！
胸部 X 線でうっ血（Kerley B など）を探しても，感度はたったの 54%（特異度 96%）しかない

☑ B line の分布で考えよう （1 視野 3 本以上の B line があれば陽性）

肺野全体に B line	心不全	EF（ejection fraction）をチェック！ IVC が張っていないかチェック！ M モードで胸膜が連続的できれい 左胸水>20 mm あれば心不全の可能性が高い
	間質性肺炎	胸膜を M モードで見ると断続的で汚い 既往歴で間質性肺炎がないか
肺野部分的に B line	肺炎	さすがに肺炎は胸部 X 線や CT がいいよね
	肺挫傷	外傷

呼吸困難も超音波！ ABC！

肺エコーはアーチファクトをみたい（THI：tissue harmonic imaging というボタンをはずすといい．

A line＝空気

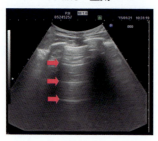

- 皮膚と胸膜の間で反響反射してできた白い平行にできるアーチファクト．これは空気があるということ（肺には水は溜まっていない）．airのA lineと覚えよう
- 空気がいっぱいなのに息がつらい？

【鑑別診断】
気胸→sliding signの消失
肺塞栓→下肢のDVT，右室拡大
喘息，COPD→胸部X線，身体所見

B line＝水

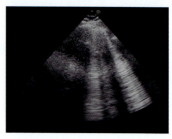

- 胸膜から下まで長く伸びる白いライン．A lineをかき消す．呼吸に合わせて動く．水が溜まっているということ
- 肺胞小葉間隔壁に水が溜まっていると細長いライン．肺胞まで水が溜まってくると幅の広いラインになる

【鑑別診断】B lineの場所が
  肺野全体→肺水腫，間質性肺炎
  （間質性肺炎では胸膜ラインが断続性）
  肺野部分的→肺炎，肺挫傷

Consolidation＝肺炎

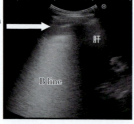

- 肝臓のような塊（pseudo-hepatization）

【鑑別診断】肺炎，肺挫傷など

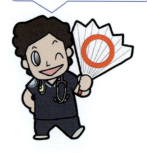

肺のエコーも ABC

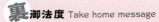 Take home message
- ☑ 肺エコーの ABC
- ☑ B line は分布を確認すべし!

 参考文献

- Singh AK, et al：The use of m-mode ultrasonography to differentiate the causes of B lines. *Chest* **153**：689-696, 2018
- Al Deeb M, et al：Point-of-care ultrasonography for the diagnosis of acute cardiogenic pulmonary edema in patients presenting with acute dyspnea；a systematic review and meta-analysis. *Acad EM* **21**：843-852, 2014
- Wimalasena Y, et al：Lung ultrasound；a useful tool in the assessment of the dyspnoeic patient in the emergency department. Fact or fiction? *Emerg Med J* **35**：258-266, 2018
- Lichtenstein DA：BLUE-protocol and FALLS-protocol；two applications of lung ultrasound in the critically ill. *Chest* **147**：1659-1670, 2015
- Lichtenstein DA：Lung ultrasound in the critically ill. *Ann Intensive Care* **4**：1-4, 2014

☑臨床編　□マネージメント編　□その他

16 はさみとエコーは使いよう　Part 4
～知って得する，エコーの効用～

> **症例**
>
> 研修医 A が緊張の面持ちで腰椎穿刺をしている．横では研修医よりたくさんの冷や汗を垂らした指導医 H が，さらに緊張感を持って凝視している．
>
> **指導医H**「loss of resistance を感じろ，わかったな」
> **研修医A**「はい！」
> **指導医H**「まだか？」
> **研修医A**「はいぃぃぃ????」
> **指導医H**「おまえ，遅すぎる！（ムキャッ）」
> **研修医A**「でも…どれくらい針を進めたらいいか怖くて…」

　いくら賢くても，手技が下手というのは医療者としては致命的なんだよねぇ．何度も針を刺すなんて，免許がなければ傷害罪なんだ．CV 穿刺だって超音波を使うのは常識（Emerg Med J　30：355-359, 2013）．膿瘍だって超音波でわかっちゃう（感度 97% 特異度 83%；Acad Emerg Med　23：1298-1306, 2016）．

●腰椎穿刺の前に超音波を使おう

　「あなたはカタツムリさんですか？」と聞きたくなるくらい恐る恐る針を進めると，硬膜外腔を貫く "loss of resistance" なんてわかるはずがない．ここは超音波を使おう．まず大まかな深さを同定しておいて，そこまで一気に針を進めると "loss of resistance" を感じやすい．また脊椎までの距離を計測しておくことによって，無理をせず針を進められる．

　実際には皮膚から垂直に計測するので，針を斜めに穿刺した場合は計測値よりも少し深めに刺すことになる．腰椎穿刺の多くは穿刺部位の同定ミス．超音波で脊髄腔が見えれば，

穿刺部位もわかる．エコーを使う場合は使わない場合と比べて成功するNNTは3.2～3.7（3.2～3.7人に1人は超音波の恩恵をもらえる）とすばらしい（NNT 10以下はすごくいい）！

実は腰椎穿刺後の硬膜外血腫の存在も超音波でわかっちゃうというから…いいやら悪いやら．実は腰椎穿刺後31％も硬膜外血腫を作っていたなんていう報告もある．

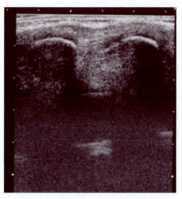
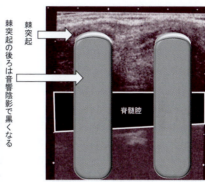

● 骨折診断に超音波を使おう

骨折診断にも超音波は簡便ですぐにわかる．ただしあくまでも身体診察でピンポイントで叩いて痛がる部位を丁寧に確認してから超音波を当てよう．超音波でスクリーニングのように骨折を探していくのでは見逃しやすい．肋骨，橈骨，脛骨などいろいろ有用だ．

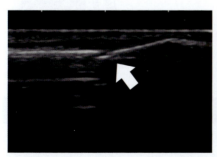
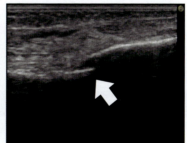

● 末梢静脈路確保も超音波

静脈路確保も超音波を使うことで成功率が35.1％から81.6％まで跳ね上がる．血管の深さと同じ長さ離れた距離から45°の角度で穿刺すれば，1.4倍（$\sqrt{2}$倍）の距離の分だ

け針を進めれば静脈に達するのだ．ただし，深さが1.6 cm 以上になると成功は望めないので，あまり深いところにある血管を穿刺しようとしてはいけない（Acad Emerg Med 16：1298-1303, 2009）．深さは1.5 cm 以内の静脈を狙おう（できれば0.4 cm 以下が望ましい）．

　末梢静脈が超音波で確保できるようになれば，中心静脈確保は80％減らすことができる（Ann Emerg Med　61：198-203, 2003）．静脈径が4 mm あれば成功率は約60％，6 mm あれば約80％ほどなので，できれば4 mm 以上の径の静脈を狙おう．

　学生の頃から100点を目指していた諸兄は100点じゃないと不満に思うかもしれないが，成功率はこれくらいと思って挑戦しよう．上腕なら橈側皮静脈が周囲に神経や動脈がないので安心して挑戦できるよ．尺側皮静脈は近くに尺骨神経があり，上腕静脈はすぐ近くに上腕動脈や正中神経があるから超音波の腕に自信がないと難しいかも．

　静脈の走行に垂直にプローベを置き，短軸法で必ずプローベを先行させて針先が消えたら針先を進めるようにする．プローベは皮膚から軽く浮かせるようにすると静脈がつぶれなくていい．針の進める方向に超音波機器を置いて目線がぶれないようにするのがコツ．

　静脈内に入っているカテーテルの長さが30％未満だと抜けてしまい3日ともたない（平均15時間）．できれば65％以上入っていると抜けにくいんだ．（Emerg Med J　35：550-555, 2018）

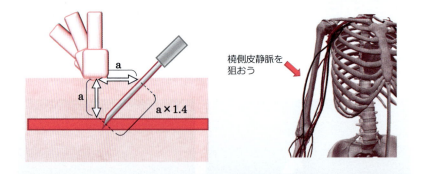

● 眼球も超音波

　眼底を見るのはなかなか難しいが，超音波だと奥が見えやすい．目を通して心まで読めるような時代がやがてやってくるかも…（嘘）．ただし目に与える影響も超音波は懸念されているので，時間は最短時間に留めること，出力を下げてゲインを上げ，高周波数のプローベを使おう．テガダームで目を覆って（空気が入らないように），ゼリーをたっぷり塗って，なるべく軽く接触するかしないかくらいに圧をかけないで検査をする．

　網膜は視神経のところにはないので，網膜剥離は視神経をまたいで剥離することはな

い．視神経をまたぐように浮いていれば硝子体剝離ということになる．網膜剝離はレンズに向かって伸び，funnel shape（漏斗状）となる．網膜剝離は黄斑で剝離がある（Mac off）かない（Mac on）かで予後は大違いだ．網膜が黄斑に乗っている（Mac on）状態は正常．網膜剝離の超音波診断の感度は 74.6〜91％，特異度は 94〜96％（West J Emerg Med 17：196-200, 2016／Acad Emerg Med 2018 May 18.[Epub ahead of print]）．硝子体剝離は目を動かしてもらうとユラユラ揺れてわかりやすい．硝子体剝離の超音波の感度は 85.7％．

外傷で目が腫れても，健側に光を入れて，超音波で間接対光反射は確認できる（この際，閉眼の眼を上転してもらい，プローベを上に向けて観察すべし）．

頭蓋内圧亢進も視神経の太さを測定すればよい（網膜後方 3-4 mm の深さで測定）．6 mm 以上あれば頭蓋内圧亢進ととる（感度 95.6％，特異度 92.3％；Ann Emerg Med 68：349-351, 2016／＋LR 5.18，−LR 0.087；Intensive Care Med 44：1284-1294, 2018）．また視神経が網膜よりペコっと盛り上がっていたら乳頭浮腫があると判定できる．使い勝手がたくさんあって迷うかな？

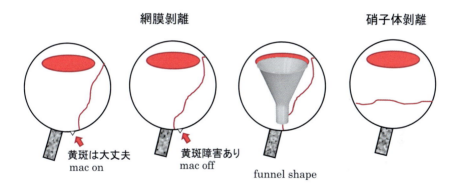

網膜剝離　　　　　　　　　　硝子体剝離

黄斑は大丈夫　　　黄斑障害あり　　funnel shape
mac on　　　　　 mac off

裏御法度 Take home message

☑ 腰椎穿刺前のエコー使用は NNT 3.2〜3.7！ブラボー！
☑ 骨折診断はまずピンポイントで叩打痛の部位をしっかり探すのが，超音波診断成功のコツ
☑ 末梢静脈は深さ 1.5 cm 以下で，太さ 4 mm 以上のものを狙おう
☑ 網膜剝離は視神経をまたがない！脳圧亢進すると視神経径≧6 mm となる

参考文献

- Gorn M, et al：Prospective investigation of a novel ultrasound-assisted lumbar puncture technique on infants in the pediatric emergency department. *Acad Emerg Med*　24：6-12, 2017
- Neal JT, et al：The effect of bedside ultrasonographic skin marking on infant lumbar puncture success；a randomized controlled trial. *Ann Emerg Med*　69：610-619, 2017
- Kusulas MP, et al：Bedside ultrasound for the evaluation of epidural hematoma after infant lumbar puncture. *Pediatr Emerg Care*　2018 Jan 2 doi：10. 1097
- McCarthy ML, et al：Ultrasonography versus landmark for peripheral intravenous cannulation；a randomized controlled trial. *Ann Emerg Med*　68：10-18, 2016
- Baker N, et al：Can emergency physicians accurately distinguish retinal detachment from posterior vitreous detachment with point-of-care ocular ultrasound? *Am J Emerg Med*　36：774-776, 2018
- Robba C, et al：Optic nerve sheath diameter measured sonographically as non-invasive estimator of intracranial pressure；a systematic review and meta-analysis. *Intensive Care Med*　44：1284-1294, 2018

17 ECG必殺技 胸痛編
～たった一枚の紙が命を救うって格好よくない？～

● aVRのST上昇をみたら，左冠動脈主幹部閉塞を疑え！

　LMCA（左主幹部冠動脈）閉塞の心筋梗塞は，致死率が高い．もしPCI（経皮的冠動脈形成術）をしなければ死亡率は70%．PCIをしたとしても死亡率は40%と高く，CABG（冠動脈バイパス術）が必要になることも予想しなければならない．例外は極端な高血圧やPSVT（発作性上室頻拍），まれに大動脈解離や肺塞栓症でもaVRのST上昇が出ることがあるので，臨床症状と照らし合わせるのは必須だよ．

☐ aVR ST上昇 ＋ 広範囲ST低下（下壁，V4-6） ➡ STEMIと診断せよ

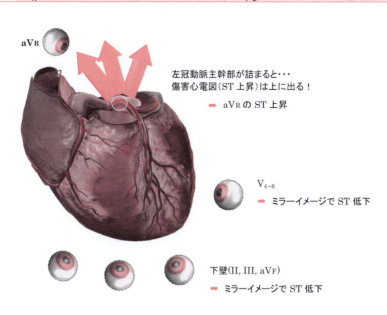

左冠動脈主幹部が詰まると・・・
傷害心電図（ST上昇）は上に出る！
➡ aVRのST上昇

V4-6
➡ ミラーイメージでST低下

下壁（II, III, aVF）
➡ ミラーイメージでST低下

● 下壁梗塞をみたら…

☑ **鉄則1　下壁梗塞をみたら，右室梗塞を探せ ➡ もしそうなら安易にニトログリセリンを投与するな！**

V_{4R}，V_{5R}の追加誘導をとるべし（通常のV_4，V_5の右側対称側で）．

右冠動脈の遠位で閉塞 ➡ 下壁梗塞　　　右冠動脈の近位で閉塞 ➡ 右室梗塞

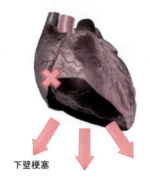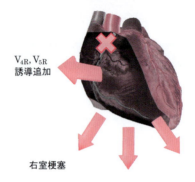

下壁梗塞　　　　　　　　　　　　　　右室梗塞
II, III, aVF ➡ ST上昇　　　　　　　　V_{4R}, V_{5R}も ➡ ST上昇

- ▶ 右室梗塞にはニトログリセリン禁忌：血圧が落ちてしまう（モルヒネも慎重に）
- ▶ 右室梗塞でショックになったら輸液負荷

☑ **鉄則2　右室梗塞をみたら，病歴を洗い直せ**

　大動脈解離の7%はST上昇型のまるで心筋梗塞のような心電図になる．それもそのはず，大動脈解離が大動脈起始部に及ぶと右冠動脈をかんでくることが多いので，右室梗塞パターンになることがある．

　したがって，右室梗塞をみたら，発症時の痛みの出方をきちんと問診すべし．時間が言えるような急激な発症に続いて胸部圧迫感が出たら，大動脈解離が先行したのかも．血圧左右差や上縦隔拡大（胸部X線），痛みの移動などを確認して造影CTが必要になる．大動脈解離の合併そのものはまれなので，右室梗塞をみたらルーチンに造影胸部CTはいただけない．やはり病歴がカギなんだよ．医者は検査屋さんになってはいけない．アートとハートが大事なんだ．

☑ 鉄則3 後壁梗塞の合併を探せ

右室梗塞や側壁梗塞に後壁梗塞を合併しやすい．V_{1-3} の ST 低下（後壁の ST↑のミラーイメージ）を探そう．左の肩甲骨の先端に電極をつけて（V_8 誘導）ST 上昇を探すべし．下後壁心筋梗塞は予後が悪くなるので要注意だ．僧帽弁逆流を合併すると予後が悪い．

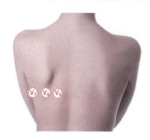

☐ RBBB（右脚ブロック）をみたら

右脚ブロックなんて…と思ってなめてはいけない．右脚ブロックだって怖い病態はあるのだ．まずは「Dr. 林の RBBB」を除外しよう．右脚ブロックなら V_1 で R 波がウサギの耳，T 波は下向きになるのが正常（reasonable discordance）．

V_1 で ST が上に向いていたら，Brugada 症候群または胸痛があれば AMI も考慮すべし（RBBB の STEMI は普通に ST 波を判読すればよい）．左軸偏位があれば，二枝ブロックなので失神が主訴ならペーシングを考慮すべし（class ⅡB）．右心系に圧がぐっとかかった肺塞栓では新規 RBBB になるのだ．

Dr.林の RBBB

arrhythmogenic **R**VC (arrhythmogenic right ventricular cardiomyopathy)	不整脈原性右室心筋症	若年者の突然死の原因．心筋が脂肪組織に置換．RBBB，V_{1-4} の陰性 T 波，イプシロン波（ε 波：QRS 終了直後の notch）．LBBB になるものもある
Brugada syndrome	ブルガダ症候群	V_1 誘導で ST 上昇
Bifascicular block	二枝ブロック	左軸偏位になっていれば左脚前枝ブロックも
Blood clot (pulmonary embolism)	肺塞栓	肺塞栓では右心系に負荷がかかり新規 RBBB となる
その他		WPW 症候群，COPD など

☐ LBBB（左脚ブロック）をみたら

新規 LBBB があっても臨床上はあわてる必要はない（昔はすべて PCI に連れていかれてしまい，多くは空振りに終わった）．ただし，**新規 LBBB でショックや心不全を伴ったら話は違う．心筋梗塞を考慮すべし．**

また Sgarbossa criteria で3点以上も心筋梗塞を考慮すべし．V_6 では幅の広いウサギ

の耳のR波になり，必ずT波は陰性になる（reasonable discordance）．これが上を向いたらダメチンなのだ．

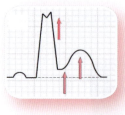
V6でT波上向き **5点**

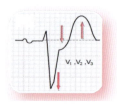
V1,2,3のどれか一つでも
ST低下あれば **3点**

Sgarbossa criteria（LBBBの心筋梗塞の見分け方）

● 陰性T波のTips

前胸部の陰性T波をみたら，ただの虚血と侮どってはいけない．まずは「Dr. 林のWP₂W」を除外しよう．

Dr.林のWP₂W

Wellens' syndrome	Wellens症候群	心筋虚血を疑わせる症状を伴えば，前胸部のT波陰転化は左冠動脈前下行枝の狭窄を示唆．亜急性の経過で75%が心筋梗塞になる
Pulmonary embolism	肺塞栓	肺塞栓ではV1-3の陰性T波
Posterior MI	後壁心筋梗塞	V8，V9誘導をチェックすべし．純粋な後壁梗塞は3〜7%のみ．僧帽弁逆流を合併すると予後が悪い．見逃すな！
WPW	WPW症候群	WPW症候群のType Aは右脚ブロック，Type Bは左脚ブロックになる

▶ Wellens' 症候群（胸痛など心筋虚血の症状があること．症状がなければ緊急性なし）
V2-3など前胸部誘導で陰性T波．二相性T波のパターンは見逃すな

・Wellens' 症候群の陰性 T 波とは…

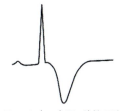
Type A（75%）深い陰性 T 波

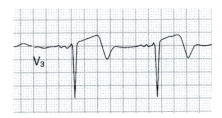
Type B（25%）二相性 T 波

★必殺！ 二相性 T 波の鑑別法　これって Wellens'？

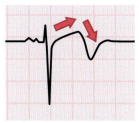
まず上がって下がれば Wellens'

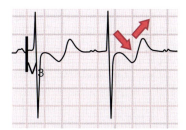
まず下がって上がれば低 K 血症

● AF（心房細動）をみたら…

AF の鑑別診断として以下のものが挙げられる．
① 心臓：ACS，弁膜症，高血圧，ウイルス，先天性心疾患など
② 非心臓：甲状腺機能亢進，肺塞栓，肺炎，薬剤
その他：原因不明 45%，Holiday heart（alcohol），ストレスなど

▶ しかし AF をみたら，とにかく肺塞栓，高カリウム血症と甲状腺機能亢進症（TSH 測定）は見逃さないようにしよう．肺塞栓で AF になっているのを見逃すのは打ち首獄門だ．甲状腺機能亢進症は甲状腺クリーゼじゃない限りあわてない

▶ 高カリウム血症ではテント T 波が有名だが，P 波の消失が先に出ることがあり，まるで AF にみえてしまうので，誤診するとまずい．抗不整脈薬は高カリウム血症では禁忌だ．徐脈の AF を見たら，静脈血液ガスでカリウム値を確認する癖をつけるべし

> **裏渾法度 Take home message**
> - ☑ aV$_R$のST上昇＋広範囲ST低下＝STEMIと心得よ！
> - ☑ 下壁梗塞をみたら，右誘導をとるべし
> - ☑ RBBBをみたら，「Dr. 林の **RBBB**」を探せ
> - ☑ 前胸部陰性T波をみたら，「Dr. 林の **WP$_2$W**」を探せ
> - ☑ AFかな？と思ったら➡肺塞栓，高カリウム血症，甲状腺機能亢進症は除外せよ

推奨文献

- Wong CK, et al：The prognostic meaning of the full spectrum of aVR ST-segment changes in acute myocardial infarction. *Eur Heart J* **33**：384-392, 2012
- Lawner BJ, et al：Novel patterns of ischemia and STEMI equivalents. *Cardiol Clin* **30**：591-599, 2012
- Ahmed S, et al：Wellems' syndrome and clinical significance of T-wave inversion in anterior precordial leads. *Am J Emerg Med* **31**：439-440, 2013
- Corrado D, et al：Arrhythmogenic right ventricular cardiomyopathy. *N Engl J Med* **376**：61-72, 2017

18 なんじゃこりゃぁ！と思ったら…
〜高カリウム血症は待ったなし〜

- **症例**
- 65歳男性，全身倦怠で来院．血圧60/30 mmHg，脈30/分，SpO₂ 95％，呼吸数20/分，体温36.0℃．酸素，輸液，モニターをつけ，すぐにECGを取った….
- **研修医**「なんじゃこりゃぁ！」
- ECGはとんでもなく奇妙（bizarre）で，とても判読できるとは思えなかった….

● ショック＋徐脈の鑑別は

高カリウム血症と下壁心筋梗塞は見逃すな！

Dr.林の徐波＋ショック "SHOCK" の覚え方

S	**S**hinkeigensei（ローマ字（^o^））	神経原性，血管迷走神経反射	正しくはneurogenic
H	**H**ypo-endocrine	内分泌（甲状腺，副腎，下垂体）	
	Hypoxia	低酸素	高度低酸素は徐脈になってくる
O	**O**sborn wave	低体温	低体温のECGはJ波（Osborn波）
C	**C**ardiogenic	心原性（高度房室ブロック，下壁・右室心筋梗塞）	下壁梗塞をみたら，右室梗塞も探せ（V4R，V5R）
	Cardiotoxic	心毒性	中毒：β遮断薬，Ca拮抗薬など
K	hyper-K	高カリウム血症	

● 高カリウムを疑ったら…

- まず ECG を取るべし ➡ 高カリウム血症は致死的不整脈をきたす
  ECG が問題なければ，高カリウム血症でもすぐには死なない！
  ECG 異常があれば（特に QRS 拡大），すぐに治療開始
- 高カリウム血症は ECG だけで診断するな！感度 34〜43%，特異度 85〜86%
  ECG の診断価値は低い（Clin J Am Soc Nephrol 3：324-330, 2008）
  （Ann Emerg Med 20：1229-1232, 1991）
  血液ガス（静脈血）でカリウム値をすぐに確認せよ
- 高カリウム血症の ECG 変化は何でもあり
  徐脈〜頻脈性不整脈，ST 上昇，Brugada パターンまで何でもあり
- 透析患者，重症糖尿病，薬剤性（ARB，ACE 阻害薬，ST 合剤，スピロノラクトン，NSAIDs など）➡ 高カリウム血症の先入観を持つべし

● ECG を見て「なんじゃ，こりゃぁ〜！」と思ったら，高カリウム血症を疑え

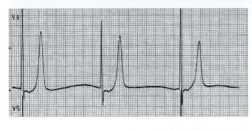

ECG 変化
カリウム mEq/L
5.5　6.5　7.5
テント T　P 波消失　wide QRS
実際には必ずしもこの順番で変化しないぞ

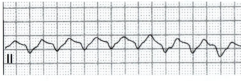

「VT ?」
➡ いいえ，高カリウム血症です（sine wave）

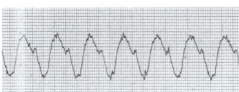

何じゃこりゃぁ！

何じゃこりゃぁ！
➡ いいえ，高カリウム血症です
bizarre appearance（奇妙な波形）
まさしく「なんじゃこりゃぁ」なのだ

これを VT と誤診するな！

- VT なら最低でも 120〜130 bpm はほしい
- 高カリウム血症（心臓がへたりそうな状態）に対して，リドカインやアミオダロン（心臓の元気をとる薬）は禁忌！ 心臓がとまってしまうぞ（Ann Emerg Med 36：615-618, 2000）
- 高カリウム血症の治療に専念せよ（Dr. 林の「CABG」と覚えよう：後述）

● 高カリウム血症の治療

カルシウム製剤	1〜3 分で効果発現 効果は約 30 分持続	心電図を治す．血清 K 値は下げない カルチコール 2 A（10 mL）ずつ静注 Max 1 mL/kg まで使える
グルコースインスリン療法	効果発現は 30 分後 ただし最も強力	カリウムを細胞内へ押し込む 重症ならレギュラーインスリン 10 単位をワンショット静注，50%ブドウ糖 50 mL 静注 超即効型インスリンも可
β刺激薬吸入	1〜3 分で効果発現	カリウムを細胞内へ押し込む ベネトリン® 2〜4 mL を吸入
重炭酸ナトリウム	5〜10 分で効果発現	アシドーシスがあるときのみ効果あり エビデンスに乏しい
透析	最強！	準備に時間がかかる．カリウムを体外に排出
ケイキサレート®吸着	救急では禁忌	効果遅すぎる．腸管壊死の報告あり

高カリウム血症治療は 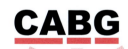 …と覚えよう！

CA 製剤　β刺激薬吸入　G-I 療法

> **裏御法度 Take home message**
> - ☑ 高カリウム血症は不整脈で致死的になる➡ECGチェックが最優先
> - ☑ 高カリウム血症の心電図は何でもござれ➡すぐに血液ガスでカリウムチェック！
> - ☑ 心電図変化を治す薬はカルシウム！
> - ☑ 高カリウム血症の治療は"CABG"と覚えよう
> - ☑ 高カリウム血症の15%は重症化（高度徐脈，心室頻拍，死亡）．QRS幅増大（RR4.7），高度徐脈<50/分（RR12.3），P波消失（RR7.5）をみたらキケンな徴候！ なんとテントT波そのものはリスクとは無関係なのだ．

参考文献

- Dendramis G, et al：Not all ST-segment elevations are myocardial infarction；Hyperkalemia and Brugada phenocopy. *Am J Emerg Med* **35**：662, 2017
- Weisberg LS：Management of severe hyperkalemia. *Crit Care Med* **36**：3246-3251, 2008
- Elliott MJ：Management of patients with acute hyperkalemia. *CMAJ* **182**：1631-1635, 2010
- Long B, et al：Controversies in management of hyperkalemia. *J Emerg Med* **55**：192-205, 2018
- Durfey N, et al：Severe Hyperkalemia：Can the electrocardiogram risk stratify for short-term adverse events? *West J Emerg Med* **18**：963-971, 2017

☑臨床編　□マネージメント編　□その他

19 非典型心筋梗塞の pitfalls
～あなたは女性にだまされる～

症例

研修医K「主訴：年取ったという70歳女性です．まぁ足腰が立たないというか…バイタルサインは安定しています．神経所見も問題なく，筋力はそれほど問題ないんですよ」

上級医H「え？ 年取ったって言って救急に来てるの？ 外傷歴は？」

研修医K「いいえ，外傷はありません．痛いところはないんです．ただ昨日，雪かきをしていたら，いつになく汗が出て，こんなに疲れやすいのは年取ったんだと思って家で寝ていたら，ご主人が医者に行けってうるさいから来たそうです」

上級医H「ン…全身倦怠＋冷や汗だよねぇ．すぐに心電図を取ってください」

研修医K「えぇ？ 痛いところは何もないですよ．糖尿病もないし…（ポカ!）…あ，すぐとります」

● 胸痛のない心筋梗塞を見逃すな！

　心筋梗塞の3～4人に1人は胸痛がないというが，女性の心筋梗塞では43％も胸痛がない．女性の心筋梗塞の20％は55歳以下と若く，つい帰宅させてしまう！（オッズ比6.7）最近は美魔女も多くなっているから見た目では判断がつかないぞ（^o^）！とにかく女性は診断が遅れやすいことも肝に銘じよう．

　85歳以上では胸痛よりも息切れを訴えることのほうが多い．息切れが主訴だと帰宅させてしまいがちになっちゃうよねぇ（オッズ比2.7）．安易に風邪と言っちゃダメ！

　なんと痛みの強さや年齢，持続時間などはほとんど除外には役に立たない（Ann Emerg Med　58：501-507, 2011）．胸部圧迫感なんてLR1.3しかない．典型的胸痛なんて心筋梗塞以外でも起こるため，診断にも除外にもあまり役に立たない（Am J Med 128：1109-1116, 2015）．

フラミンガムスタディのリスク因子は10年後の動脈硬化疾患を予測するだけで，救急外来ではほぼ役に立たない．動脈硬化だけが冠動脈閉塞をきたすわけでもない．若年でもコカイン（血管を壊す），SLE，川崎病の既往などはハイリスクだ．冠動脈解離なんてものもある．ビヨーンと結合織が伸びる妊娠後期・産褥期での発症は，冠動脈解離の20%を占める．女性の心筋梗塞の9%，若年女性の心筋梗塞の25%は冠動脈解離という報告もあり，動脈硬化だけに注目したのではダメチンなのだ．

　心筋梗塞は非典型なのが典型例なのだ．嘔気・嘔吐，息切れ，全身倦怠，放散痛など見逃しやすい症状に注目すべし．Dr. 林の"NERD"（オタクっていう意味）って覚えよう♪ 嘔吐のLRは1.9とたいしたことがないが，患者は「胃が痛い」と訴えてくる．胃が痛くて吐いてるなら，胃か膵臓に違いないなんて思い違いをすると裁判沙汰になってしまう（福岡高裁 平成22年11月26日判決）．嘔吐の鑑別は多岐にわたるが，まずは心筋梗塞の除外から入るべし．

　「Dr. 林の30 cmの法則」放散痛を見逃すな！ 心臓を中心に30 cmの範囲で痛みを訴え，冷や汗があったらECGを取るべし．冷や汗は交感神経が超頑張っている危険な徴候（LR2.0～4.6）．心筋梗塞のみならず痛みが強いとき，低血糖，離脱症候群，交感神経賦活薬など，スラスラと鑑別が出てくるようにしておこう．

★Dr. 林の"**NERD**" こんな主訴にだまされる…心筋梗塞を見逃さない「オタク」になろう

N	**N**ausea／vomiting	嘔気嘔吐 LR1.9	嘔吐＋心窩部痛を胃の病気と思い込んではいけない
E	**E**xhaustion	全身倦怠	ひたすらだるいということあり
	Exertional chest pain	労作時胸痛 LR2.4	これは典型例だから，検査が正常でも安易に帰すな
R	**R**adiation	Dr. 林の30 cmの法則 放散痛	両肩・両腕 LR4.1～7.1 のど，歯，肩，背中，胃など
D	**D**iaphoresis	冷や汗 LR2.0～4.6	
	Dyspnea	息切れ・呼吸困難	

●検査に頼りすぎてはいけない

　来院時ECGは11%が完全に正常だから，やはり症状が大事．ECGが正常だとつい帰宅させちゃうリスクが上がる（オッズ比7.7）が，大事なのはやはり症状なんだよね．ECGは症状が続けば15～30分毎に最低2時間は確認すべきだし，症状が取れてもECG，トロポニンで3～4時間はフォローしたい．

　高感度トロポニンは発症から8時間以上経過していれば感度98%以上あり，一発で除

外に有用だが，患者が症状が出て早めに来院してしまうと心筋酵素はあまり信頼できない（発症早期の感度は50%）．欧州は高感度トロポニンを使い1〜3時間，米国は通常のトロポニンで3〜6時間フォローアップがスタンダードになっている．

こんなに頑張っても2%の心筋梗塞は予測ができないのが現代の医療の限界なのだ．患者と一緒に探していくつもりで時間を味方につけてフォローアップ計画を立てよう．

御法度 Take home message
- ☑ 非典型心筋梗塞を見逃さない！ Dr. 林の"NERD"
- ☑ Dr. 林の30 cmの法則でECGを取るべし

 推奨文献

- Hollander JE, et al：State-of-the-art evaluation of emergency department patients presenting with potential acute coronary syndromes. *Circulation* **134**：547-564, 2016
- Pope JH, et al：Missed diagnosis of acute cardiac ischemia in the emergency department. *N Engl J Med* **342**：1163-1170, 2000
- Choi K, et al：Sex differences in STEMI activation for patients presenting to the ED 1939. *Am J Emerg Med* **34**：1939-1943, 2016
- Swap CJ, et al：Value and limitations of chest pain history in the evaluation of patients with suspected acute coronary syndromes. *JAMA* **294**：2623-2629, 2005
- Dezman ZDW, et al：Utility of the history and physical examination in the detection of acute coronary syndromes in emergency department patients west. *J Emerg Med* **18**：752-760, 2017

☑ 臨床編　☐ マネージメント編　☐ その他

20 Dr. 林の「老いた，ボケた」は感染症
～高齢者の不定愁訴～

> **症 例**
>
> 家族「うちのじいちゃん，ボケちゃったみたいです．ご飯も食べないし，立てなくなったんですよ」
>
> 昨日からの上記主訴にて，家族が82歳男性を救急外来に連れてきた．当直医は，緊急性もないし，バイタルサインも安定しており，どうして救急に連れてきたのかと文句たらたらに説教し始めた．患者を抱えて家族が連れ帰ったが，次の日も元気がないと別の病院に連れていかれ，尿路感染で入院となった．次の日，院長宛てにクレームが届いた．

●「老いた，ボケた」…は感染症

　高齢者の不定愁訴は実に多く，症状も非常に出にくい．高齢者の肺炎は咳嗽なし発熱なしが 1/3 もある．高齢者の肺炎の 1/2 は意識変容でやってくる．高齢者の尿路感染では尿路症状があるのはたった 26% しかなく，意識変容が 26% もあり，体温正常（83%）や白血球正常（57%）なんてザラなのだ．

　高齢者では，Dr. 林の「老いた，ボケたは感染症」と，感染症検索の閾値を下げておこう．低体温をみたら感染症を考えないといけない．感染症らしくない曖昧な主訴の場合，抗菌薬投与が遅れ（1.6 vs 0.8 時間），死亡率が上昇する（34% vs 16%）（Crit Care Med　46：1592-1599，2018）

お	嘔吐	敗血症などでは化学受容体が刺激され嘔吐する
い	息切れ	呼吸数が多くなる，息切れなどが唯一の所見のこともある
た	立てない・倒れやすい・だるい	立てない，倒れやすい，全身倦怠は重要なサイン
ボケた	意識変容	意識が低下している，活動低下型せん妄を「ボケた」と間違えることが多い

※「おいた」➡まず ECG を取っておこう

● ちょっと待った！ まず怖い疾患を除外せよ ➡ 忘れちゃいけない心電図

なんと！ 嘔吐，息切れ，全身倦怠はどれも非典型心筋梗塞の主訴になり得るのだ．特に高齢者では訴えに乏しく，胸痛なんぞ訴えてくれない．「おいた」は，まず ECG を取って必ず心筋梗塞を除外する癖をつけよう．冷や汗を伴っている場合は，たとえ ECG が正常であっても，しつこく心筋梗塞がないかフォローアップしていく必要がある．

● 尿路感染・肺炎を探したら，その次の一手は？

高齢者で多いのは，やはり尿路感染，肺炎．次にどこを探せばいいか？ Dr. 林の「ABCDE STEPs」なんていかがかしら？ 高齢者でなければ HIV も必ず考えよう．それでダメなら，悪性腫瘍，膠原病，血管炎，偽痛風，DVT，肺塞栓，薬剤，内分泌（副腎不全，甲状腺機能亢進症）…いっぱいあり過ぎ！ 6D も覚えておこうね（**D**rug 薬剤，**D**eficile 偽膜性腸炎，**D**evice カテーテルなど人工物，**D**ecubitus 褥瘡，**D**VT，ccp**D** 偽痛風）．

★ Dr.林の ABCDE STEPs

A	**A**bscess	肝膿瘍	造影 CT を
B	**B**one	脊椎炎	血培 3 セット，1/3 に心内膜炎合併
C	**C**holecystitis	胆嚢炎・胆管炎	右上腹部痛を訴えないときもある
D	**D**ecubitus	褥瘡	仙骨部，踵，後頭部見逃すな
E	**E**ndocarditis	心内膜炎	血培 3 セット
S	**S**yphilis	梅毒	great imitator　臨床症状はなんでもあり
T	**T**b	結核	great imitator　臨床症状はなんでもあり
	Tubes	チューブ，カテーテル	カテーテルなど異物感染
E	**E**ncephalitis	脳炎	ヘルペス脳炎を見逃すな．腰椎穿刺では必ずしもつかまらない
P	**P**neumonia	肺炎	脱水があると肺炎像はつかまらない
P	**P**yelonephritis	腎盂腎炎	血行性の microabscess だと尿検査は引っかからない　閉塞性尿路感染は超緊急
P	**P**rostatitis	前立腺炎	直腸診を慎重に
s	**S**inusitis	副鼻腔炎	寝たきりだと蓄膿が排膿されない
	Skin	皮膚	蜂窩織炎，壊死性筋膜炎

●認知症と簡単に侮ってはいけない〜認知症と似て非なるもの

「ボケた？」と一番誤診されやすいのは「感染症」と「薬剤の副作用」！ もちろん高齢者せん妄の原因は多岐にわたるので，生活環境なども含めて精査しなおそう．

薬剤性	活動低下型せん妄を見逃すな！ 抗ヒスタミン薬，抗不安薬（デパス）など．薬剤性パーキンソニズム（プリンペラン®，ドグマチール®，ナウゼリン®，Ca拮抗薬，ハロペリドールなど），キノロン系，マクロライドなど抗菌薬でも精神症状が出る
ビタミンB_{12}欠乏	PPIなどを2年以上内服していると…
非痙攣性てんかん	脳血管障害後に症候性てんかんでぼおっとすることもある
脳梗塞	失語をボケたと勘違いされることも
甲状腺機能低下症	TSHを測定
老年うつ病	忘れちゃいけない老年うつ病

裏御法度 Take home message

- ☑ Dr. 林の「老いた，ボケた」は感染症 ➡ おっと待った，その前にECGを
- ☑ 感染源を探すには「Dr. 林のABCDE STEPs」
- ☑ 「ボケた？」と一番誤診されやすいのは「感染症」と「薬剤の副作用」！

📁 推奨文献

- Jafarpour S, et al：Outcomes in pediatric patients with nonconvulsive status epilepticus. *Epilepsy Behav* **49**：98-103, 2015
- Bhattacharyya S, et al：Antibiotic-associated encephalopathy. *Neurology* **86**：963-971, 2016
- Oh ES, et al：Delirium in older persons；advances in diagnosis and treatment. *JAMA* **318**：1161-1174, 2017

21 小児救急の鉄則
～99％の元気なガキンチョを快く受け入れよう～

症例

夏風邪の流行る季節になり，次から次へと上気道炎の子どもたちが救急外来に押し寄せてきた．最近は核家族で少子化のせいか，若い親がオロオロしながら，ちょっと熱が出ただけですぐに病院にやってくる．保育園でも熱があるとすぐに親を呼びつけて「すぐに病院に行ってください」と言うもんだから…，政治家は人気取りのように元気な子どもの医療費をタダにしちゃうもんだから…，風邪には抗菌薬は要らないって何度説明したらいいんだろうか…，陰性感情がふつふつと沸いてきた．

「次の患者は…また風邪か．典型的上気道炎だな…あ，下痢も少々あるのか…さて，対症療法で帰そう」と研修医Kが思っていた矢先，横からぬっと現れた上級医Hが「本当に風邪か？」と言ったきり，黙ってしまった．

研修医K「いや，症状は完全に風邪ですよ．そんなに言うんなら検査でもしましょうか．じゃ採血と点滴と…」
という言葉をさえぎって，上級医Hは心電図のオーダーをしつつ，すぐに心エコーをした．そこにはヒコッヒコッ弱々しくぴくついている心臓が映し出された．し，し…心筋炎…（-_-；）

上級医H「こんなに元気のない風邪っておかしいと思わなかったか？ K君」

● 小児救急の鉄則

□ 子どもはパッと（PAT）見て，元気かどうかを見極めよ
Pediatric assessment triangle（PAT）のABCでまず元気かどうかを見極めるべし．

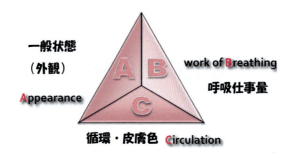

小児は触ると「泣く」生きもの．まずは触らずに遠くから観察して元気かどうかを判定する．

外観は TICLS または PALS で判定する．

TICLS	tone（筋緊張），interactiveness（周囲への反応），consolability（精神的安定），look／gaze（視線／注視），speech／cry（会話／泣き声）
PALS	play（遊び／周囲への反応），activity（動き／筋緊張），look（視線／注視），speech & smile（会話／表情）

☐ 小児の蘇生は ABCs

小児の蘇生は ABC だけではなく，s（sugar 血糖）を常に意識せよ．小児は成人と比べ低血糖になりやすく，特に胃腸炎や心肺停止では低血糖を合併していることがある．すばやい血糖測定は小児蘇生のキモなのだ．

☐ 小児のバイタルサインはカンニング OK

小児のバイタルサインは成人とは異なるため，表にして手帳や壁に貼っておくといい．

血圧は 70＋年齢×2 mmHg（10 歳まで）が最低ライン．これを下回ったらショックだ．10 歳になると成人と同じ 90 mmHg となる．新生児のみ 60 mmHg を切ったらショックだ．小児の capillary refill time（爪を 5 秒間圧迫して離した際に，ピンク色に戻るまでの時間が 2 秒以内は正常）は信頼性が高い．ただし特異度は 92％と高いが感度は 35％と低いので除外には使えない．

血圧はそう簡単に落ちてこないので，血圧を見て安心してはいけない．むしろ脈拍は非常に鋭敏で，脱水に対して輸液して頻脈が治ってくると，ずいぶん元気に動き始めてくる．子どもは本当に正直だ．低体温は重症感染症のこともある．

小児のバイタルサイン

年齢	呼吸数 正常	年齢	心拍数 正常
0〜3 カ月	30〜60	0〜3 カ月	90〜180
3〜6 カ月	30〜60	3〜6 カ月	80〜160
6〜12 カ月	25〜45	6〜12 カ月	80〜140
1〜3 歳	20〜30	1〜3 歳	75〜130
3〜6 歳	16〜24	3〜6 歳	70〜110
6〜10 歳	14〜20	6〜10 歳	60〜90

☐ 小児特有の診察に慣れよ

　小児の成育歴，発育歴，ワクチン歴など母子手帳からわかる情報も多い．高齢者のお薬手帳に対して，小児の母子手帳は常に確認しよう．病歴につじつまが合わないときはネグレクトを含めた虐待も考慮すべし．

　小児はコミュニケーションが難しいが，身体所見はうそをつかない．全身脱衣をして初めてわかる病態がある（IgA 血管炎，鼠径ヘルニア，精巣捻転など）．

　子どもを意識障害のまま帰さない．髄膜炎や腸重積のことも…，元気じゃないのはとにかくダメ．

☐ 小児の算数

成人の薬の投与量換算	（年齢×4）+20（％） 3 歳なら 32％（約 1/3 量），7 歳なら 48％（約 1/2）
体重予測（保育園まで） weight（体重）と覚える	w+eight=double+8=年齢×2+8（kg） 2 歳なら 12 kg
カフなし気管挿管チューブの大きさ	4+（年齢／4） 4 歳なら 5 mm，8 歳なら 6 mm 小児の小指の太さ
気道長（門歯〜気管中点：cm） モーガン公式	身長÷10+5 cm

☐ 99％の軽症患者を快く受け入れろ

　Choosing Wisely Campaign のいうように，たしかにウイルス性上気道炎には抗菌薬を出してはならない．そもそも熱があるからといって，抗不安薬のように処方するのは医師の資質に疑問符だ．

　小児の救急受診の重症例はたったの 1％と，成人の 10％と比べはるかに少ない．子ど

もは基本元気な生きものなのだ．軽症ばかりみるからとついついぞんざいになってしまうと，簡単に残り1%の重症を見逃してしまう．陰性感情は誤診への落とし穴なのだ．小児救急はこの99%の軽症患者を快く受け入れる気概があれば，たった1%でも重症患者をきちんと拾い上げることができる．

　元気のない風邪は風邪ではないと考えないといけない．ウイルス性心筋炎や髄膜炎，川崎病などは見逃すと怖い疾患であるが，唯一元気がないだけという場合もある．上気道炎の症状がそろわないのに，適当に風邪と言っていると，簡単に尿路感染や肺炎を見逃してしまう．

　子どもは親にとっては自分の命よりも大切なものである．医師は多数を相手にするが，保護者にとってみればあなたが唯一の救いである．常に優しさを処方箋として提供するのが，小児救急の大原則だ．

　こちらの心の持ちようで，名医にもヤブ医者にも変わってしまうのが小児救急のキモなのである．

□　熱恐怖症という病気の親を治せ

　たしかに上気道炎で救急受診というのは本来不要である．確認のためにだけ来院するなら，真夜中は避けてくれてもいいじゃないかと思うのもよく理解できる．しかし，6年間医学部に通ったわれわれと素人と，同じ判断力があると思うのは大間違い．プロフェッショナルとは，素人が思いもつかないほど膨大な知識を持ち，それを「良いこと」に使う人のことを指す．われわれの知識をやさしくかみ砕いて提供するのが仕事なのだ．

　小児救急は小児のみならず，一緒についてきた親や祖父母など「万が一症候群」にかかった保護者を一緒に治療するものだ．小児救急では患者は二人いると思え．身体疾患の小児と精神疾患の親，両方治すのだ．

　一方，保護者の「いつもと様子が違う，何かおかしい」という言葉を軽視してはいけない．そんなときに限って，たった1%の重症が隠れているものだ．親は一番の観察者だ．

　だから説明はしつこすぎるくらいがちょうどいい．ここできちんと時間を費やせるあなたは，本当のプロフェッショナルなのだ（頭の中でスガシカオの『progress』をバックグラウンドミュージックに流しましょう！　いやいや，葉加瀬太郎の『情熱大陸』は別の番組だって！）．

□　関係性を見誤るな

　最近，高齢出産も多い．間違っても母親に「おばあさんですか？」と聞いてはいけない．後で何が起こっても知らない！

　もしかして…と思ったら，

　「お母さんですか？」と聞いて祖母だったら，「いやぁ，お若くてとてもそうみえません

でした」

「お父さんですか？」と聞いて祖父だったら，「いやぁ，お若くて…（同上）」

一番いいのは，「お子さんとのご関係は？」と，関係を聞くこと．

母親だったら，「いやぁお若くてお姉さんかと思って…」

叔母さんだったら，「いやぁ，お母さんにしてはお若いかなぁと思って…」

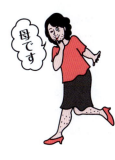

臨機応変に付き添いの気分を良くするのも小児救急の鉄則だ．この間，「～ということです，お父さん」と言ったら，「お母さんです」と返答が返ってきて，あろうことか性別を間違えた後期研修医がいた．

□　褒めろ

「小児は医者が嫌い」というのは当たり前だ．言うことを聞かない，大声を出す，暴れる，どんな手を使っても逃げようとするのは正しい防衛本能だ．そこでキレてはプロの名がすたる．

どうせ検査や治療はするのだから，とにかく褒めるべし．靴や服のキャラクターも褒める！親の努力や健康への関心も褒める．子どもについてきた父親も褒める．「イクメンでイケメンですねぇ」と臆面もなく褒める．

すごく暴れたら，「すごく力が強くて，いい子に育てましたね，お母さん」といって褒める．泣き叫んだら，「すごくよく我慢できましたよ．いい子に育てましたね，お母さん」．

子どもは国の宝．褒め過ぎて褒め過ぎなんてことはない．

□　小児救急のPearls

・小児の髄膜炎➡項部硬直は当てにならない
・年少児の虫垂炎➡腹膜刺激症状がないものと思え
・腸重積➡意識障害で来ることがある．粘血便は50％以下であり，除外項目に使えない
・嘔吐➡消化器疾患のみならず，尿路感染，髄膜炎，心筋炎，DKA，精巣・卵巣捻転，妊娠，中毒，虐待なども考慮する
・生後数カ月未満の胆汁性嘔吐➡中腸軸捻転を必ず除外する
・肥厚性幽門狭窄症の疑い➡血液ガス（静脈血）を
・2歳以下の喘鳴➡胸部X線を（縦隔腫瘍，血管輪，心不全，異物）
・喘息でステロイドを使用する際➡水痘やヘルペスがないことを確認せよ
・喘息は一文話せなければ➡重症
・クループ➡安静時stridorあれば重症．アドレナリン吸入は2時間後にリバウンドがある

- 痙攣後，つじつまが合わない言動が続いていたら，痙攣波が持続している（非痙攣性てんかん）
- DKA➡脱水の補正をまず行う（急速すぎるのはダメ．脳浮腫をきたす）．インスリンのワンショット➡禁忌．脱水が補正されてから，インスリンは持続（0.05〜0.1 単位／kg／時）で使用する．脱水補正前にインスリンを使ってはいけない．
- 跛行の患児➡関節炎以外に白血病を除外する
- 小児の特徴的骨折（若木骨折，buckle 骨折など）や成長板障害（靭帯より骨端が弱い）を見逃さない
- 思春期の股関節痛➡大腿骨頭すべり症を除外する

☐ BRUE（brief resolved unexplained events）（昔 ALTE）

乳児（<1 歳）　突然の症状で短時間で消失（以下の 4 つの項目のうち 1 つ以上）
① チアノーゼ，蒼白　　　　　　　　　　② 呼吸停止，呼吸数低下，不規則な呼吸
③ 明らかな筋緊張の変化（過緊張もしくは低緊張）　④ 反応レベルの変容

病歴や診察で原因が不明のものを BRUE と診断．
BRUE であっても low risk であれば，予後は悪くない．検査しすぎに注意．
　昔は ALTE（apparent life-threatening event）と呼び，検査しまくっていた（が，案外異常は見つからず，元気）ので，低リスク群を同定すべき．

★低リスク群：日齢>60 日，在胎期間>32 週，受胎後週数>45 週，初めての BRUE，
　　　　　　　BRUE のイベント時間<1 分，医療者から CPR されていない，病歴
　　　　　　　OK，身体所見 OK

★低リスク群の対応：
　◎；BRUE の説明，心肺蘇生術を親に教える
　○；百日咳・心電図検査はしてもよい，SpO$_2$モニター，経過観察してもよい
　△；以下はする必要なし➡ウイルス迅速検査，尿検査，血糖，重炭酸，乳酸，頭部
　　　CT／MRI，呼吸循環モニタリング経過観察入院
　×；検査（採血，血液培養，腰椎穿刺，胸部 X 線，エコー，脳波など）しまくりはダメ，抗痙攣薬処方はしない，制酸薬も処方しない．

📁 **参考文献**

- Tieder JS, et al：Brief resolved unexplained events（formerly apparent life-threatening events）and evaluation of lower-risk infants；executive summary. *Pediatrics*　**137**：e 20160591, 2016
- Fleming S, et al：Capillary refill time in sick children；a clinical guide for general practice. *Br J Gen Pract*　**66**：587-588, 2016

22 気管挿管の裏技！ Part 1
～挿管はそうかんたんにはいかないぞ！～

> **症例**
>
> 59歳女性．重症の気管支喘息重積状態で搬送されてきた．血圧100/70 mmHg，脈120/分，呼吸数60/分，体温35.8℃．100％酸素を投与してもSpO₂は82％と惨憺たるものだった．前医ではすでにステロイド全身投与，吸入頻回，アドレナリン筋注もされていた．硫酸マグネシウム投与，抗コリン薬投与も指示しつつ…ええい，ままよ！ そんなことより気管挿管だ！
>
> 巨漢の女性の気管挿管は困難を極めた．やっと気管挿管できたと思ったら，急激に血圧が下がり始めた…Oh, My God!

● 気管挿管の適応

　思い立ったが吉日よ！ 気管挿管は必要と思ったときが適応なんだ．ABCDの評価のどこの段階でも悪いと思ったら，気管挿管！

気管挿管の適応

Airway 気道閉塞が差し迫っているとき	異物，気道閉塞のアナフィラキシー，気道熱傷，急性喉頭蓋炎など
Breathing 酸素化ができないとき	100％酸素を投与してもSpO₂が100％確保できないとき．ただし，COPDやパラコート中毒などは例外
Circulation 高度なショック	高度なショックはほかの処置を進めるうえでも，早期に気道確保が必要
Dysfunction of CNS 昏睡状態	GCS≦8点，JCS≧Ⅱ-30は昏睡状態．舌根沈下により気道閉塞をきたす．嘔吐反射がない場合は早晩気管挿管が必要になる

● 気管挿管困難例を予測せよ

気管挿管困難例を事前に把握しておくことが大事．LEMON という覚え方があるが，緊急時にはその多くが役に立たないのでイマイチ…プレホスピタルで有用なのは HEAVEN（天国）なのだ．

気管挿管困難予測　HEAVEN

H	Hypoxemia　低酸素	
	$SpO_2 \leq 93\%$（挿管時）	
E	Extremes of size　体型	
	小児≦8歳，肥満	
A	Anatomic challenges　解剖学的問題	
	外傷，腫瘍，腫脹，異物，構造学的問題（小顎症など）	
V	Vomit/blood/fluid　咽喉頭内の水分	
E	Exsanguination/anemia　大出血・貧血（挿管時低酸素悪化）	
N	Neck mobility issues　頸椎可動域制限，関節炎	

5項目以上あっても陽性的中率は57％程度であり，必ずしも挿管困難を正確に予測はできないんだ．挿管は必要と思ったら，どんなときでも対処できるように備えて，やるっきゃない！

● バッグバルブマスク把持困難を予想せよ

いやぁ，気管挿管が入らなくてもバッグバルブマスクを持てればいいよって考えてるあなた．滑り止めに受けたはずの大学に落ちたらどうするのってなもんで，バッグバルブマスクが持てなかったらどうするの？　バッグバルブマスク把持困難予想の MOANs は知っておくといいよ．

バッグバルブマスク把持困難予測　MOANs

M	Mask seal	マスク密着困難（ひげ，顔面外傷，頬がこけ過ぎ）
O	Obesity/Obstruction	肥満，気道閉塞，舌浮腫，気道外傷
A	Age	55歳以上
N	No teeth	歯がない
S	Stiff lungs	COPD，喘息，妊娠後期

●気管挿管後急変に備えよ

彼女をデートに誘ってうまくいったと有頂天になった途端とんでもない頑固おやじが出てきたらどうする？ あまりに早く気を許してはいけないという人生の格言は，気管挿管も同じなのだ．

気管挿管前の**低血圧，低酸素，そしてアシドーシス**は，気管挿管直後に悪化する三大雷おやじ，ならぬ三大危険因子なのだ．**緊急気管挿管後循環不全は約11％に発生し，10分以内に心肺停止になってしまう例が1.7〜2.7％もあるんだ**．しっかり輸液して，必要に応じてPEEPをかけ，高度代謝性アシドーシスがある場合，気管挿管後正常呼吸回数なんて設定してしまうと，アシドーシスが進行して死亡してしまう．代謝性アシドーシス合併例では，頻呼吸に設定しておかないといけない．何でも同じではいけない．ダイエット中の彼女にチョコファッション（364 kcal）やかつカレー（1,180 kcal）をごちそうするようなものなんだよ．部活の後輩と同じように扱ってはいけない．

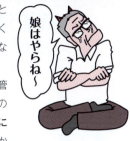

娘はやらね〜

HOP　気管挿管後急変の危険因子 （患者予備能）

H	Hypotension	低血圧（循環血液量減少，高度肥満，妊婦）
O	Oxygenation	すでに低酸素
P	pH	アシドーシス（代謝性，頭蓋内圧亢進などによる肺胞低換気）

暗記

裏御法度 Take home message
☑ 気管挿管は準備が肝心
☑ HOPがあったら，急変に備えよ

参考文献
- Kuzmack E et al：A novel difficult-airway prediction tool for emergency airway management；validation of the HEAVEN criteria in a large air medical cohort. *J Emerg Med* 2018 Jan 10. Epub ahead of print
- Davis DP, et al：HEAVEN criteria：derivation of a new difficult airway prediction tool. *Air Med J* **36**：195-197, 2017
- Green R, et al：Incidence of postintubation hemodynamic instability associated with emergent intubations performed outside the operating room；a systematic review. *CJEM* **16**：69-79, 2014
- Khandelwal N, et al：Head-elevated patient positioning decreases complications of emergent tracheal intubation in the ward and intensive care unit. *Anesth Analg* **122**：1101-1107, 2016

☑ 臨床編　□ マネージメント編　□ その他

23 気管挿管の裏技！　Part 2
～気管挿管のコツを知っておけば百人力～

症例

59歳女性．敗血症性ショックで血圧は 70/40 mmHg しかない．気管挿管だぁ，アレ，つばが多い．吸引はどこですかぁ！　太っていて，見えな…え？　ギャッジを上げるんですか．うぅーん，手前上方に声帯が見えているのに，なかなか気管挿管の先が届かない．アレ？　スタイレットってホッケースティック状に曲げるんでしたっけ？　あ，届いた．でも声帯が閉まって…あ，待つんですか．タイミングよくぅ…よっしゃ入った…え？　深すぎですか？…Oh, Dame dame！

● 気管挿管は用意周到，準備万端，八方画策が成功への道なのだ

☐ **SOAPMD で完璧に頭の中でリハーサルせよ**

SOAPMD　気管挿管前チェック項目

S	**S**uction 吸引	吐物や血液が多ければヤンカー®やアーガイル®サクションを準備せよ
O	**O**xygenation 酸素化	高濃度酸素吸入（約3分間），8回の深呼吸 鼻カニューラ（apneic oxygenation）を気管挿管手技の前，最中も継続したままにする
A	**A**irway equipment 挿管チューブ，喉頭鏡など	喉頭鏡ライト点灯を確認，ブレードは体型に合わせた大きさを．スタイレット，挿管チューブのカフ漏れなし確認，10 cc 注射器，バイトブロック，挿管固定具．スタイレットはホッケースティック状（約30°）に曲げよ
P	**P**harmacy & Posture 薬剤＆体位	鎮静薬，筋弛緩薬，キシロカインスプレー 上体を少し起こす（約20〜30°） 胸骨と耳の穴を同じ高さにすべし（特に肥満患者！） 暴れる患者はケタミン（1〜2 mg iv）し，補助換気を RSIは世界標準
M	**M**onitor device モニター器具	ECG，SpO₂，EtCO₂カプノグラフィー，聴診器，超音波
D	**D**enture 入れ歯	はずせる入れ歯ははずすべし

● 気管挿管のコツ・裏技

☐ ①ポジショニングをしっかりせよ

基本的に胸骨と耳の穴を同じ高さになるように，上体を起こす（肥満患者なら大量に枕を入れる，または20〜30°ギャッジアップ）．外耳孔と胸骨の高さを同じに合わせるのがコツ（sniffing positionになる）．外傷では頸椎固定を優先する．鎮静薬と筋弛緩薬を使うRSI（rapid sequence intubation）は気管挿管成功率を飛躍的に高め，合併症も減らすことができる．使い慣れた薬をいくつか知っておくべし．

☐ ②声帯を探すな，喉頭蓋を探せ！

喉頭蓋の裏の上に声帯があるイメージを持つべし．声帯の穴ばかり探すと，食道と見誤る人が多い．穴よりも，まず喉頭蓋，次に左右の声帯を確認するべし．

☐ ③喉頭鏡はフォークリフトと心得よ

喉頭蓋が見えたら初めて喉頭鏡をグリップ方向（斜め前上）に，**フォークリフトのように舌根ごと持ち上げるイメージで持ち上げる．決して梃子にしてはいけない．**

頭が重いようなら，術者の右手を患者の後頭部に入れて，患者の頭を持ち上げてやるといい．そうすると，頭がせり上がると同時に声帯があれよあれよと見えてくる．そこで助手に頭を持ち上げたまま支えてもらう（人力枕）．

OELM（optimal external laryngeal manipulation）という方法は，術者の右手で喉頭を押さえて，一番声帯が見やすいところで助手に代わって押さえてもらう方法．あくまでも患者のポジショニングがよくないと，これだけでは見えないことも多い．ほかに**BURP**法（backward, upward, rightward, pressure）もあるが，盲目的に助手に喉頭を押さえてもらうだけなのでイマイチ．

☐ ④声帯が見えてもあせるな！ あわてるな！ 動転するな！

筋弛緩薬を使用しているときは，声帯が見えたらどうぞお好きなように気管挿管しましょう．でも筋弛緩していないときは，声帯が必死に抵抗してくるので，タイミングよく気管挿管チューブを通さないといけない．「いやよいやよも，いいのうち」なんて，本当に惚れた相手にだけ言えることで，本気で嫌がっているのに押しの一手で迫ったら，セクハラで懲戒解雇ものなのと一緒でしょ．

気管挿管チューブの先を声帯の前に置いたままにして，好機を虎視眈々と待つべし．患者の呼吸に意識を集中させ，ハッと息を吸った瞬間，スッと挿管するのだ．初学者は無理やりチューブを押し込もうとして声帯を痛めたり，挿管できなかったりするものだ．直後に患者は咳が出ればきちんと挿管されたということ．声帯が閉まらないので，咳というよ

りまさしくシマらない呼気にしか聞こえないのだが．

　はれて気管挿管ができたとしてもあせって喉頭鏡を抜いてはいけない．患者がガブッとかんでくることがある．バイトブロックを入れるまでは喉頭鏡を抜くべからず．

□ ⑤気管チューブの位置（深さ，食道挿管？）にご用心．フルフルエコーは超便利

　気管挿管は入れば終わりではなく，位置が肝心．門歯列からの深さを決めるのが楽ちん（女性20〜21 cm，男性22〜23 cm）．聴診の感度はたった の65％．食道挿管かどうかの位置確認は超音波が便利（感度93％，特異度97％）．甲状腺のやや左からのぞき込むようにリニアプローベを当てて，同時に気管挿管チューブを細かく振動させよう．気管内に細かく動けば気管挿管OK．もし気管の左後方に揺れる半円形のものが見えたら，食道挿管ということだ．通常は食道はつぶれているので見えないはず．そんなものが見えたら…アレ？　寒気が…

食道挿管のエコー像

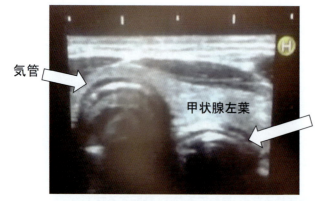

気管
甲状腺左葉
食道挿管
気管挿管チューブをフルフル揺らすと、ここがフルフル揺れて・・・ゾッとする！(-_-;)

● 次の一手を備えよ

　CICV（can't intubate can't ventilate）はあなたの胆力と実力が試される修羅場と心得るべし．頼みの綱の気管挿管が入らなくても気道確保はできる．ガムエラスティックブ

ジー（JAMA　319：2179-2189, 2018）やビデオスコープ，気管支鏡，外科的気道確保はそんなときのためにある．ただのオモチャと侮るなかれ．どれか一つは確実に自分のものにしておこう．

外科的気道確保は慣れれば1分もかからない．輪状甲状靱帯穿刺や切開は必須の技術だ．

輪状甲状靱帯穿刺	輪状甲状靱帯切開
患者の左に立つ（術者右利き）	患者の右に立つ（術者右利き）
輪状甲状靱帯を同定する！	輪状甲状靱帯を同定する！
14 G サーフローに注射器をつけて穿刺．空気の逆流を確認し，外筒を進める 酸素をつないで1:4	甲状軟骨を左手で把持し，手順終了まで離さない！
サーフロー＋2.5 cc の注射器外筒＋7.5 mm 気管挿管チューブの青のコネクター＋バッグバルブマスクの順につなげば，酸素をつないでバッグを小刻みに揺らしてもよい	皮膚切開 ・横皮膚切開：一気に輪状甲状靱帯まで切開できるが，位置を間違えると悲惨 ・縦皮膚切開：正しい位置を見つけやすいが，2段階の手間になる
CO_2 は蓄積してくるため，制限時間は30分だけ	輪状甲状靱帯を同定し，横に切る
	切開部の拡張：ペアンまたは鼻鏡で大きくする．気切チューブを挿入する

裏御法度 Take home message
- ☑ SOAPMD を制するものは気管挿管を制する
- ☑ ポジション➡喉頭蓋を探す➡フォークリフトの喉頭鏡➡あわてずタイミングよく挿管➡深さ確認はエコーを使え
- ☑ 外科的気道確保ができれば怖いものなし

参考文献
- Mosier JM, et al：The physiologically difficult airway. *West J Emerg Med* **16**：1109-1117, 2015
- Weingart SD, et al：Preoxygenation and prevention of desaturation during emergency airway management. *Ann Emerg Med* **59**：165-175, 2012

☑ 臨床編　□ マネージメント編　□ その他

24 噂の真相 Myth GCS 8 点は正しいの？
〜中毒での気管挿管の Myth 〜

> **症 例**
>
> 　42 歳男性．意識障害で運ばれてきた．どうもアルコールと一緒に薬を大量に飲んだようだ．研修医 M が診察した．血圧 120/80 mmHg，脈 90，呼吸数 20/分，SpO_2 94％，体温 36.2℃，GCS 7 点（E1 V2 M4）であった．
>
> **研修医 M**「GCS が 8 点以下の昏睡状態なので，すぐに気管挿管をしまぁす！」
> **上級医 H**「嘔吐反射は？」
> **研修医 M**「消えています」
> **上級医 H**「よし，じゃ気管挿管だ」
>
> 　気管挿管中，意識障害のはずの患者がけっこう抵抗し始めた，「オヤ？ こんなに動くことができたっけ？」と思った矢先，ものの見事に大量に嘔吐し，しっかりどっさり誤嚥してしまい，医療者はすっかりがっかり…（無理やり気管挿管で刺激しなければ誤嚥しなかったのに…）

● GCS 8 点以下は気管挿管ってホント？…中毒ならちょっと待った！

　たしかに GCS 8 点以下は昏睡状態で咽頭反射がなくなっていると，もし嘔吐したら誤嚥しやすくなってしまうので，教科書的には気管挿管の適応となっている．しかし，==中毒患者は GCS が 8 点以下でも必ずしも気管挿管をしなくてもけっこう大丈夫==という．==気管挿管は全身状態で決めるべきなんだ==．

　Donald らの報告では，小規模ながら GCS 8 点以下の中毒患者では気管挿管の必要性は GCS のみで決めるのは不適切で，臨床像全体を考慮すべきと結論づけている．Duncan らによれは 73 人の中毒患者（うちアルコール中毒は 22 人）で GCS 8 点以下の 12 人の

うち，気管挿管を要した人はいなかったという．来院時 GCS 14 点で入院時 GCS 6 点に悪化した患者 1 名が，気管挿管を要しただけだった．Adnet らによると GCS<7 や GCS>9 と比べると，GCS7〜9 の中毒患者はむしろ気管挿管が難しいという．GCS8 なんて…難しいのが当たり前なのかも！

咽頭反射も健常人の 30％は欠如しているというので，気管挿管の指標にはできない．どれくらい咽頭を刺激するかにもよるし，刺激したことで誤嚥されてもねぇ…だって医原性だもの．

GCS のスコアそのものも評価者間のバラツキがあって，教育，トレーニング，意識レベル，刺激の仕方で変わってくる（Intensive Care Med 42：3-15, 2016）ので，GCS 8 点で短絡的に気管挿管するのは不要かもね．泥酔患者で「GCS 3 点です」と言われても，みんなで患者をエイヤッと座らせると「おーぉぉぉ」と目を覚ます患者がけっこういるんだよね．重力と意識は非常に強い関連があって，みんなで支えながら座らせてみるといい．短時間でも目を覚ますようなら GCS 8 点なんて言えないよね．

泥酔患者はけっこう痛み刺激には反応しないけど，重力のかかり方が変わると目を覚ます．これって Dr. 林の重力の裏技なんてね．だから泥酔患者で気管挿管しようとして最初は喉頭鏡はけっこう簡単に入るが，気管挿管をてこずると暴れ始めて全然気管挿管できないばかりか，嘔吐を誘発してしまうことだってある．あぁ，しまったぁなんてことにならないようにネ．

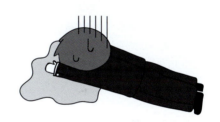

裏御法度 Take home message

☑ 中毒患者では GCS 8 点以下だけで気管挿管を決めずに，全身状態で判断をすべし
☑ 酔っぱらいは，みんなで座らせて目を開けるかどうか確認してみよう

📁 参考文献

- Meyfroidt G, et al：Ten false beliefs in neurocritical care. *Intensive Care Med* 2018 Mar 15. doi：10. 1007/s00134-018-5131-y.
- Donald C, et al：Predictors of the need for rapid sequence intubation in the poisoned patient with reduced Glasgow coma score. *Emerg Med J* **26**：510-512, 2009
- Duncan R, et al：Decreased Glasgow coma scale score does not mandate endotracheal intubation in the emergency department. *J Emerg Med* **37**：451-455, 2009
- Adnet F, et al：Intubation difficulty in poisoned patients；association with initial Glasgow coma scale score. *Acad Emerg Med* **5**：123-127, 1998

25 見逃しやすい骨折とは？　Part 1
～骨折診療のTips『どうして骨折を見逃すんだろう？』～

☑ 臨床編　□ マネージメント編　□ その他

症例

- 82歳女性．ベッドから滑って落ちたと病棟から呼ばれた．右足が動かない…って？X線，CTも骨折ないんだけど…（大腿骨頚部骨折）
- 84歳男性．ベッドから滑って落ちたと病棟から呼ばれた．「死ぬー，死ぬー」というわりには安静時には天使の寝顔．たしかに寝返りを打つとすごく痛がる．痛いという腰は叩いても痛がらないし，X線，CTでは骨折はないんだけど…（腰椎圧迫骨折）
- 26歳男性僧侶．永平寺の厳しい修行に耐えて苦節…まだたったの3カ月．体重をかけるとすごく足の甲が痛いというが，X線では骨折がないんだけど…（中足骨の疲労骨折）
- 35歳女性．ジョギングしていて誤って転倒．手をついて受傷した．左手首を痛いというが，X線では骨折がないんだけど…（舟状骨骨折）

● 何が何でも骨折は臨床診断

□　①骨折はX線で診断してはいけない

　どんなに頑張っても，X線では写らない骨折があるということを肝に銘じておきたい．じゃ，どうするの？　それは臨床診断！　もし迷ったら骨折として固定して，次の日にでも整形外科へ行ってもらえばいい．X線に写らないことがある骨折は暗記しておこう．

　例えば鉛筆をぐいっと曲げていくと「ミシミシ」と繊維が折れる音が聞こえる．そこでバキッという前に曲げるのをやめると鉛筆は折れない．骨皮質が大丈夫だとX線やCTでは骨折が認められないが，この鉛筆のように海綿骨が折れたものは骨挫傷といいMRIじゃないとわからない．いやいやMRIなんて救急ではいらない．臨床診断で折れているかどうかを判断し安静にすればいいだけ．安易に折れていないといって患部を使うと，バキッと骨皮質まで折れてずれてしまうぞ．

　大腿骨頚部骨折は股関節の内旋が特に痛い．まるでマイケルジャクソンが踊るようにフーッ！と言いながら股関節をグリグリ動かすような，あの動きをゆっくりすればいい

(Dr. 林のマイケルジャクソンサイン）．これが陽性で歩けないと言ったら，違うとわかるまで歩かせないのが大事．

脊椎圧迫骨折は Th12〜L2 の高さに多いが，背中の二点識別はあいまいで，高齢者はL4/5 付近を痛がるのでだまされてはいけない．胸腰椎移行部をゲンコツパンチ（押し込むように叩く．感度 87.5%，特異度 90%．Ann R Coll Surg Engl 92：163-166, 2010）すると痛みで飛び上がる．至近距離から少し押し込むように叩くのがコツ．骨折は動かなければ痛くない．寝返り時にとても痛いのが特徴．もし安静時にも痛がったら，癌の骨転移や化膿性脊椎炎を考慮しないといけない．

X線やCTに写らないことがある骨折：臨床診断力を上げよう！

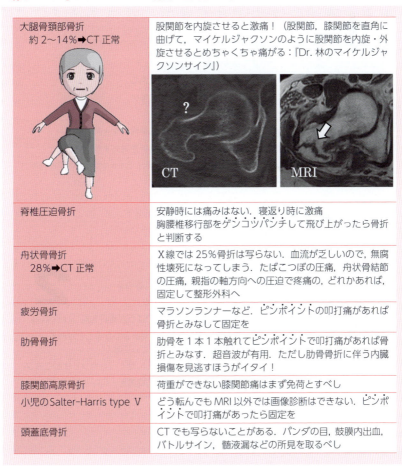

大腿骨頚部骨折 約2〜14%→CT正常	股関節を内旋させると激痛！（股関節，膝関節を直角に曲げて，マイケルジャクソンのように股関節を内旋・外旋させるとめちゃくちゃ痛がる：『Dr. 林のマイケルジャクソンサイン』）
脊椎圧迫骨折	安静時には痛みはない．寝返り時に激痛 胸腰椎移行部をゲンコツパンチして飛び上がったら骨折と判断する
舟状骨骨折 28%→CT正常	X線では25%骨折は写らない．血流が乏しいので，無腐性壊死になってしまう．たばこつぼの圧痛，舟状骨結節の圧痛，親指の軸方向への圧迫で疼痛の，どれかあれば，固定して整形外科へ
疲労骨折	マラソンランナーなど．ピンポイントの叩打痛があれば骨折とみなして固定を
肋骨骨折	肋骨を1本1本触れてピンポイントで叩打痛があれば骨折とみなす．超音波が有用．ただし肋骨骨折に伴う内臓損傷を見逃すほうがイタイ！
膝関節高原骨折	荷重ができない膝関節痛はまず免荷とすべし
小児のSalter-Harris type V	どう転んでもMRI以外では画像診断はできない．ピンポイントで叩打痛があったら固定を
頭蓋底骨折	CTでも写らないことがある．パンダの目，鼓膜内出血，バトルサイン，髄液漏などの所見を取るべし

肋骨骨折は丁寧に触診し，ピンポイントで叩打痛があれば骨折とみなす．圧痛は打撲でもあるため役に立たない．骨膜損傷は実に叩打痛に敏感なのだ．CTでも写らない肋骨骨折は丁寧に診察した後，超音波でみると骨折がわかることがある．

②見逃しやすい骨折を知るべし

見逃しやすい骨折とは（例）

小児の上腕骨顆上骨折：X線で軟部組織を読影すること．超音波が有用	
大人の橈骨骨頭骨折：正面像で骨折を探せ	
Monteggia 脱臼骨折，Galeazzi 脱臼骨折：骨折＋脱臼の合併を見逃すな	
Maisonneuve's 骨折：足関節の内果骨折を見たら腓骨近位部骨折を探せ	
膝（脛骨）の高原骨折：高齢者は軽微な外傷でも折れる！ 関節穿刺で脂肪滴を探せ	
距骨骨折，踵骨骨折，足関節後果骨折	
踵骨骨折の前方突起骨折，垂直骨折	
意識障害を伴う頭部外傷に合併する頸椎損傷	
引き抜き損傷：片側上肢のパレステジアを頸髄損傷と間違える	
膝痛を訴える大腿骨頭すべり症：小学生高学年〜中学生に多い	
足関節損傷に伴う中足骨骨折	
Segond 骨折：脛骨外側近位の剝離骨折➡高率に前十字靭帯損傷を合併	
小児が手を動かさない：肘内障，上腕骨顆上骨折，鎖骨骨折を見逃すな	
肩関節脱臼：Hill-sachs 骨折（上腕骨骨頭後外側陥没骨折），Bankart 骨折（関節唇前方骨折）	

③骨折診断の2の法則

2 方向	撮影は最低2方向を
2 関節	骨折部位の上下2関節も撮影範囲に含める
2 つとも：両側撮影	健側も撮影して比較する➡特に小児
2 回 整復前後	脱臼整復の前後にX線を（整復後のほうが骨折を見つけやすい）
2 期的撮影	1〜2週間後の撮影で仮骨ができて骨折がわかることがある（ただしその間は骨折とみなして固定しておく）
2nd オピニヨン	わからなければ先輩医師・技師さんに聞く（セカンドオピニヨン）
2nd チョイス	臨床診断で骨折と思ったら（特殊方向撮影，CT，MRIなど）

御法度 Take home message
- ☑ 骨折は何が何でも臨床診断．X線，CTに頼ってはいけない
- ☑ 見逃しやすい骨折を知れ
- ☑ 2の法則

推奨文献

- Jarraya M, et al：Radiographically occult and subtle fractures；a pictorial review. *Radiol Res Pract* 2013：370169, 2013
- Mallee WH, et al：Computed tomography versus magnetic resonance imaging versus bone scintigraphy for clinically suspected scaphoid fractures in patients with negative plain radiographs. *Cochrane Database Syst Rev* 2015 Jun 5；CD010023
- Sadozai Z, et al：The sensitivity of ct scans in diagnosing occult femoral neck fractures. *Injury* **47**：2769-2771, 2016

26 見逃しやすい骨折とは？ Part 2
~FOOSH injury~

☑ 臨床編　☐ マネージメント編　☐ その他

症例
5歳男児．手をついて転んだらしい．その後から左手を使わない．

研修医M「X線を撮ったんですが，骨折はないと思います」
上級医H「骨折は臨床診断なんだよ．まずはしっかり触らないと…アレ，このX線，折れてるじゃん」
研修医M「え？」
上級医H「このX線は軟部組織を読むんだよ」

●FOOSH（fall on out-streched hand）injury

　手をついて転んだ場合，FOOSH injuryという．Colles骨折，Smith骨折，Boxer骨折，上腕骨顆上骨折，上腕骨頚部骨折，肩関節脱臼，鎖骨骨折などが起こるが，上腕骨顆上骨折（Volkmann拘縮）と舟状骨骨折（無腐性壊死）の見逃しは合併症を呈することがあるため，常に注意して診察所見をカルテ記載できるようになっておきたい．

☐ 上腕骨顆上骨折
　上腕骨顆上骨折のX線は軟部組織を読むのがコツ．Posterior fat padがみえたら血腫の存在，ひいては骨折を示唆する．上腕骨の関節窩に尺骨の肘頭部が入り込むため，ここに脂肪組織がある．骨折に伴いここに血腫ができ，脂肪組織が浮き上がってくるためX線側面像でみえてくる．
　実は超音波で健側と比べると脂肪血関節症になっているのがよくわかる．感度98％！とすごい．ぜひ高周波プローベの超音波で確認しよう．

□ 肘X線側面は軟部組織を読む

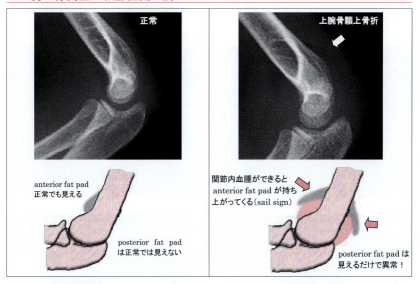

anterior fat pad
正常でも見える

posterior fat pad
は正常では見えない

関節内血腫ができると
anterior fat pad が持ち
上がってくる（sail sign）

posterior fat pad は
見えるだけで異常！

□ 上腕骨前縁の補助線による読影

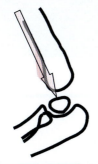

正常：上腕骨前縁の線は小頭を3等分したところの中央1/3を通る．橈骨小頭線は橈骨中央を延長すると一直線に結ばれる

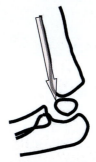

異常：上腕骨前縁の線が小頭の中央1/3を通らない

□ 超音波　上腕骨肘頭窩にリネアプローベをあてる

　骨折に対する超音波の有用性は計り知れない．橈骨遠位端骨折に対しても非常に有用だ（感度94.7％，特異度93.5％）．ただし舟状骨骨折に関しては十分感度が高くない（感度50〜100％，特異度89〜100％）ので，疼痛があればとりあえず固定しておき，後日MRIのほうがいい．足関節や足についても感度87.3％，特異度96.4％と除外には使いづらいが，骨折を見つけるのはなかなか優秀．

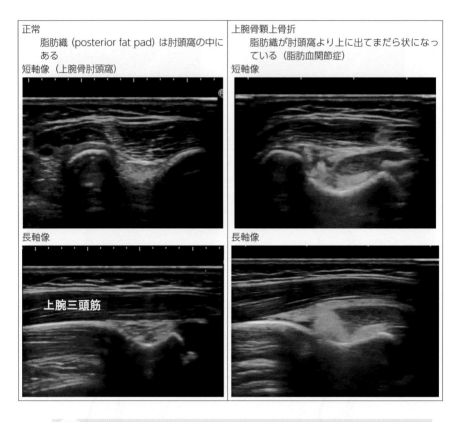

 Take home message

- ☑ 上腕骨顆上骨折は軟部組織 (posterior fat pad) を読むのがコツ
- ☑ 上腕骨顆上骨折は超音波で脂肪血関節症を探せ
- ☑ 骨折診断も超音波を使おう

 推奨文献

- Rabiner JE, et al：Accuracy of point-of-care ultrasonography for diagnosis of elbow fractures in children. *Ann Emerg Med* **61**：9-17, 2013
- Baldry J：Towards evidence-based emergency medicine：best BETs from the Manchester Royal Infirmary. BETs. Can ultrasound diagnose scaphoid fractures? *Emerg Med J* **27**：876-877, 2010
- Poonai N, et al：Point-of-care ultrasound for nonangulated distal forearm fractures in children；test performance characteristics and patient-centered outcomes. *Acad Emerg Med* **24**：607-616, 2017

☑ 臨床編　☐ マネージメント編　☐ その他

27 危険な患者の対処法　Part1
~危険な患者のトリアージはワンランクアップ~

症例
今日も救急外来は大変混雑して大忙しだった.

看護師A「センセ,外来で大声を挙げている人がいるんです.なんとかして」
研修医K「そんな僕も忙しいですし,順番通りに診ますからってビシッと言えばいいじゃないですか」
看護師A「それが言えたら苦労してませんよ」
研修医K「そんなの事務にまかせればいいじゃないですか」
看護師A「警備員も事務もとっくに逃げましたよ.看護師に丸投げなんてひどい.とりあえず診察室に先に案内しておきますよ.後は先生,お願い! だって先生は有段者でしょ?」
研修医K「それって,そろばんですけど…」

● 危険な患者の診察法

そもそもコワイ人であっても,恐喝をするために病院には来るはずもない.やはり病院に救いを求めてやってきているということを大前提に**偏見を捨てて対処する必要がある.患者をHappyにして帰す**のがわれわれの仕事だ.

ただいかんせん,国語は苦手なようだ.「早くせんかい.殺すぞコラ」と言いつつ,自分がいかに心配しているかを表現しているだけのことが多い.「お願い」=「恫喝」という文化なのだから,困ったものだ.

社会的に問題のある人,わけアリ(虐待など)などは,遠慮せずにトリアージランクを1つ上げるべし.それじゃ不公平? いやいや,よく待合室を見回してごらん? ほかの患者も事務員も看護師も危険にさらされているじゃないか.**ほかの患者を守るために,厄介な患者はさっさと診て,すぐに帰せばいいのだ**.その際,勤務時間内で最も年配(にみえ

る）医師が診察したほうがいい．研修医でもおじさんみたいなのがいれば，下手に若くみえる中堅どころの医師よりもずっと箔がついていい．意外に訴えのわりに重症だったということもあるから，救急は面白い??

☐ 困ったちゃん診察の鉄則五か条

その一：逃げ場を確保せよ

　診察室のドアの近くに必ず自分が座るようにする．いざというときに逃げ場がなければ，生きた心地もしないだろう．危険を感じたら，逃げるが勝ちなのだ．**診察室のドアは開放しておくのが原則**．外に数名の同僚に立っていてもらう．カーテン越しでもいいので**数の抑止力**をみせる．理性があれば暴れたりしない．

その二：腕のリーチの2倍離れて診察せよ

　ちょっと頭にきたと言って，手が飛んでくることがある．腕一本分の距離なら，さすが格闘のプロ，パンチは思いのほか伸びてくるので，腕2本分離れておけばいい．えっ？ ボクササイズしてるから大丈夫って？ プロボクサー並みにスウェーバックをして柳のようによけることができればいいが，それができるのはパンチが来るとわかっているときだけですから!!

　もちろん，上から目線はダメなので，椅子に座って目線の高さを合わせる配慮は必要．コラコラ，ホストクラブじゃないんだから，膝をついてまでご奉仕する必要はないんだってばさ．

その三：机の上に武器になるものを置かない

　当たり前だが，興奮した患者が，何でも武器に使う可能性がある．ハサミなんて目の届くところに置いてはいけない．熱いコーヒーなんて，ぶっかけられたらやけどしてしまう．ネクタイははずすべし．ネックレスは壊されるものと思うべし．持ち上げられるものは何でも可能な限り隠すに限る．

その四：パニックボタン・防犯カメラを用意せよ

　診察室には，いざというときのために，**警報器，録画機能付きの監視カメラ，ボイスレコーダー**などを備えつけておくとよい．監視カメラの存在はむしろわかりやすいほうが，攻撃的な行動を抑止できる場合がある．ボイスレコーダーも明らかにそれとわかるものでもいいが，最近は小型で高性能のUSBタイプのものもある．ポケットに忍ばせても，「なぁんだ，USBスティックか」としか思わない優れものなのだ．

その五：警察を呼ぶのを躊躇するな！

病院は治療をするところ．決して恫喝や脅迫を受けて診察する場所ではない．**「暴力」**および**「器物破損」**は警察がすぐに動いてくれる．胸ぐらをつかまれたら，すぐに警察を呼ぶべし．暴力は一つに耐えると，だんだん助長してしまう．

ただし，「警察呼びますよ」という言葉は全然抑止力にならず，むしろ警察への長年の恨みがあるのかないのか，激高して居座ってしまう．誰かがけがをするか，物が壊れない限り，簡単に警察は動かないと知っているだけに，その後の対応がめんどくせぇ…状態になってしまう．

いざ，警察を呼ぶときは，相手の同意なんて取らずにさっさと呼べばいい．

裏御法度 Take home message

- ☑ 逃げ道を確保すべし．ドアは開放，人を集めろ
- ☑ 患者の手の届く範囲に立たないで診察を開始する
- ☑ 武器となるものを診察室に置かない
- ☑ 診察室には，警報器，ビデオカメラを設置する
- ☑ 警察を呼ぶのを躊躇するな！

28 危険な患者の対処法 Part 2
～言葉による鎮静～

☑ 臨床編　☐ マネージメント編　☐ その他

症例

　強面の患者 D が風邪をひいたと AM2 時に時間外救急を受診してきた．実は 1 時間前より腹痛もあり，かなり痛かったが，今は治まってきており，また 2 週間前から腰痛もあったという．鼻閉もあり，寝つきも悪いという．先立ってちょうど救急車が入ったばかりで，患者 D の待ち時間は 2 時間にも達していた．

　いざ診察になったものの，患者 D の訴えがいろいろあり，どれが主訴なのか絞りきれなく，また緊急性も低そうであり，医師 U もどうにもこうにも，患者 D の受診経緯が適切な救急の利用の仕方ではないと感じられた．

医師 U「それでいったい，何が問題で今日来たんですか？」
患者 D「いったい何を聞いていたんだ？ あんなに説明したじゃないか？」

患者 D の目つきが細くなった．

医師 U「いえ，10 年も前からの話に始まって，いろいろ訴えが多すぎてどれが一番困って，こんな夜に受診してきたのか，皆目検討がつかないんですよ．腹痛も排便後は治っているようですし，発熱も 37.8℃ぐらいでは死ぬわけはないですし，どれもそんなに救急らしくないですね」
患者 D「俺が救急って言ったら救急なんだ！ いつもは体温は 35℃なんだ，俺は．それにこの病院は風邪ぐらいでどれだけ待たせるっていうんだ！」

こめかみの静脈をムキムキ浮かせながら，患者 D はやりきれなさを吐しゃした．

医師 U「大声を出さないでください」

> 患者D 「あんたねぇ，つらいから来たんだろうが．もういいから，注射一発で風邪を治してくれ．仕事が忙しくて休めないんだ．早く注射一発してくれ．そしたら帰る」
> 医師U 「注射一発で風邪が治せたら苦労しませんよ」
> 患者D 「なんだと．いつも医者に行けば注射してくれて風邪は一発で治っているんだ．じゃ，いつも俺がかかっている医者は何だってんだ」
> 医師U 「大声を出さないでください．警察を呼びますよ」
> 患者D 「ハァァァァン？ 呼んでみぃ．コラ，警察，呼んでみろ．ハァァァ？ オラァ，警察呼んでみろっていうんだ．風邪で来たら，警察を呼ぶのか，この病院は？ もういい，もう帰る！ このバカ医者，こんな病院二度と来るもんか！」

● 鎮静のための会話術

怒りっぽい患者，医療者とうまくコミュニケーションがとれずにイラ立つ患者は，医療者，患者ともお互いに不幸だ．ただ人間不安になると，気が短くなり，余裕がなくなるのは当然のこととして受け止めよう．

一般社会のサービス業では，苦情処理はまず最初に対処しないといけない重要事項であるのに対して，医療者は診断・治療までの過程が重要視され，いかに患者を happy にするかにまで気が回っていないことがある．

▶ スタンダードに沿った診断・治療は当たり前
▶ それ以上に，「いかに患者を happy にして帰すか」を心がけよ！

□ 言葉の鎮静 10 カ条

怒っている人は自分の意見が通らず，あせって怒りを増幅していることがある．どんなに医学的に間違っていても，胸の内を吐き出すまでは医学的解釈を入れないで，まず受け入れることが重要．**素人は間違った医学知識を言っても，全然 OK**（『全然』は本来否定形を伴う副詞だが，間違っても問題ないのと同じ…？）．医学的に正しい知識はすべて受け止めた後，診察後に正せばいい．

その①：できるだけおだやかに落ち着いた低いトーンで話す
　理屈っぽくなく，相手の感情も認める態度で対応する必要がある．

その②：低いトーンで，短い簡潔な言葉で，淡々と
　患者はとにかく話したい．いっぱい話させる．女性医師は約3分で，男性医師は47秒で患者の話を遮るという．最初の3分は口を挟まない．「これが怒られずにいられるか！」「待ち時間が長すぎだ．こんなクソ病院！」と感情がコントロールできない状態である場合，相手の意見がいかに理不尽であっても，それに反論するのはまず控えるべきである．
　「でも」「しかし」という言葉は封印せよ．とにかく相手の意見を否定しているように聞こえる言葉は封印して，まずは傾聴に徹するべし．こちらが説明しようとすればするほど，揚げ足をとってくるものなんだよ．

その③：相手の態度を言語化する
　得てして興奮してきた患者は，自分の感情の高まりや声の大きさに更に挑発されて，態度がエスカレートしてくるものだ．そして，自分の怒りがエスカレートしているのに気がつかないことが多い．このような場合には，**相手の感情を言語化**して，自分が興奮してきているのだということを気づかせるとよい．「ずいぶん興奮されていますね」「ずいぶん怒っているようですが」「お怒りでしょうか？」などなど．そうすると「いや，別に怒ってなんかいませんよ」などという反応が返ってきて，相手がハタとわれに返ることがある．

その④：怖いときは怖いと伝える
　いい医療者-患者関係を築くには，一方がやり込められてはいい共同作業ができない．診断治療は共同作業であることを認識してもらう．
　時間がかかるようなら診察時間を設定して，それを超えるなら日中受診してもらうようになると話す．大声を上げたり，恫喝に対しては，ほかの患者の迷惑になるのでやめてほしいと伝える．

その⑤：私はあなたの味方であると伝えよう
　病気で困って来院したのに，医療者を怒鳴りつけても何の得もない．そんなことはおかまいなしに頭に湯気が上ってしまっている状態だ．ここは，きちんと言語化して「私はあなたの病気と闘うための味方なんですよ」と歯が浮くセリフを言ってほしい．夫婦だって長年連れ添えば，何も言わなくても通じてると思っているのは，ダンナばかりとか…．熟年離婚ならいいが，死後離婚（夫が死んだ後で離婚届を出して，「一緒の墓には入らない」）という奥様も増えているそうな…おぉ，コワッ．

その⑥：事態に動じない

相手が机を叩いたりしても，少々のことでは動じてはいけない．「ウワッ」「キャッ」と悲鳴に近い声を挙げると，暴力的な患者はよけい嬉しくなりエスカレートしてくることになる．一定の距離感を保ち，冷静さを保つべし．ボイスレコーダーを持つと，自分の言動も客観的に選べるようになるのでいい．正しい記録は上司に後日伝えるためであって，相手の許可は取らなくていい．

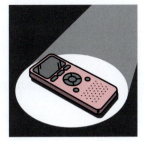

その⑦：真意を読め

ヤブ医者，バカ医者，ブサイクなどと言われても，あくまで個人攻撃を真に受けないようにする．別に患者は，あなたの容姿に興味があるわけではなく，いい表現が見つからなくて，怒りを吐き出したくて言っているだけである．「なんだ，お前なんか，口が1つあって，目が2つで，鼻の穴なんか2つも空いていやがって…（当たり前だ）」と言われているに等しい．

自分の目の前にウルトラマンの見えないバリヤーを出したつもりで，決して相手の言葉の攻撃は自分に当たらないと思い込んで分析的に観察すると，患者の怒りの原因や患者背景がみえてくることがある．けっこう真剣に心配していることがわかってくる．

難癖やいちゃもん，医学的に正しくない『意見』は必ずしも正しくないわけだから，気にせず聞き流せ．**大事な『事実』と『真意』を読み取る客観性を持つべし．**

その⑧：友人・家族を味方に引き入れる

患者に友人や家族がいる場合には，なるべく治療に同意してもらえるように患者を説得する方向で協力を依頼する．患者を助けたいという思いが伝われば，友人・家族は強力な助っ人になる場合がある．

その⑨：冷たい飲み物，食べ物を

もし余裕があり（空腹の浮浪者など必要に応じて），糖尿病や術前などの問題がなければ，冷たく甘い飲み物や食べ物を提供する．人間，血糖値が上がると幸せになるものだ．ここで熱い飲み物は御法度だ．こんなものいらないとぶつけられたら，こちらがやけどしてしまう．

その⑩：寡黙になったら危険信号

患者がイライラして怒鳴ってくるのは，まだこちらに関心があるという証拠であり，良好な関係を築くチャンスはある．ところが，患者が一切声を出さないようになったら要注

意．人を集めるか，大急ぎで逃げる準備をしたほうがいい．クレイムは恋愛と似るところがある．夫婦げんかは犬も食わないが，一切会話をしないようになるともう関心がないということで，離婚が秒読み段階に入っているというわけだ．

言葉の鎮静10カ条

①できるだけおだやかな声で話す
②低いトーンで，短い簡潔な言葉で，淡々と
③相手の態度を言語化する
④恐いときは恐いと伝える
⑤あなたを助けるためにいることを伝える
⑥事態に動じない
⑦真意を読め
⑧友人・家族を味方に引き入れる
⑨冷たい甘い飲み物を
⑩相手が寡黙になったら危険信号！

29 危険な患者の対処法　Part 3
～身体拘束：記録，記録，記録～

☑ 臨床編　　□ マネージメント編　　□ その他

症例

　66歳男性患者Wが，家でわけのわからないことを言って暴れているということで，救急搬送されてきた．救急隊が自宅に到着すると家族になだめすかされて，やっとのことで手にしていた包丁を手放したということだった．なんとか説得して救急車に乗せて，時間外救急に搬送されてきた．

　救急のスタッフは数人待機して待っていたが，救急外来玄関に救急車が到着したのに，一向に救急車の後ろのハッチが開かないので不思議に思っていた．玄関まで迎えに出たスタッフが，救急車の中をのぞくと，なにやらもめているようだったが，ようやくハッチが開くと，患者Wが大声を上げて，「やっぱり帰るぅぅぅ．人殺し！　助けてくれ！　お前らみんなグルになりやがって，殺してやる！　さぁ，殺せ！　おまえらにやる金は一文もないぞ！　わしをこんな倉庫に連れ込むなぁ！」と騒いでいた．

　救急隊や家族に抱えられ，救急車から診察室までなだれ込んできた．まもなく，救急隊から連絡をもらった警察官が数人救急室に到着した．いやはや，すごい状況になってきた．

　本人はせん妄状態で，失見当識を認め，治療に対しては全身全霊で抵抗を示していた．血圧一つ測定するのもひと苦労で，みんなで押さえ付けているものの，66歳とは思えないような怪力で何度か脱走を企てた．

　血圧180/100，脈74，呼吸数25，体温37.0℃．患者Wはきつねにつままれたようにおとなしくなったと思ったら，急に暴れたりしてなかなか診察も思うように進まなかった．何度か点滴をとろうとしたが，腕を揺するので，あやうく針刺し事故を起こしそうになり，点滴確保は現時点では断念せざるを得なかった．家族の話では，ここ数日間言動が変で，台所で小便をしようとしたり，ご飯を食べたのに食べていないと騒ぐようになったらしい．

　とにかく拘束をしないと何もできないので，家族に了解を得て，なんとか5人で身体拘束ができた…と思った瞬間，映画の一シーンをみるように，5人がはねのけられた…恐

> るべし 66 歳．こんなに元気な年齢の重ね方ならいいかも…とふと思ったが，現場はそんな余裕もない．
>
> 　患者の安全を最優先に，とにかく鎮静しないわけにはいかない．さらに人数を増やし，7 人がかりで身体拘束ができたものの，患者 W はおとなしくこちらの言うことを聞くわけもなく，治療は難航．
>
> 　医師 M はジアゼパム（セルシン®）の筋注を指示した．なんとか臀部にジアゼパムを筋注できた．患者 W の目つきが少しトロンとなった．「しめた」と思った矢先，急にフックパンチ一閃！ 医師 M の左頬に患者 W のパンチがクリーンヒットし，医師 M のメガネが無残にも曲がって空を舞った．
>
> 　患者 W は今までにも増して凶暴化してしまった．そこへ応援に来た N 医師が，ハロペリドール（セレネース®）の筋注を 1 発，2 発と指示．やっとのことで鎮静してきたので，輸液路を確保でき，そのままドルミカム®を静注し完全に鎮静することができた．呼吸管理をしながら，行った頭部 CT，腰椎穿刺により髄膜脳炎と診断された．もちろん回復後，この捕りもの劇に関しては，紳士である患者 W の記憶にはまったくなかった．

●危険な患者の診察法　　身体拘束　➡　薬物拘束

　自傷・他害の恐れ＋見当識障害のある患者の場合は，患者の安全を最優先に行う必要があり，患者の誤った判断で治療拒否をしても，それは無視して治療を継続しなければならない．

　言葉による鎮静が不成功の場合には，身体拘束や薬物拘束が必要だ．**患者の安全を守るために**必要な手段であることを患者家族に十分説明し，同意書を取っておく必要がある．単に人を縛り付けるのは犯罪だ．いったん拘束をすると決めたら，原則交渉はしない．

　身体拘束と薬物拘束は同時に行わず，段階的に行い，そのつど，患者の状態の記載および患者を守るためであったことをカルテ記載する．これが抜けると，裁判で「人権侵害」で負ける羽目になってしまうぞ．カルテが患者と医療者を守るのだ．

□　身体拘束の Tips　　○時○分…記録！

- **最低 5 人で，四肢の大関節に一人ずつと，頭部を押さえる一人が必要**

　四肢を押さえ付けられると，かみついてくるので注意．次につばを吐いてくるので，6 人目はマスクをかける．頭をガンガンほかにぶつけようとする場合には頸椎カラーを着用してもよい．

- 仰臥位で頭部 30°挙上．左腕は挙上し，右腕は下げるように拘束帯でベッド柵に固定

する.
- 武器になるものは取り除く．武器を取り除いても危険性は減らない．
- 必ずモニタリングを行う．拘束帯による低酸素で死亡例の報告あり．

☐ 薬物拘束の Tips　△時△分…記録！

- 自分で薬を飲んでもらえる場合は，リスペリドン 1～3 mg 経口．
- まず筋注で対処する．暴れる患者に静脈ラインを取るのは至難の業であり，針刺し事故になってしまう．

★筋注がベスト！

各薬剤の投与量は以下の表の参照．ジアゼパム（セルシン®，ホリゾン®）の筋注は残り少ない理性が飛んでいってしまうので禁忌．使うならジアゼパムを静注で．ただし，ベンゾジアゼピン薬のみで対処すると，薬剤追加が必要になることが多い．まずハロペリドール（セレネース®）を使って，ヘロヘロになったところで静脈ラインを取り，追加でミダゾラム（ドルミカム®）を静注するのが効果的．ケタミン筋注は循環抑制や呼吸抑制が少なく，使いやすい．

　向精神薬を飲んでいる場合，発熱や筋硬直があったら，ハロペリドールは禁忌（悪性症候群になってしまうとまずい！　錐体外路症状）．

　アルコール離脱症候群やベンゾジアゼピン離脱症候群なら，ジアゼパムやミダゾラムが有効．

　ミダゾラムは呼吸抑制に注意し，必ずモニタリングをすること．組み合わせて使う（呼吸抑制のあるミダゾラムを少なめ＋ハロペリドールなど）のもいい．

　うまく拘束ができたら，せん妄の鑑別と治療を急ぐべし．低酸素，低血糖，ショックの有無をすぐに調べ，頭部 CT も施行し，薬物中毒も含め，原因疾患を検索する必要がある．

ハロペリドール	5 mg　筋注　30 分毎 4 回まで	発熱あれば投与しない 悪性症候群に注意
ミダゾラム	5～10 mg　筋注	もし静脈ラインがあれば 2.5～5 mg 静注 呼吸抑制に注意
ケタミン	3～4 mg/kg　筋注	もし静脈ラインがあれば，1～2 mg/kg 静注 筋注製剤と静注製剤は異なるので注意 呼吸や循環抑制が少ないが，モニタリングは必須 5 分以内に効果発現

☐ カルテ記載のTips！

以下の内容を段階的に必ず記載すべし．
- ➤自傷他害の恐れあり＋見当識障害あり ➡ 患者を守るために抑制・鎮静必要
  目撃者，家族の同意，患者のMMSE（見当識障害はMMSEで記載するのが望ましい）
- ➤経過を詳細にカルテ記載：時間，目撃者名，家族の同意の有無

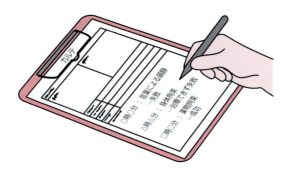

 暴れる患者〜身体拘束・薬物拘束
- ▶ 最低5人は必要
- ▶ 筋注薬が基本：ハロペリドール，ミダゾラム，ケタミンなど
- ▶ 悪性症候群が疑われたら，ハロペリドールは禁忌
- ▶ アルコール離脱症候群やベンゾジアゼピン離脱症候群ではベンゾジアゼピン系薬が第1選択

 参考文献

- Vilke GM, et al：Excited delirium syndrome（ExDS）；defining based on a review of the literature. *J Emerg Med* **43**：897-905, 2012
- MacDonald RD, et al：Articles that may change your practice；chemical restraint of agitated patients. *Air Medical Journal* **36**：101-104, 2017
- Korczak V, et al：Chemical agents for the sedation of agitated patients in the ED；a systematic review. *Am J Emerg Med* **34**：2426-2431, 2016

30 危険な患者の対処法 Part 4
〜治療すべきか，帰すべきか，それが問題だ〜

症例

58歳男性が行動異常があるということで，家人に連れられて来院した．研修医 M が診察すると，いたってまともで会話も非常に良好であった．奥さんが心配しすぎなんだと患者は言った．

そこでとりあえず検査しましょうと言うと，患者はすんなり同意した．ところが CT 室の前で患者が検査を拒否して大騒ぎになっているという．研修医 M が駆けつけると，患者はどうも技師の物言いが気に入らなかったらしく怒っていたが，検査には同意してくれた．特に頭部 CT では異常を認めなかった．患者は帰宅を強く希望し，研修医 M は「採血結果がよければ帰宅できますよ」と話した．

患者が帰ると言って待合室が騒がしいということで，再度研修医 M が呼ばれた．するとまた患者はすんなりおとなしくなり，きちんと対応するのであった．「な，なんだ…きつねにつままれているのか？」

研修医 M　「ところでここはどこですか？」
患者　「ふん，そんなわかりきったことを．役所でしょ」
研修医 M　「…」

　実は暴れる患者の約 8 割に器質的疾患があったという．暴れてやんちゃだからという理由で，患者を叩き返す（そんなことしないか？）と，実は病気のせいで暴れていただけとわかると，そのしっぺ返しは大きい．
　突然死してしまう可能性のある暴れる患者の基礎疾患としては，Brugada 症候群，心臓震盪症，電解質異常，タコツボ心筋症，急性冠症候群，肥大型心筋症，QT 延長症候群，心筋炎，てんかん関連突然死（sudden unexpected death in epilepsy：SUDEP）などがある．

●器質的疾患と精神疾患の見分け方

治療法があるのに器質的疾患を見逃すわけにはいかない．酔っぱらいや精神疾患が被っていると，必ずしもせん妄状態であるかどうかの判断は，実際には鑑別が難しいこともある．鑑別点を示す．特に意識レベルが変動し，きつねにつままれたような状況は重要な鍵だ．せん妄では古い記憶は保たれるので，名前や生年月日は言えることが多く，新しい記憶が障害される．

器質的疾患によるせん妄	精神疾患
急性発症	慢性経過
40歳以上	若年発症
見当識障害：新しい記憶の障害	
幻触覚，幻視が多い	幻聴が多い
意識レベルの変動（まるでうそつき？）	意識レベルは変動しない
バイタルサイン異常（特に発熱）	バイタルサイン安定
最近入院した器質的疾患あり	精神疾患の既往
中毒，薬剤の変更	
失禁，発汗，眼振	

暗記

精神疾患患者も命を奪うのは器質的疾患であり，所見が取りにくい分，より慎重に，心しないといけない．以下のような落とし穴にゆめゆめ落ちないように．病棟でみるせん妄は感染症と薬剤によるものが最も多い．

- ▶ 慢性硬膜下血腫：半数は精神症状で来院する．外傷歴は不明のことも多い
- ▶ 低血糖：30％は好戦的になる
- ▶ 感染症＋高齢者：インフルエンザや誤嚥性肺炎，尿路感染でせん妄になりやすく，発熱も出ないことがある
- ▶ 交感神経賦活：薬剤性（覚せい剤，LSD），甲状腺クリーゼ，アルコール離脱，ベンゾジアゼピン離脱，疼痛↑（SAHなど）
- ▶ 薬剤性：抗ヒスタミン薬，抗不安薬，抗コリン薬，NSAIDsなど

ただ実際には，ほとんど病歴と身体所見で見分けがつく．肝硬変の既往歴や身体所見がない場合にアンモニアを検査するのは無駄なんだ．ただし身体所見でわからないのは，低

ナトリウムが最も多いという．個人的には慢性硬膜下血腫も身体所見では見抜けない症例が多い気がするなぁ．

● せん妄を見つける！

MMSE（mini mental stats examination）を評価してカルテ記載するのが最もいいが，実際の臨床現場はそんなに悠長にやってられないこともある．CAM と mini-cog は覚えておいて損はないよ！

▶ CAM（confusion assessment method）感度 94％，特異度 89％

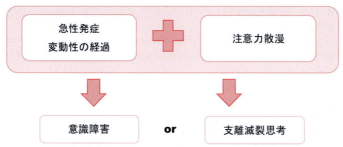

※注意力散漫の検査：10 個数字を言って，1 のときに手を握ってもらう．3 回以上間違えたらアウト
※支離滅裂思考の検査：セット A または B の質問を 4 つして，2 つ間違えたらアウト

セット A	セット B
・石は水に浮きますか？ ・魚は海にいるか？ ・1 g は 2 g より重いか？ ・釘を打つのにハンマーを使用してよいか？	・葉っぱは水に浮くか？ ・ゾウは海にいるか？ ・2 g は 1 g より重いか？ ・木を切るのにハンマーを使用してよいか？

▶ Mini-cog テスト

「3 つの言葉を覚えてください」
「円に 11 時 10 分の時計を描いてください」

数字の位置、針の位置を評価（針の長さは問わない）
うまく描けたら 2 点，ダメなら 0 点

「先ほど覚えた 3 つの言葉を言ってください」　各言葉 1 点ずつ（ノーヒント）

5 点満点のうち，2 点以下は見当識障害，認知症を疑う（感度 76〜99％，特異度 83〜93％）

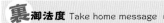

> ☑ 暴れる患者の8割は身体疾患合併例
> ☑ 意識レベルの変動を見逃すな！新しい記憶が障害される
> ☑ CAMでチェックしよう

- American College of Emergency Physicians. White Paper Report on Excited Delirium Syndrome. In Canadian Centre for the Prevention of In-Custody Deaths Inc. Retrieved Aug. 6, 2012. http://ccpicd.com/Documents/Excited%20Delirium%20Task%20Force.pdf.
- Janiak BD, et al：Medical clearance of the psychiatric patient in the emergency department. *J Emerg Med* **43**：866-870, 2012
- Donofrio JJ, et al：Clinical utility of screening laboratory tests in pediatric psychiatric patients presenting to the emergency department for medical clearance. *Ann Emerg Med* **63**：666-675, 2014
- Tucci V, et al：Down the rabbit hole；emergency department medical clearance of patients with psychiatric or behavioral emergencies. *Emerg Med Clin North Am* **33**：721-737, 2015
- Tucci VT, et al：Emergency department medical clearance of patients with psychiatric or behavioral emergencies, Part 1. *Psychiatr Clin North Am* **40**：411-423, 2017
- Alam A, et al.：Emergency Department medical clearance of patients with psychiatric or behavioral emergencies, Part 2：special psychiatric populations and considerations. *Psychiatr Clin North Am* **40**：425-433, 2017

31 嘔吐を解剖する
～嘔吐に強くなって患者を救え～

症例
気分が悪く嘔吐している女性患者40歳が来院した．心窩部不快感で嘔吐している．ストレスはあるかと聞くと，あるという．胃潰瘍の既往があった．下痢は一回だけ．
研修医は念のためとお願いして妊娠反応検査を提出し，陰性だった．
ちょうど朝ごはんも食べていないので，すぐに胃カメラができることになった．
患者は内視鏡室でショックになり，救急室に戻され，心筋梗塞の診断がされた．

● 嘔吐はまず心臓から鑑別せよ

嘔吐の患者をみたらすぐに胃腸炎と，ゴミ箱診断をしてはいけない．必ず心臓が原因の嘔吐を最初に除外する．心筋梗塞の際の「嘔吐」の陽性尤度比は1.9～3.5であり，何がなんでもECGからアプローチをするようにしたい（Resuscitation 81：281-286, 2010／JAMA 280：1256-1263, 1998）．下壁梗塞は迷走神経が刺激され，胃痛や嘔吐などを伴いやすい．前壁梗塞は交感神経が賦活され，さらに副交感神経も強くなり自律神経ストームになり嘔吐をきたす．心筋炎も嘔吐など消化器症状を呈することが多く，誤診されやすい．

- ①まず心臓を除外せよ
- ②頭または内耳
- ③腹部
- ④全身疾患

と考えて系統立ててアプローチをしよう．心筋梗塞による嘔吐の見逃しは，医療訴訟になってしまう．

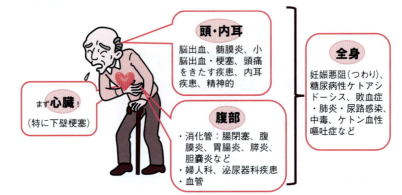

心臓	何がなんでも心筋梗塞の除外．心筋炎，心タンポナーデなど
頭・内耳	頭蓋内圧亢進：脳出血，脳腫瘍，髄膜炎，高血圧性脳症，脳梗塞，偽性脳腫瘍，小脳・脳幹疾患，てんかん
	頭痛：片頭痛，緑内障，一酸化炭素中毒
	内耳疾患，薬剤
	精神的：不安，焦燥，緊張，うつ，神経性食思不振症，多食症，反芻障害(rumination syndrome)，もらいゲロ
腹部	消化器疾患：炎症，閉塞（腸閉塞，ヘルニア，捻転，SMA症候群，癌），肝疾患，便秘，慢性特発性偽性腸閉塞，好酸球性腸症など
	婦人科疾患：妊娠，卵巣捻転，卵巣出血，異所性妊娠，骨盤腹膜炎，月経前緊張症
	泌尿器疾患：尿管結石，精巣捻転，腎梗塞，腎疾患，尿閉など
	血管疾患：大動脈疾患，上腸間膜動脈症候群，腸間膜動脈閉塞症など
全身	妊娠悪阻，糖尿病性ケトアシドーシス，アルコール性ケトアシドーシス，ケトン血性嘔吐症，敗血症など感染症，電解質異常（高K血症，低K血症，低Na血症，高Ca血症など），中毒（テオフィリン，ジギタリス，抗癌剤，鉛，メタノール，ヒ素，NSAIDs，抗菌薬，エリスロマイシン，ステロイド，経口避妊薬，女性ホルモン，鉄，アルコール，キノコ，スコンブロイド，薬物離脱など），アナフィラキシー，内分泌疾患（副腎不全，甲状腺機能低下症，甲状腺機能亢進症など），周期性嘔吐症，カンナビス嘔吐症候群，癌（paraneoplastic syndromeなど），血液疾患，膠原病など

●忘れやすい嘔吐をきたす疾患

妊娠悪阻は忘れた頃にやってくる．妊娠可能女性の場合は常に念頭に置こう．ヘタに薬を出して妊娠発覚後クレームが入るなんてよく聞く話．

感染症は嘔吐する．肺炎や尿路感染，中耳炎でも感染症では化学受容体が刺激されて嘔吐する．糖尿病性ケトアシドーシスの腹部症状は有名．アルコールを大量に飲んだ後，おつまみをあまり食べていないとアルコール性ケトアシドーシスになり嘔吐する．水分とブドウ糖だけで治る．

　電解質異常も見逃されやすい．ルーチン検査でカルシウムやマグネシウムが入っていないと見逃すかもね．内分泌疾患でも嘔吐することがある．

　ありとあらゆる薬剤が嘔吐をきたすので，常に薬剤内服中は薬剤による影響を考えておく必要がある．循環器系薬剤のみならず，腸管蠕動を遅くする薬剤，痛み止め，抗菌薬なんでもござれ．治療域の内服でも嘔吐するときは嘔吐する．

　精神疾患でも嘔吐を主訴にやってくる．詐病の場合，オェーっとやるものの，全然吐物が出てこないことが多い．隣でゲロされると，もらいゲロをしてしまう．これも精神的原因がトリガーなんだよね．

　子ども（6カ月〜5歳）ではケトン血性嘔吐症（低血糖，ケトン陽性）をよくみる．成人では周期性嘔吐症という病態がある．発症年齢は2〜49歳に多く，一定期間数時間〜数日持続して治る．ストレス，興奮，疲労，生理などがトリガーになる．腹痛合併が25%．片頭痛の合併が多く，発作時に片頭痛を認めるのが70%．

　比較的軽症の場合，イソプロピルアルコール綿の吸入のほうが，オンダンセトロン内服よりも制吐効果があったという報告もある．

●熱いお風呂やシャワーで治る嘔吐　cannabinoid hyperemesis syndrome

　原因不明の頻回嘔吐が熱い風呂やシャワーで軽快するなら，snap diagnosis で cannabinoid hyperemesis syndrome（大麻悪阻症候群）といえる．症状軽減のために1日に4〜5回もシャワーを浴びるという．

　マリファナはアメリカの一部の州では医療目的で合法となっている．日本では大麻，マリファナ，脱法ハーブなどで非合法的に手に入る…，って入っちゃダメでしょ！　外国の学生はけっこう遊び半分で手を出したことがあるらしく，WHOによるとカンナビスの生涯使用率は42〜46%という．

　マリファナは本来制吐作用があるが，長期使用で嘔吐しまくる病態になり，検査をしても原因がわからないのだ．マリファナが原因だと言っても「長期使用していて今まで何ともなかったから，そんなはずはない！」とやめたがらないので治療抵抗性らしい．使用期間は2〜5年が多い．マリファナを毎日使用している人が59%で，週に1〜3回も20%を占める．吐きまくると心窩部痛も訴えるようになる．Cannabinoid hyperemesis syndrome の91%は熱い風呂やシャワーで症状が軽快する．マリファナをやめるのが一番

だ.でも目の前でゲロゲロしていたらなんとかしたいよね.実はハロペリドールが奏効するという報告がある(Am J Emerg Med 31:1003.e5-6, 2013／BMJ Case Rep 2017 Jan 4;2017).

嘔吐を抑える裏技
▶ 手指消毒用のイソプロピルアルコールの綿を 10 分かがせると嘔気が治まるという

 御法度 Take home message
☑ 嘔吐患者はまず心筋梗塞を除外せよ
☑ 頭・内耳,腹部,全身で系統立ててアプローチせよ

 推奨文献
- Simonetto DA, et al:Cannabinoid hyperemesis;a case series of 98 patients. *Mayo Clin Proc* **87**:114-119, 2012
- Richards JR:Cannabinoid hyperemesis syndrome;pathophysiology and treatment in the emergency department. *J Emerg Med* **54**:354-363, 2018
- Getto L, et al:Vomiting, diarrhea, constipation, and gastroenteritis. *Emerg Med Clin North Am* **29**:211-237, 2011
- April MD, et al:Aromatherapy versus oral ondansetron for antiemetic therapy among adult emergency department patients;a randomized controlled trial. *Ann Emerg Med* **72**:184-193, 2018

☑ 臨床編　□ マネージメント編　□ その他

32 下痢を解剖する
～下痢の質を正しくひも解いてあなたは診断名人～

> **症例**
>
> 20歳女性，患者Kが激しい腹痛を主訴に明け方救急受診した．ちょうど外傷患者が入っていて手が離せないため，しばらく待ってもらうことになった．
>
> 一緒についてきた母親が「うちの娘，顔色が真っ青でうずくまっているんですよ．早くなんとかならないんですか？」とエライ剣幕で受け付けに詰め寄ってきた．
>
> CTをオーダーして少し手が空いた研修医Sが対応することになった．待合室に行くと，目当ての患者Kがいない．アレ？？？
>
> ほどなくトイレから患者Kがフラフラしながら顔をしかめて出てきた．
>
> 研修医Sが上級医Hにコンサルトしてきた．
>
> **研修医S**「トイレでは下痢をしたそうなんですが，腹部は平坦でやわらかく，腹膜刺激症状はなし．バイタルサインは異常なく，血液検査も問題ないですねぇ．気持ち悪いんで腹部CTを撮ったんですが，それも問題なさそうで…点滴していたら何となく良くなってきてるんです．原因はわかりませんが，とりあえず緊急性はないということで，と説明したら，母親も本人も納得してなさそうなので…」
>
> **上級医H**「それって間欠痛なんでしょ．下痢の性状きちんと聞いた？ まずグッと硬便が出てからドバっとビチビチ便が出ただけで，その後は軟便が1～2回出て終わりじゃないの？ 便秘が開通しておめでとうってパターンじゃないの？ あ，子宮内膜症も持ってるのか，そりゃ，腹痛いわけだよね」
>
> **研修医S**「いま話を聞いてきたら，その通りでした！ どうしてそんなに手に取るようにわかるんですか？ センセ，トイレでのぞき見でもしてたんですか？」

● 下痢をまじめに解剖しよう

　患者が下痢と言っても，素直に『下痢』と思ってはいけない．軟便からビチビチ便，粘液便，タール便，水様便まで，便がやわらかければみんな『下痢』と言うのが素人なのだ．
「水のような便ですか」という質問はほとんど役に立たない．『水のような便』≒『下痢』が一般人の発想であり，医者のように細かくその正常を分けて考えている人は，ほとんどいないと思わないといけない．

★水様便

　胃腸炎や小腸型腸炎に代表されるような本物の水様下痢は，教科書的には「米のとぎ汁のよう」と表現されるが，意外にピンとこない．患者に話すときは「水道の蛇口をひねったように，ジャーッと，まるでおしっこのような便が出ますか？」と聞こう．
　腸管に病変の主座があるからこそ，水様便がひっきりなしに何度も出るので，それをしつこいくらい確認するのが大事．ただしウイルス性腸炎は最初は嘔気・嘔吐が主体で数時間後に水様下痢になってくるので，最初のうちは簡単に水様下痢にならないことも念頭に入れておこう．
　大腸型（多くは粘液便）であっても，カンピロバクターやエルシニアは右側結腸に病変の主座があり，小腸から水のような便がすぐに送られてくるため水様便になる．

★脂肪便，消化不良便

　米国に旅行して分厚いステーキを食べた次の日は，いつも肉を食べ慣れていない日本人はビチビチウンチになってしまう．これが脂肪便（相対的膵機能不全とでもいったらいいだろうか）．膵胆道系疾患，吸収不良症候群では，固形成分が混じりながらも水と泥が混じったような便が出る．「ブビビビビィィ…」と便器周辺に飛び散らすような便になるのを，ありありと形態模写して患者に伝えよう．きっとあなたの真心は伝わるから．脂っこい食事やタンパクの多い食事をした後にこのような便になることを確認すべし．
　特発性脂肪性下痢症（Whipple病）は日本では極めてまれ（白人に多い）で，グラム陽性桿菌 *Tropheryma whipplei* による．消化器症状のほか，関節症状（約7割），中枢神経症状（約1割），眼症状（6%）と多彩な症状を呈し，抗菌薬で治癒する．

★ただの軟便は保留せよ

　腹痛をきたす疾患，腸管の蠕動亢進をきたす疾患でも軟便は数回出ることがある．虫垂炎や異所性妊娠，卵巣捻転，精巣捻転，憩室炎など，疾患を上げたらきりがない．心筋梗塞でさえ，嘔吐をきたすとそのうち軟便くらい出る．小脳出血でも嘔吐しまくるとそのうち軟便も出る．一酸化炭素中毒で頭痛に伴い嘔吐すると，そのうち軟便も出てくる．熱中

症でも嘔吐，下痢は起こる．腹部てんかんも緑内障だって嘔吐して軟便くらい出る．嘔吐を何度もすれば軟便くらい出るのだ．これを患者は下痢というが，2〜3回程度軟便が出るだけなら，下痢を主症状とする疾患の鑑別を挙げるのはいったん保留して，もっとカギとなる症状を中心に鑑別を挙げたほうがいい．

特に高齢者や向精神薬などで薬剤性便秘になりやすい患者で，水様〜泥状便でも少量が腹痛に伴い繰り返し出てくるような場合，頑固な便秘が原因のことがある．大きな便塊が直腸にあって蓋をしている（嵌入便）ものだから，それを迂回するように水様便が少しずつ出てくるオーバーフロー型便失禁だ．頑固な便秘がないか直腸診で確認すべし．摘便で症状は一発解決する．

★粘液便，粘血便

大腸型細菌性腸炎の多くは粘液便であり，1回の量は決して多くない．ただしまずは大腸にある便が出るので，最初はけっこうドバッと軟便が出てくる．その後，『鼻水のような便がネロネロ』と頻回に，でも1回の量は少量で出てくる．これをしっかり確認しよう．血液が混じっているかどうかも大事（粘血便）．入院3日目以降の下痢なら偽膜性腸炎を考慮すべし．

★色に注目

タール便であっても患者は下痢という．必ず色を確認しよう．多くは上部消化管出血が原因．ただし鉄剤内服中，イカ墨，赤ワイン，岩のりを食べた後は黒っぽい便になるので食事の内容も確認すること．

真っ赤な血便の場合は患者が自己申告してくれることが多い．排便後にポトッと赤い血が出るのはほとんど内痔核によるものだが，便がまんべんなく赤ければ血便．鮮血便の場合，多くは大腸からの出血を考えるが，ここで必ず除外しないといけないのは急速に上部消化管から出血している場合（食道静脈瘤や胃潰瘍）は命に関わる．鮮血便でもまずは上部消化管からの出血を除外しておくべし．まずはNGチューブを入れよう．

下部消化管からの出血では多くはあわてない．腹痛を伴わない大量の下血は憩室症のことが多い．大腸癌や大腸血管腫からはそれほど多く出ない．一方，大動脈の術後であると，大動脈消化管瘻のことがあるのであっという間に悪化する．またまれだが，小腸腫瘍は血管に富むのでけっこう下血してくる．

レンガ色の軟便の場合，セフゾン®ドライシロップの色のことがある．小児の内服内容を確認しておこう．「こんなの大丈夫ですよぉ」と嬉しそうに笑顔で説明すると，血相を変えて心配して子どもを連れてきた母親はバカにされたと思って怒ることがあるので，神妙な顔で「大丈夫ですよ」と落ち着かせてあげよう．

★時間経過に着目する

　腸管の蠕動が早まれば，いま腸管にある便が軟便になって出るだけ．これを素直に下痢と解釈してはいけない．

　腸閉塞だって腸の蠕動により，間欠的腹痛に伴い最初はドバっと軟便～水様便が出る．その後間欠的腹痛のみが残り，便が出なくなる．便が出ないのは constipation といい，ガスも出なければ obstipation という．まさしく obstipation になってくるのが腸閉塞の特徴．さらに腹痛は悪化し嘔吐も出てくる．でも医者が「便はどうでしたか」などとあいまいに質問すると，「下痢しました」という答えしか返ってこない．

　明け方受診の若い女性や小児に多いパターンが便秘．便秘もいうなれば腸閉塞と同じ．間欠的腹痛に伴い，その後ググっと硬便または兎糞状便が出て，その後ドバっと軟便～少し形のある便が混じった水様便が出る．腸蠕動はすぐには治まらないので，その後1～2回軟便または水様便が出る．その後徐々に腹痛は改善していくのだ．

　この最初にググっと硬便が出てから，または硬便と同時にドバっと下痢便が出たことを，こちらから聞かないと患者は言わないものと思わないといけない．この話を下痢と勘違いして下痢止めを出すと，よけいひどい便秘になってかえってきてしまう．腸管の癒着を伴う場合（子宮内膜症，骨盤腔内の術後）は，腹痛が冷や汗が出るくらい強い差し込みのある疝痛になるので，この痛みに対して共感的に対応すべし．

　慢性経過なら，炎症性腸疾患や過敏性腸症，吸収不良症候群，乳糖不耐症，薬剤性下痢，好酸球性胃腸症，スプルー，電解質異常，副腎不全，甲状腺機能亢進症，悪性腫瘍，膠原病，糖尿病性腸症，腹部アンギーナ，感染症（結核，梅毒，HIV，ライム病，原虫，そのほか細菌・ウイルスなど），アルコール，低栄養，放射線性腸炎などを鑑別していく．右側結腸の大腸癌では蠕動が亢進するため，軟便の下痢が続く．たかが下痢でも大腸検査はしっかりしておかないといけない．

御法度 Take home message

- ☑ 患者の下痢は，性状をきちんと確認すべし
- ☑ 時間経過を大事にすべし
- ☑ 単なる軟便なら主訴は別のものにせよ

推奨文献

- Tack J：Functional diarrhea. *Gastroenterol Clin North Am* **41**：629-637, 2012
- DuPont HL：Persistent diarrhea；a clinical review. *JAMA* **315**：2712-2723, 2016

33 食事をまじめに聞いてますか？
～患者の気づきを促そう～

☑臨床編 ☐マネージメント編 ☐その他

症例

研修医K「42歳女性で心窩部痛です．胃潰瘍の既往などありませんし，便の色もいいそうです」
上級医H「食事は聞いた？」
研修医K「あ，食事は大したものは食べてないっていうことです」
上級医H「食後1時間半くらいから痛くなってきたんだよねぇ」
研修医K「ちょっと聞いてきます」
....
研修医K「油っこい物や生物は食べてないって言ってました」
上級医H「だから何食べたか具体的に聞かないとだめでしょ？」
研修医K「ちょっと聞いてきます」
....
研修医K「卵かけご飯でした！」
上級医H「○△◇×…卵はコレステロールがいっぱいで思いっきり胆嚢を収縮させる食事なんだよ．これって胆石じゃん（超音波で緊満した胆嚢が描出された）」

●食事の病歴は…患者の記憶を掘り起こせ！

「食って出して寝むれれば大丈夫」とはよく言ったもので，食事は生活の根幹をなす．一方，食事の情報で診断がつくことも多いが，患者は疾患とつなげて食事をするわけでもなく，医者がうまく聞き出せないと正しい情報は得られない．

☐ 食後どれくらいで症状が出たか？

　食事と症状発現の情報はすごく大事だが，患者から丁寧に聞かないとわからない．細菌性腸炎では潜伏期は通常2～7日かかるわけであり，「何か思い当たる食事はないですか？」と聞いても直近の食事しか答えてくれない．ましてや「2日前以前に食べたもの」なんて聞いても一足飛びに，2～3日前に食べたものを思い出せる人はどれくらいいるだろうか？　きちんと一食ずつさかのぼるように食事を思い出すように聞いていく必要がある．

★食中毒と潜伏期

食直後から症状発現	中毒．ヒ素や有機リンなどの中毒はすごく早い 毒素は比較的早い
食後3～6時間	毒素は比較的早い 食品内毒素型としてブドウ球菌（1～5時間）やボツリヌス菌（8～36時間）などがある． 生体内毒素型としてはウエルシュ菌（6～18時間），セレウス菌（嘔吐型は1～5時間，下痢型は8～16時間）がある 二枚貝の毒素や毒キノコなどは食後30分～4時間くらいで嘔吐を誘発することがある セレウス菌，ウエルシュ菌，ボツリヌス菌は加熱しても死滅しない
食後2～7日	多くの細菌性腸炎は潜伏期が長めで，カンピロバクター（2～7日），腸管出血性大腸菌（4～14日）である．さすが細菌が潜伏している時期は下痢はなくとも実に体がだるくてたまらないと訴えることが多い サルモネラ（12～48時間）や腸炎ビブリオ（12～24時間）は比較的早い．腸炎ビブリオは早いときには2～3時間のこともある ノロウイルスは1～3日だが，カキなどの二枚貝からのみならず，罹患者の吐物や下痢も原因になる
	大腸菌は5種類もありややこしい ①腸管病原性大腸菌（12～24時間）乳児に多い．水様便 ②腸管組織侵入性大腸菌（1～5日）乳幼児はまれ．粘液便 ③腸管毒素原性大腸菌（12～72時間）旅行者下痢症 ④腸管出血性大腸菌（3～14日）粘血便，ベロ毒素，HUSの合併 ⑤腸管凝集接着性大腸菌（7時間～2日）南米やアフリカに多い．小児下痢症

食べ物がどこを通過したかで鑑別を考えよう

食直後つかえ感:【食道】
食道癌、アカラシア、食道狭窄、好酸球性食道炎

空腹時(胃酸多い)➡食事で痛み軽減(胃酸中和)
胃・十二指腸潰瘍、GERDなど
食後2時間で胃が空虚になり胃酸増加で胃潰瘍痛悪化

食後1〜2時間:【十二指腸】
胆石、膵炎、上腸間膜動脈症候群

食後3〜4時間:【小腸】
腹部アンギーナ、吸収不良症候群

食後すぐ〜30分:【胃】
胃潰瘍、アナフィラキシー

空腹時痛

　胃潰瘍は食後，十二指腸潰瘍は食前に痛いと国家試験対策では覚えただろうが，実際は胃酸が多い空腹時は胃・十二指腸潰瘍どちらも痛みが起こり得る．食事や牛乳で胃酸が中和されれば痛みが引いてくる．また食後2時間ほどで胃が空虚になるとまた胃酸にさらされるため，胃潰瘍は痛みが出てくる．

食後すぐ〜1時間:胃通過中

　胃潰瘍は食物が入ると痛みが出てくることがある．アナフィラキシーも抗原となる食物が入って30分以内に症状が出ることが多い．

食後1〜2時間:十二指腸通過中

　この時期は食物は胃から出てきて十二指腸に至る．そうなると待ってましたとばかりに胆汁や膵液が出てくるわけだ．膵胆道疾患でここが詰まれば当然痛くなる．純粋な胆石発作や総胆管結石発作は内臓痛のため，心窩部の持続痛になる．胆石疝痛は実は誤称であり，決して疝痛ではなく鈍痛なのだ．Murphy徴候は体性痛であり，胆嚢炎にならないと出現しないので注意されたい．十二指腸の通貨障害になる上腸間膜動脈症候群も，この時期に激痛（間欠痛）になる．

食後3〜4時間:小腸通過中

　腹部アンギーナは腸間膜動脈の狭窄により，小腸を食物が通過中に虚血になり，持続痛になる疾患だ．慢性経過で狭窄または閉塞するため，側副血行路ができていることが多く，腸管の壊死までは至らないことが多い．比較的消化の悪い食べ物やたくさん食べた後に腹痛が出現することが多いが，気をつけたいのは昼食後3〜4時間だと，患者は夕食前に痛

いと言って空腹時と間違えてしまうことがあること．また夕食後 3~4 時間だと眠前になってしまうため，患者は食事とは関係ないと答えることがある．腹痛が食事と関連があるかどうかは，じっくりと話を聞いてその再現性や食事内容も聞いて，判断しないといけない．

☐ 何を食べた？

「普通のものしか食べていない」「大したものではない」ということを鵜呑みにしないで，詳細に食事内容を聞かないと診断にはたどり着けない．「大したものしか食べていない」と言って，たしかにほとんど食事を摂らないでお酒を飲んでいた人が，ビタミン B_1 不足になっていた．カップラーメンばかり食べていたことが判明し，塩分の摂りすぎで，「そりゃ血圧がなかなか下がらないわけだ」と納得なんてことも…．

「脂っこいご飯は食べていませんか？」と言うと，けっこう大事な情報がもれてしまう．卵はコレステロールの塊なのに，脂っこいとは思っている人は少ない．ポテトチップもおやつなのでご飯とはみなさない．マーガリンをたくさん塗ったパンは大したことがないなど，患者自身が気づいていないことも多い．何を食べたか聞くほうがいいんだ．

銀杏中毒では痙攣をきたす．銀杏には 4-メトキシピリドキシン（4-MPN）が含まれており，ビタミン B_6 に構造が類似しているため，ビタミン B_6 の結合部位に競合阻害し，痙攣をきたしてしまう．中毒量は小児で 7~150 個，成人は 40~300 個．治療はビタミン B_6 の投与．

「みんな同じもの食べたのに…」は信じてはいけない．Scombroid poisoning（サバ科）など青魚が室温にしばらく放置されていると，モルガン菌などの腐敗細菌が増殖し，ヒスチジンがヒスタミンに変化してしまい，ヒスタミン中毒になってしまう．まるで蕁麻疹や口のしびれが一気に出てくるのであせってしまうが，IgE は無関係でヒスタミンの薬を飲んだのと同じこと．アドレナリンは不要で，抗ヒスタミン薬で治療すればよい．

魚の身の中でも細菌増殖が多いところを食べた人は症状が出るので，一匹の魚であっても必ずしも家族全員が「同じもの」を食べたことにはならない．リンゴの一部が変色しているのを見たことがあるでしょ？ 同じように魚でも一部のみ腐敗していたらそこを食べた人だけが症状が出るのは当たり前．ヒスタミンは火を通しても壊れないので，火を通したから大丈夫という考えを患者が持っていると，「あやしいものは食べていない」と答えることがあるので注意したい．

「火を通したから大丈夫」は信じちゃいけない．汚染された熱帯のプランクトンをたくさん食べた魚（イシガキダイ，バラハタ，バラフエダイ，イッテンフエダイ，オニカマス，ヒラマサなど）をたくさん食べると，シガテラ毒（シガトキシン；加熱しても壊れない）に侵され，消化器・神経障害をきたしてしまう．感覚が研ぎ澄まされるため，冷たいものを触っただけでドライアイスセンセーションと言い，痛みとして感じてしまう特徴的な症

状をきたす．しかしこれも魚をたくさん食べたときに起こりやすいので，家族と同じものを食べたと言っても，量まで聞かないといけないんだ．

2018年には有毒プランクトンの発生のおかげで二枚貝（アサリ，アカザラガイ，カキ，ホタテガイ，ムラサキイガイ，アサリなど）が，麻痺性貝毒（ブレベトキシン類）や下痢性毒（ジノフィシストキシン群）を持つようになってしまい，潮干狩りの貝を食べないように勧告が出てしまった．バイ貝（つぶ貝）は北陸や山陰で食べることができる歯ごたえのいい貝．しかし唾液腺にテトラミンという神経毒を溜め込むことがあり，食後30分後に頭痛，めまい，しびれなどの神経症状を起こす．

キノコ名人が採ってきて親族や近所に振る舞うと実は毒キノコが混じっていた…というのはよくある話．ツキヨタケ（でっかいシイタケみたいで消化器症状が出現）が多いが，まれながらドクツルタケ（カサの下にツバ，根元につぼがある白いキノコ；肝不全で死亡）だと1本でも致死量だから怖い．鍋にしようが天ぷらにしようが，毒は壊れない．

シガトキシンのみならず，ヒスタミン，ブレベトキシン，テトラミン，テトロドトキシン（ふぐやヒョウモンダコ），キノコ毒も加熱しても壊れない．

> **裏御法度** Take home message
> ☑ 食事内容や食後経過時間はしつこいくらい確認せよ
> ☑ 患者の「普通のもの」という言葉でなおざりに見過ごしてはいけない
> ☑ 「みんな同じものを食べた」という話は信じてはいけない

☑ 臨床編　□ マネージメント編　□ その他

34 MONAって本当にいいの？
～ドナドナドーナ～モーナー～

症 例

54歳男性．冷や汗を伴う胸痛を主訴に来院．息切れも訴えていた．すぐにECGも取られ，STEMI（ST上昇型心筋梗塞）と診断した．

研修医K「よっしゃ，MONAだぁ！ 看護師さぁ～ん，モルヒネください！」
上級医H「ちょっと待ったぁ～！」

どこから現れたのか，飄々とした上級医Hがうすら笑いを浮かべながら，研修医Kのオーダーをストップした．いつもよけいなときにしゃしゃり出てきやがって，チッと言いたいところを研修医Kはぐっとこらえた．いい上司っていうのはお金を出して，口を出さないものなのに…

●阿呆の一つ覚えの「MONA」はダメチン

モナって芸能人はいるし，モナリザだってモナだし，ドナドナドーナーと歌えば，次いでモーナーとつい歌いたくなってしまうのもモナだ…ってことはねぇし！

急性冠症候群（ACS）ではMONA（Morphine モルヒネ，O_2 酸素，nitroglycerin ニトログリセリン，Aspirin アスピリン）の4種の神器を忘れないようにしましょうってことで，覚え方MONAが誕生した．でもね，このあたりのエビデンスってけっこうアヤしいんだ．

□　モルヒネのエビデンス

ACSだからって何でもかんでもモルヒネはよくない．**モルヒネはSTEMIの患者で，ニトログリセリンをまず使って，効果がないときに初めて使用する痛み止めと心しておこう．**
実はSTEMIに対するモルヒネ使用で，抗血小板薬（クロピドグレル，チカグレル，プ

ラスグレル）の効果発現遅延が起こってしまう（Circ Cardiovasc Interv 8. pii：e001593, 2014）．抗血小板薬が効かなくなるなんてえらいこっちゃ！

STEMI（ST 上昇型心筋梗塞）	➡ ニトログリセリンが効かないときに使用すべし（class I）
NSTEMI（非 ST 上昇型心筋梗塞）UA（不安定狭心症）	➡ モルヒネ使用で死亡率上昇の報告があり，あくまでも慎重投与（class II a）

ちなみに痛み止めとして NSAIDs は禁忌．死亡率上昇，再梗塞率上昇，高血圧，心不全，心筋破裂のリスク上昇などのため（class III）．

☐ 酸素のエビデンス

SpO_2 が 94％以上あれば，酸素は不要．与えたとしても SpO_2 94〜98％に微調節を．

心筋梗塞患者を対象にした AVOID トライアル（2014 AHA Scientific Assembly）では，酸素投与群のほうが心筋梗塞再発率上昇，心筋障害（CPK 上昇），不整脈が増えてしまった．SpO_2 が 100％って血液ガスで見ると SaO_2 が 300 Torr を超えてしまっていることもあり，体に悪いんだ．ただしショックや死亡率が増えたわけではない．また心筋梗塞疑いの胸痛患者を対象にした研究では，SpO_2 が 90％以上あれば，酸素の有無にかかわらず 1 年後の死亡率は変わらない（N Engl J Med　377：1240-1249, 2017）．

心筋梗塞のみならず，重症患者を扱う ICU でも高濃度酸素は死亡率が増え，ショックや感染症まで増えるという惨憺たる結果だった（Oxygen-ICU トライアル．JAMA　316：1583-1589, 2016）．

酸素をどうしても投与したいというあなた！ 大丈夫！ British Thoracic Society（英国胸部疾患学会）の出した酸素のガイドライン 2017 によると，SpO_2 を 94〜98％にしておけばいいんだよ．在宅酸素療法などで，慢性に CO_2 蓄積が疑われる場合は SpO_2 を 88〜92％にしておけばいい．

酸素っていっぱいあげたい気にもなるけど，ほどほどにしておかないといけないんだ．結婚記念日の妻へのプレゼントだって豪華すぎはむしろよくない．全然ないとダメなときもある．酸素と一緒じゃないか．

☐ ニトログリセリンのエビデンス

ニトログリセリン点滴は 24 時間以内に投与されると 2 日目の時点での死亡率が低下する．ヨッシャー．ようやく効果のある薬剤が出てきたと思ったのもつかの間…，ニトログリセリンの舌下投与のエビデンスはなし…アレレ？ でも class I なんだけど…．

禁忌もあるし，安易に飛びつくのもなんだかねぇ．

ニトログリセリン禁忌 Class Ⅲ	☑ 右室梗塞 ☑ 血圧＜90 mmHg ☑ 心不全でもないのに高度徐脈（＜50 bps），頻脈（＞100 bps）	☑ バイアグラ内服患者 ☑ いつもより30 mmHg以上血圧低下

下壁梗塞を見たら，必ず右前胸部誘導（V_{4R}, V_{5R}をとり，右室梗塞の有無を確認しないといけない． 右室梗塞にうっかりニトログリセリンを投与すると，血圧もあなたも奈落の底へまっしぐら…右室梗塞でショックになったら，輸液をある程度負荷しないと血圧は戻ってこないので要注意．昇圧剤だけで戦うのは素人なんだよ．

実は下壁梗塞であろうが，前壁梗塞であろうが，ニトログリセリンを使用すると8％に血圧低下（＜90 mmHg）をみるというから，ま，ニトログリセリンを使うときは常に注意を払うってこった．

☐ アスピリンのエビデンス

STEMIでのアスピリン使用は死亡率低下（NNT 42），再梗塞低下（NNT 67）classⅠ．ここにきてようやく抜群のエビデンス登場．MONAの各薬剤がコケまくる中，アスピリン君はすごく頑張っていていい．なるべく早期投与がいいということで，病院前からの投与が推奨されている．病院前12誘導ECGが，威力を発揮する時代なんだよねぇ．

裏御法度 Take home message

- ☑ M　モルヒネ➡STEMIでニトログリセリンが無効のときの痛み止め
- ☑ O　酸素➡ボチボチでんなとSpO_2 94〜98％に微調整
- ☑ N　ニトログリセリン➡点滴はエビデンスあり，舌下はOK．禁忌の爆弾を踏むな！
- ☑ A　アスピリン➡早く早く！　死亡率低下のNNT42

☑ 臨床編　□ マネージメント編　□ その他

35 トラネキサム酸の裏技
～保険適応外は決して推奨していませんよ！～

> **症例**
>
> 薬のCMで「トラネキサム酸配合」なんて風邪薬が売っているけど，トラネキサム酸とは止血作用以外にのどの痛みにも効くから面白い！ 出血性疾患ではトラネキサム酸（トランサミン®）とカルバゾクロムスルホン酸（アドナ®）を何も考えなしに，ホイホイ点滴に入れてはいないだろうか？ トラネキサム酸は線溶系のフィブリンの崩壊を抑えてくれる働きをし，カルバゾクロムスルホン酸は毛細血管に作用して血管透過性亢進を抑制し，血管抵抗を増強することにより出血時間を短縮し，止血作用を呈する．

● 外傷性出血性ショックでは，もはやスタンダード！

　外傷性ショックの9割は出血性ショックによるもの．とにかく出た分を補えってなもんで，昔は病院前からガンガンリンゲル液や生理食塩水を輸液したが，身体は決してただの容れ物ではありません．外傷はもはや炎症性疾患という概念ができ上がり，アシドーシスや低体温，出血傾向が大きく予後を左右し，**輸液を入れれば入れるほど希釈性凝固障害をきたしてしまう**．

　輸液を1.5 L以上入れると70歳以上では死亡のオッズ比が2.89と上昇してしまう．3 Lを超えるとなんとオッズ比は8.61と，なんともはや生きた心地がしない…（J Trauma 70：398-400, 2011）．たくさん出血したら早期に輸血をしたほうがいいのだ．あくまでも濃厚赤血球は酸素を運搬するだけなので止血を期待するなら，早めに凍結新鮮血漿や血小板を補わないといけない．細胞外液の輸血が1 L以下であれば予後に影響なし．

　Crash-2トライアルでは外傷早期（3時間以内）にトラネキサム酸を投与することで，死亡率低下が期待できる．外傷全死亡に対するNNT（Number Need to Treat）は66.7，出血死に対してはNNT125であった．NNTって10以下だとすばらしい治療といえるが，これだけNNTが大きいと，まぁちょっといいみたい…って感じ．でも安い薬だし，

約67人に1人はトラネキサム酸を投与したことによって死亡しなくて済むなら，これはいいんじゃないかしら？

トラネキサム酸投与はスピードが命．投与が15分遅れると，効果が10％低下してしまう．受傷から60〜120分以内に投与すればNNTは53だが，120〜180分に投与したのではNNTは67になってしまうのだ．

基本的にはトラネキサム酸1gを10分で投与し，続いて1gを8時間かけて投与するという，ちょっと面倒くさい投与法が推奨されている．アメリカのATLS（Advanced Trauma Life Support）の最新版（10版）では，トラネキサム酸投与は必須になっている．

● 産後大出血にもトラネキサム酸をお忘れなく

産後出血でもトラネキサム酸1gを10分で投与する．30分後に出血が続く場合や24時間以内に再出血する場合は必要に応じて追加する．お産直後にトラネキサム酸投与により死亡率が1.9％から1.5％に減少した（NNTは250）というから，やはりちょっといいみたい．もちろん大出血に対処するには子宮マッサージや子宮収縮薬，大動脈遮断バルーン，外科的手術などが必要だけど，トラネキサム酸は手術が増えたりなどの副作用もなく，早期に投与しておくには悪くはない．

● 鼻出血もトラネキサム酸のオプション…保険適応外！

アドレナリンガーゼ（いわゆるボスミン®ガーゼ）で頑張ってパッキングしてもなかなか鼻出血が止まらなかったり，高齢者で高血圧があるとどうしてもアドレナリンを含むガーゼは使いづらかったりするよねぇ．

216人の前方からの鼻出血に対してトラネキサム酸500mgをガーゼに浸したものと，ボスミン®ガーゼによる止血の効果を比較検討したところ，**なんとトラネキサム酸ガーゼの圧勝**だった．10分以内の止血が得られたのはトラネキサム酸では71％に対して，ボスミン®ガーゼはたったの31％．2時間以内に帰宅できたのがトラネキサム酸ガーゼで95％であったのに対して，ボスミン®ガーゼでは6.4％とトホホ．再出血率はトラネキサム酸ガーゼで4.7％であったのに対して，ボスミン®ガーゼは11％もあった．

抗血小板薬を内服していても，トラネキサム酸ガーゼによる止血は73％に得られたのに対して，通常の止血法では29％しか得られていない．

うぅーん，日本でもトラネキサム酸の外用を保険適応にしてほしいなぁ….

● 歯肉の出血も…保険適応外！

ワーファリンを内服していても，抜歯は普通にすればいいとガイドラインでは言っているが，出血するときは結構出るもの．注射用のトラネキサム酸をガーゼに浸して噛んでもらうのでも止血が得られる．またトラネキサム酸カプセル（250 mg）を2カプセル（合計 500 mg）10 mL の水に溶かして，口に含んで2分間口をゆすいで吐き出してもらう（1週間）と止血が得られたという．RR（risk reduction）0.13 となかなかすごい（Haemophilia 13：443-444, 2007／Contemp Clin Dent 5：49-53, 2014）．注射しなくてもいいというのが全身に与える影響がなくていい．保険適応外だけどね．

裏御法度 Take home message
- ☑ 外傷性出血性ショックを疑ったら，なるべく早期にトラネキサム酸投与
- ☑ 産後大出血予防にもトラネキサム酸を
- ☑ 鼻出血の奥の手にトラネキサム酸の外用もできるが…保険適応外
- ☑ 歯肉出血なら，トラネキサム酸カプセルを溶かしてうがい

参考文献

- Gayet-Ageron A, et al：Effect of treatment delay on the effectiveness and safety of antifibrinolytics in acute severe haemorrhage；a meta-analysis of individual patient-level data from 40 138 bleeding patients. *Lancet* **391**：125-132, 2018
- WOMAN Trial Collaborators：Effect of early tranexamic acid administration on mortality, hysterectomy, and other morbidities in women with post-partum haemorrhage（WOMAN）；an international, randomised, double-blind, placebo-controlled trial. *Lancet* **389**：2105-2116, 2017
- CRASH-2 Trial Collaborators, et al：Effects of tranexamic acid on death, vascular occlusive events, and blood transfusion in trauma patients with significant haemorrhage（CRASH-2）；a randomised, placebo-controlled trial. *Lancet* **376**：23-32, 2010
- Zahed R, et al：A new and rapid method for epistaxis treatment using injectable form of tranexamic acid topically；a randomized controlled trial. *Am J Emerg Med* **31**：1389-1392, 2013
- Zahed R, et al：Topical tranexamic acid compared with anterior nasal packing for treatment of epistaxis in patients taking antiplatelet drugs；randomized controlled trial. *Acad Emerg Med* **25**：261-266, 2018

☑ 臨床編　☐ マネージメント編　☐ その他

36 中毒に強くなる
…知ってるか知らないかで大違い
~目には目を，脂には脂を~

症例

　80歳男性が高度徐脈を主訴に転院紹介されてきた．血圧70/40 mmHg，脈36/分．すぐにECGと血液ガスが取られ，まずは下壁心筋梗塞と高カリウム血症を除外せねば！『当直裏御法度』の「なんじゃこりゃぁ！と思ったら…」の項目（69頁）を開き，鑑別を挙げていった．なんとも珍しい，カルシウム拮抗薬を間違えてたくさん飲んでしまったという病歴を得ることができた．

　カルシウム製剤，昇圧薬…うぅーん，効かない….

　そこに上級医Hが登場．「ふっふっふ，目には目を，脂には脂だよ♪」

　イントラリピッドの点滴を開始したところ，ものの15分でバイタルサインは血圧120/60 mmHg，脈72/分と安定してしまった．

　ま，魔法だ….

　かかりつけの認知症の72歳女性が糖尿病薬を多めに飲んでしまい救急搬送された．この前まで入院主治医をしていた研修医Kが日直だった．血糖測定すると「Low」…ブドウ糖を注射すると意識を取り戻したが，そうは問屋が卸さない．30分毎にブドウ糖投与を要する遷延性低血糖で治療に難渋した．ベッドサイドにはりついた研修医Kは，「俺のどこに落ち度があったのかぁ…」と途方に暮れていた．

　そこに救世主の上級医Hが登場．「ふっふっふ，君に落ち度はないよ．オクトレオチドを使いなさい」薬剤投与後，あっという間に血糖値は安定した．

　ま，魔法だ….

● 中毒の知識は豆知識ならぬ，必須知識！

ワンピース「ドクターヒルルク編」でチョッパーはドクトリーヌにこう言われる．
「いいかい，優しさだけじゃ人は救えないんだ．人の命を救いたけりゃ，それなりの知識と技術を身に付けな！　腕がなけりゃ誰一人救えないんだよ！」

中毒なんて関係ないと思っていたら大間違い．勉強不足は必ず患者に降りかかる．医者の処方する薬には必ず副作用がある．10剤も処方すれば100％副作用が発現し，『十剤も処方すれば重罪』なのだ．

もちろん，中毒治療の基本はABCと全身管理．胃洗浄はエビデンスがない，というよりむしろ誤嚥をきたし危険．活性炭は1時間以内じゃないと効果が期待できない（胃の蠕動運動を抑える薬剤なら2〜4時間までOK）．下剤は大腸で効くので活性炭と併用しないと意味がない．

拮抗薬がある薬剤は知っておきたい．

● 透析が効かなくても大丈夫．脂があるさ

分子量が小さく水溶性で，タンパク結合が少なく体内分布が小さい薬剤は透析で抜けやすい．アルコール類（エタノール，メタノール，イソプロピルアルコール，エチレングリコール），バルビツレート，サリチル酸，リチウム，テオフィリン，β遮断薬などがある．

局所麻酔など脂に溶け込む薬剤は血管の中を透析で掃除しても始まらない．目には目を，脂には脂．20％イントラリピッド（ダイズ油）を使うとうまく除去できる．

局所麻酔中毒に対してはガイドラインでも記載がある．ほかの薬剤は症例報告が多いが，知っていれば患者を救うことができる．局所麻酔薬，Ca拮抗薬，三環系抗うつ薬，抗不整脈薬，向精神病薬，抗痙攣薬などの脂溶性薬剤に効果あり．水溶性なのにβ遮断薬やメピバカイン®も効果がある．

20％イントラリピッド
- ☑ 1.5 mL/kg iv 1分で（反応なければ繰り返してよい　max 3 mL/kg）
  ➡ もし反応なければ持続点滴 0.25 mL/kg/分
- ☑ 例：体重70 kgならまず100 mLゆっくり静注（通常これでよくなる）
  ➡ もし反応なければ1,000 mLを1時間で投与する（状態が安定したら10分継続して中止）

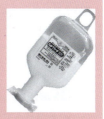

★ちょっとマニアックな拮抗薬（備えあれば憂いなし）

拮抗薬	中毒物質
イントラリピッド	局所麻酔，Ca拮抗薬，三環系抗うつ薬，抗不整脈薬，向精神病薬，抗痙攣薬などの脂溶性薬剤
オクトレオチド	血糖降下薬
シプロヘプタジン	SSRI（セロトニン症候群）
ダントロレン	悪性症候群
ロイコボリン（葉酸前駆体）	メタノール，メトトレキセート
ヒドロコソコバラミン（ビタミン B12 前駆体）	シアン，硫酸水素
メチレンブルー	メトヘモグロビン血症

● 遷延性の低血糖にオクトレオチド（サンドスタチン®）

インスリンの拮抗薬としてオクトレオチド（サンドスタチン®）があり，50～100 μg（1 μg/kg）皮下注できれいにスルホニル尿素薬などによる薬剤誘発性低血糖が治る．オクトレオチドはソマトスタチンの類似薬で，インスリン分泌を抑制してくれる．米国のコンセンサスガイドラインでは，救急室で備えておくべき拮抗薬の一つに挙げられているんだよ．日本では保険が通っていない．

● その他の拮抗薬

塩酸チアミン（ビタミン B₁）やフルマゼニル（ベンゾジアゼピン拮抗薬）などは備えてあるだろう．N-アセチルシステインがあればアセトアミノフェン中毒による肝不全を予防できる．パムやアトロピンは有機リン中毒に有用だ．グルカゴンがβ遮断薬や Ca 拮抗薬の中毒に有効なのはご存じだろう．

昔は小児の鼻水によく処方したシプロヘプタジン（ペリアクチン®）は食欲も出て重宝したが，これはセロトニン拮抗作用があるので，SSRI 中毒におけるセロトニン症候群に効果がある．

裏御法度 Take home message
☑ 脂溶性薬剤中毒にはイントラリピッドが効果的
☑ 拮抗薬よりも全身の安定化が最優先．でも知って得する拮抗薬

推奨文献

- Cao D, et al：Intravenous lipid emulsion in the emergency department；a systematic review of recent literature. *J Emerg Med* **48**：387-397, 2015
- Cevik E, et al：Intralipid emulsion treatment as an antidote in lipophilic drug intoxications. *Am J Emerg Med* **32**：1103-1108, 2014
- Cave G, et al：Intravenous lipid emulsion as antidote beyond local anesthetic toxicity；A systematic review. *Acad Emerg Med* **16**：815-824, 2014
- Chan MM, et al：Octreotide；a drug often used in the critical care setting but not well understood. *Chest* **144**：1937-1945, 2013
- Dart RC, et al：Expert consensus guidelines for stocking of antidotes in hospitals that provide emergency care. *Ann Emerg Med* **71**：314-325, 2018

☑ 臨床編　☐ マネージメント編　☐ その他

37 究極のアナフィラキシー
~アドレナリン筋注だけではいただけません…~

> **症 例**
>
> 16歳男性．腹痛精査のために造影CTを施行し，ものの1分もしないうちに急変してしまった．顔色は土気色，stridorが出てきた，すぐに全身が真っ赤になってきた．A医師によりすぐにアドレナリン筋注が行われた．血圧60/30 mmHg，脈110/分．気管挿管は2回目で成功した．5分後改善がみられずアドレナリン2回目の筋注が施行された．抗ヒスタミン薬（H_1ブロッカー＆ H_2ブロッカー）およびステロイドも次々に投与された．リンゲル液を急速投与するも血圧は上がってこない．アドレナリンの持続点滴が開始されたが，血圧が改善してこない…どうしよう！

●特効薬はアドレナリン！ タイミングが大事！

　アナフィラキシーの特効薬はアドレナリン．血管収縮し心収縮を上げる以外に，最も大事なのは肥満細胞から多数の化学物質（ヒスタミン，ロイコトリエン，サイトカインなど）の遊離を抑えてくれることだ．タイミングが命であり，化学物質が全部放出しきってからアドレナリンを打っても，効果は期待できない．

　アナフィラキシーは全身の反応であり，「Dr. 林のアナフィラキシーのABCD」をみたらすぐにアドレナリンを筋注すべし．蕁麻疹（皮膚）のみならず，内臓の血管が腫れているかどうかを確認すべし．何ごともタイミングが大事．あなたの彼氏・彼女もタイミングを逃さずに捕まえたから，今のハッピーな生活がゲットできたわけでしょ？

Dr. 林のアナフィラキシーの ABCD

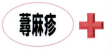

A	Airway	気道：喉頭浮腫、のどのつかえ感
B	Breathing	呼吸：喘鳴、咳嗽、呼吸困難
C	Circulation	循環：立ちくらみ、血圧低下、意識朦朧など
D	Diarrhea	消化器症状：下痢、腹痛、嘔吐

上記どれかあれば、すぐにアドレナリン筋注！
決して血圧が下がってくるまで待ってはいけない

10～15％のアナフィラキシーでは皮膚症状（蕁麻疹）がない！ その場合は，アレルギーのあるとわかっている抗原に対する暴露（疑い）が重要な手がかりになる．A・B（気道・呼吸），C（循環），D（消化器），S（皮膚）の4項目のうち2項目あればアナフィラキシーと診断．

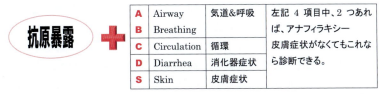

抗原暴露後，すぐに血圧低下したら，それだけでアナフィラキシーと診断してよい．血管に直接入る抗菌薬や造影剤によるアナフィラキシーは重症なら5分以内に症状が出る．新しく点滴を開始したら，5分間はその場を離れないのも大事．アナフィラキシーは分配性ショックなので，アドレナリンだけで戦ってはいけない．リンゲル液または生理食塩水を十分輸液しないと血圧は上がってこない．超音波で下大静脈を評価しながら輸液をすれば怖くない！

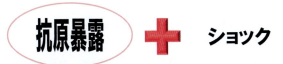

● 抗ヒスタミン薬，ステロイドはアナフィラキシーではイマイチ

第一世代抗ヒスタミン薬はかゆみに効果があり，第二世代抗ヒスタミン薬は蕁麻疹に効果がある．「なぁんだ，皮膚にしか効かないじゃねぇか！」と思ったあなた，正解です，ただ心臓にも H_2 レセプターがあるため，心収縮力は改善する．基本的に皮膚のみならず全身の血管透過性が亢進しているアナフィラキシーでは，抗ヒスタミン薬では効果が期待で

きない．アドレナリンのほうがはるかに大事．もちろん抗ヒスタミン薬を使用するのはOK．だってアナフィラキシーへの進展を抑える利点はある．

ステロイドは二峰性のアナフィラキシーを予防するというが，そのエビデンスは乏しく（比較的まれ；0.18〜4.5％），これも即効性は期待できない．二峰性アナフィラキシーはアドレナリンの投与タイミングが遅いとき（＞1時間，OR 2.29）や，2回以上アドレナリンを要したときに多い（OR 2.7）という．

飲み物や食べ物・内服薬によるアナフィラキシーの場合，腸管内にある限りアナフィラキシーが持続する可能性があり，活性炭の内服を考慮する．喘鳴があれば気管支拡張薬の吸入を行う．

●アドレナリンの使い方に精通せよ

アドレナリンはなるべく大きな筋肉に筋注（0.3〜0.5 mg）したほうが吸収が早い．大腿外側が原則．臀部も筋肉は大きいが皮下脂肪が多く，針が届かないことがある．三角筋は筋肉が小さく吸収が遅い．皮下注は吸収が遅く，論外．

10倍希釈（1：10,000）したアドレナリンを1 mL（0.1 mg）ずつ静脈注射する方法もあるが，かなり血圧が低下して危険なときのみに限る．静注は少しずつしたとしても血圧が急上昇することがあるので，なるべく避ける．通常は筋注で十分いける．5〜15分で効果がなければ2回目を投与する．小児のアナフィラキシーは大人よりも，2回目の筋注を要することが多い．

アドレナリン筋注2〜3回，十分な輸液をしても，ショックが遷延する場合はアドレナリンの持続点滴（5〜15 μg/分）を開始する．精密輸液ができない状況の場合，500 mLのリンゲル液にアドレナリン1 mg（1A）を入れ，1秒1滴で落とすと，7 μg/分となる（1 mL＝17滴で計算）．症状が安定して，バイタルサインが30分間安定したら減量してやめていく．

α遮断作用のある抗精神病薬でも，アナフィラキシーではアドレナリンが第一選択．2018年にアレルギー学会の後押しにより，アドレナリンはα遮断作用のある抗精神病薬の併用禁忌からはずされた．当たり前のことなんだけどね．血管が広がって血圧が下がったら十分な輸液を追加すればいいだけ．

●超難治性アナフィラキシーだったら

アドレナリンが効かないには理由がある．以下の落とし穴にはまっていないか！
・アドレナリン投与が遅い！　血圧が下がるまでアドレナリン投与を渋ったらダメ
・β遮断薬などを内服中だと交感神経を刺激しても効果が出ない➡グルカゴンを使おう

・投与経路が悪い！　アドレナリン皮下注では吸収が遅すぎる．大きな筋肉に筋注！
・輸液が足りない！　十分なリンゲル液がまだ輸液されていない…など

　アドレナリン持続点滴，十分な輸液，ノルアドレナリンの持続点滴などに対しても抵抗性の超難治性アドレナリンの対応を知って患者の命を救え！　どうしてもだめなら PCPS（percutaneous caidiopulmonary support，体外循環）考慮．

超難治性アナフィラキシーの裏技…エビデンスは乏しい

グルカゴン	1〜4 mg 静注（5分毎1〜2 mg ずつ），効果なければ 5〜15 μg/分
	交感神経を介さずに cAMP を増やして心収縮力を上げる
	ガイドラインではβ遮断薬内服中の際の使用（エビデンスレベルは低い）となっているが，β遮断薬内服中でなくても難治性の場合にはトライする価値あり
	注意：β遮断薬内服中の患者がアナフィラキシーになった場合，やはり肥満細胞からの脱顆粒抑制作用があるのはアドレナリンなので，あくまでも第一選択はアドレナリンであることをお忘れなく
メチレンブルー 保険適応外	交感神経を介さずに，血管拡張作用のある一酸化窒素を抑えて，血管を収縮させる．一酸化窒素を抑えることで cGMP が減り血管拡張しなくなる
	様々な中毒やショックでの治療報告もある〔メトヘモグロビン血症，イホスファミド（抗癌薬）脳症，アキー（ジャマイカの果物で仮種皮以外は猛毒）中毒，カルシウム拮抗薬中毒など〕
	アナフィラキシー治療の動物実験や症例報告あり．1〜2 mg/kg 静注．4 mg/kg 以上だとメトヘモグロビンが多くなりすぎるのでダメ メチレンブルーそのものに対するアナフィラキシーの報告もあり
オマリズマブ	ヒト化モノクローナル抗体 IgG1．ヒト IgE と結合して，IgE と FcεRI の結合を防ぐ．アレルギー性喘息や慢性特発性蕁麻疹の予防に適応あり
	アナフィラキシーショックでの使用例の症例報告あり（追試が必要） オマリズマブそのものに対するアナフィラキシーも起こり得る

●Konius 症候群

　アナフィラキシーにより炎症メディエーターが放出され，急性冠症候群になることがある．タコツボ心筋症との鑑別が大切になるが，実際には併存し得る．Konius 症候群は3種類ある．

　Type Ⅰ（72.6％）冠動脈のスパスム（心筋酵素の上昇の有無は問わない）

　Type Ⅱ（22.3％）冠動脈閉塞

　Type Ⅲ（5.1％）冠動脈ステント血栓

Konius 症候群ってアドレナリンの筋注でよけい悪化しそうで，困るよねぇ．一番頻度の多いType I ではきちんとアレルギーの治療（抗ヒスタミン薬，ステロイド．アドレナリンは注意しつつ使用）をすることで症状は軽快する．ニトロ製剤やカルシウム拮抗薬で冠動脈のスパスムは改善する．Type II は通常のACSの治療とともにステロイドや抗ヒスタミン薬を．β遮断薬は禁忌．Type III はステントの血栓吸引．

裏御法度 Take home message
- ☑ Dr. 林のアナフィラキシーの ABCD
- ☑ アドレナリンの持続点滴（5-15 μg/分）をマスターせよ
- ☑ 十分な輸液を忘れるな
- ☑ 裏技を知ってるだけで大違い（グルカゴン，メチレンブルーなど）

推奨文献
- Lo JC, et al : A review of methylene blue treatment for cardiovascular collapse. *J Emerg Med* **46**：670-679, 2014
- Bauer CS, et al : Methylene blue for the treatment of refractory anaphylaxis without hypotension. *Am J Emerg Med* **31**：264. e3-e5
- Abdelghany M, et al : Kounis syndrome；a review article on epidemiology, diagnostic findings, management and complications of allergic acute coronary syndrome. *Int J Cardiol* **232**：1-4, 2017
- Pourmand A, et al : Biphasic anaphylaxis；a review of the literature and implications for emergency management. *Am J Emerg Med* **86**：1480-1485, 2018

38 その臨床は正しいの？
～Mythは盲目～

症例

研修医「先生，角膜びらんの人に局所麻酔の点眼薬なんて出したら，眼科医に叱られちゃいますよ！ いいんですか？」

● 今までの医療は神話か事実か？

　医療は常に変遷する．今のエビデンスなんて，未来のクソ（失礼！）であり，今のクソは未来のエビデンスになることだってある．指のブロックにエピネフリン入りの局所麻酔をしてはいけないというが，それって昔コカインなどが入っていたからなんだよね．今のキシロカインならエピネフリン入りでも大丈夫っていうのは，形成外科の世界ではもう常識．でも知識が広まるまでは，国家試験ではいまだに禁忌と考えられて出題すらできない（どうせ誤答が多くなり，不適切問題になってしまうからね）のは，なんだかねぇって思ってしまう．

　ノルアドレナリンだって最初の24時間なら末梢ラインから投与しても大丈夫…っていうか，あわてているときにわざわざICUに行って中心静脈を入れてから，ノルアドレナリン投与なんてやってられないよねぇ．

　常に新しく正しいエビデンスにアンテナを張って，患者にいい医療を提供できるようにしたいもんだね．

□ 角膜びらんに局所麻酔は悪か？

　たいして深くない角膜びらんでも相当痛く，ベノキシール®点眼が著効する．しかし帰宅時には角膜の治癒が遷延するので処方してはならない…と教えられてきた．

　これってまったくエビデンスはない．24時間以内の使用であれば角膜の治癒を阻害することはない．むしろ効くんだか効かないんだかわからないNSAIDsで目の痛みを我慢させるより，1日だけでも局所麻酔点眼を少し使ってもらうほうが，人道的医療っていえる

んじゃない？

☐ QT延長のR-R間隔×1/2ルール簡単技のMyth

ECGでR-R間隔の半分より長ければQT延長，短ければ大丈夫という楽チンR-Rルールを覚えているだろう．たしかに役に立ちそうだが，Berlingらによると，その感度は88%，特異度はたった の53%しかない．R-R間隔よりQTが長くても，本当にQT延長があるかなんてわからないんだ．

☐ 一酸化炭素（CO中毒）のMyth

一酸化炭素中毒ではCO-Hbの濃度で重篤度が分類されているが，そもそもCO-Hbそのものは毒ではない．一酸化炭素そのものがミトコンドリアを障害するのである．CO中毒で死亡した犬の高濃度CO-Hbの血液を，ほかの犬に輸血しても何の異常も起こらなかったという実験がある．

でも最近は高気密高断熱の魔法瓶のような新築の家が増えているので，暖炉や七輪でなくてもCO中毒は起こり得るのだ．たかがカセットボンベくらいでCO中毒になるなんて…と予想もつかないだろう．CO-Hb測定は必ずしも動脈血でなくてもいい．どちらもほぼ同じなので，静脈血ですればいいのだ．CO中毒の心筋障害は長期に影響すると信じられてきたが，そんなエビデンスもない．

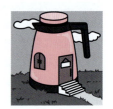

☐ 溶連菌感染の合併症予防のために抗菌薬？

溶連菌感染後の合併症として，糸球体腎炎は免疫複合体反応によるものなので，抗菌薬による予防はできない．でもリウマチ熱を予防するために抗菌薬を処方するんだと思っている人…，それって先進国ではどれくらいエビデンスがあるの？

リウマチ熱予防に関するNNT（number need to treat；何人に1人恩恵を得るか．10以下は相当いい）は先進国ではなんと500万…これって意味なくね？ あちこちで抗菌薬が乱発される先進国ではもはや，リウマチ熱予防のためという抗菌薬処方は机上の空論となりつつある．抗菌薬を処方することによる有害事象としての重篤なアレルギー反応のNNH（number need to harm；何人に1人有害事象が起こるか）は417．

つまり，溶連菌感染で抗菌薬を処方すると，500万人に1人リウマチ熱を予防できるが，そのうち重篤なアレルギー反応は12,000人も発生してしまうことになる．マジっすか…．リウマチ熱がまれな先進国では抗菌薬は10日も本当は不要で，3～6日でもいいんじゃないとCochrane2012では言っている（Cochrane Database Syst Rev 2012；(8)：CD004872）．

扁桃周囲膿瘍の予防のNNTは4000なのでまだまし．4,000人の溶連菌感染に抗菌薬を処方すると1人の扁桃周囲膿瘍の合併症を防ぐことができるが，重篤なアレルギー反応は約10人に発生する．実は抗菌薬を処方すると，溶連菌感染を約16時間早く治すことができるだけという報告もあり，抗菌薬に関してのエビデンスはイマイチなんだ．

　まぁでも抗菌薬を出せばたしかに3日で半分はよくなるので，処方するけどね．アメリカのガイドラインではAMPCを1回1,000 mg（1日1回投与）で10日間と推奨している．コンプライアンスの問題もあるだろうけど，時間依存性のペニシリン系薬剤を1日1回でもいいって，すごいね．

□　直腸診神話

　2015年に出た急性腹症ガイドライン（日本）でも，診断のつかない腹痛や虫垂炎疑いの際の直腸診は，診断には寄与するようなエビデンスはなく，推奨しなくなった．

　もちろん，直腸癌を疑う場合，血便チェック，前立腺診察，肛門括約筋収縮をみる際には有用．外傷でも直腸診をして前立腺高位浮動がないかどうか確認（尿道断裂を示唆する所見）してから，尿道バルーンを入れるように指導している．しかし外傷では，いかに感度が低くて役に立たないかの報告が相次いだ．

　Ahlらによると外傷における直腸診の感度はたったの48%，さらに治療のマネージメントを変えるようなことはまったくなかった（Ann Med Surg　9：77-81, 2016）．Guldnerらによると外傷患者で，神経学的異常なし＋尿道口出血なし＋65歳以下なら，直腸診の感度は0〜0.8%しかない（Am J Emerg Med　24：113-117, 2006）．外傷の直腸診なんて脊髄損傷の感度はたったの37%，腸管損傷の感度は5.7%，直腸損傷ですら感度は33.3%，骨盤骨折の感度は0%，尿道損傷の感度は20%と見逃しまくりなのだ（Ann Emerg Med　50：25-33, 2007）．

　そもそも仰臥位で直腸診をしても42%は指が届かないという（J Trauma Acute Care Surg　75：913-915, 2013）．ATLS（Advanced Trauma Life Support 10th ed.）でも外傷患者におけるルーチンの直腸診は削除された．

　どうしても昔，直腸診が役に立った症例を目の当たりにした経験のある古狸先生には忘れられない手技なんだろうね．難治性のしゃっくりに直腸診（前立腺マッサージ）をしたら効いたというビックリ報告（J Emerg Med　52：e55, 2017）もあるから，まだまだ直腸診は使えるかもって古狸先生に教えてあげよう（笑）．

　まだまだ世の中には非常識な常識が横行しているので，エビデンスをうまく収集して少しでも患者に負担のない医療を心がけましょう．

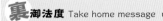 **Take home message**
- ☑ 角膜びらんに1日だけなら局所麻酔点眼薬を少量処方するのはOK
- ☑ R-R間隔の真ん中でQT延長を調べるのはあまり推奨しない
- ☑ CO中毒の重症度はCO-Hbはうまく反映しない．静脈ガスでOK
- ☑ 溶連菌の抗菌薬投与でリウマチ熱予防なんてトホホのエビデンス（先進国）
- ☑ 外傷患者にもはや直腸診は役立たず

 推奨文献

- Waldman N, et al：An observational study to determine whether routinely sending patients home with a 24 hour. supply of topical tetracaine from the emergency department for simple corneal abrasion pain is potentially safe. *Ann Emerg Med* **71**：767-778, 2018
- Waldman N, et al：Topical tetracaine used for 24 hours is safe and rated highly effective by patients for the treatment of pain caused by corneal abrasions；a double-blind, randomized clinical trial. *Acad Emerg Med* **21**：374-382, 2014
- Berling I, et al：The half RR rule；a poor rule of thumb and not a risk assessment tool for QT interval prolongation. *Acad Emerg Med* **22**：1139-1144, 2015
- Hampson NB：Myth busting in carbon monoxide poisoning. *Am J Emerg Med* **34**：295-297, 2016
- Spinks A, et al：Antibiotics for sore throat. *Cochrane Database Syst Rev* 2013 Nov 5；(11)：CD000023
- Management and treatment of common infections：guidance for consultation and adaptation. Public Health England, London, 2017 (https://www.gov.uk/government/publications/managing-common-infections-guidance-for-primary-care)
- Docimo S Jr., et al：No evidence supporting the routine use of digital rectal examinations in trauma patients. *Indian J Surg* **77**：265-269, 2015
- Swaminathan A, et al：The safety of topical anesthetics in the treatment of corneal abrasions；a review. *J Emerg Med* **49**：810-815, 2015

39 アレルギーのウソ・ホント
〜医療神話 Myth〜

症例
42歳女性が手を切ったと言って来院．創洗浄後，縫合しようとしたが….

医者「これから痛み止めをしますが，歯医者さんで歯を抜いたことがありますか？」
女性「はい．でも私，痛み止めの麻酔にアレルギーがありますの」
医者「いつ，どんなアレルギーでしたか？」
女性「2年前でそれはもうひどい副作用でした」
医者「ゲ，ショックになったんですか？」
女性「すごいショックを受けました」
医者「いや，血圧が下がったんですかっていう意味です」
女性「よく覚えていませんが…とにかくめまいがして，冷や汗が出て…」
医者「蕁麻疹は出ましたか？」
女性「いいえ…」
医者「はっきりしませんねぇ．じゃ，縫合処置なんてしたことないんですか？」
女性「いえ，3カ月前に足を切って縫ってもらいました．そのときはアレルギーがあるのを言うの忘れて…」
医者「…」

● キシロカイン® アレルギー

　リドカイン（キシロカイン®）アレルギーは実にまれ．実は痛み刺激による血管迷走神経反射をアレルギーと自己申告する人が多いので，詳細な問診が不可欠だ．重篤なアレルギーは10〜20万人に1人の割合で起こり，既往歴などからは予測がつかないことが多い．したがって，アナフィラキシーになったら，早期に的確に対応できるように心がけて

おくことのほうが重要だ.

　瓶に入ったキシロカイン®には防腐剤のパラベン類（メチルパラベンなど）が入っており, これらに対してアレルギーを呈することが多かった. 今はポリアンプに入ったキシロカイン®であれば, 防腐剤が入っていないのでそんなリスクもほぼない. 静注用のキシロカイン®も混じり気がないので使える. 本当にアレルギーがあれば, ジフェンヒドラミン（抗ヒスタミン剤）注射薬を局所麻酔代わりに使えるというが, そこそこ痛いんだよねぇ (Acad Emerg Med　3：228-233, 1996).

● ペニシリンアレルギー vs セフェム系アレルギー

　ペニシリンアレルギーはアメリカの統計では1〜10%といわれているが, 実はその多くはIgEを介さないものであり, 注射の痛みから血管迷走神経反射が起こっただけのものも, ペニシリンアレルギーとして報告しているものがある. 実際, Type I アレルギー反応は1時間以内に起こるものであり, 72時間経過した後での反応はこの範疇に入らないし, 生命を及ぼすことはないんだよねぇ. ペニシリンアレルギーの病歴があっても実際に調べると0.3〜3%が本物っていう感じ. ペニシリンによるアナフィラキシーは0.015〜0.004%（死亡率は0.002〜0.0015%）しかない.

　ペニシリンアレルギーの既往がある場合に, ペニシリンを使用すると13%にアレルギーが起こってしまうが, 既往がない場合は1%も満たない. 重篤なアナフィラキシーになる人は既往がないことが多いので, どちらにせよ注意しないといけないのは同じこと.

　ペニシリン系と第一世代セフェムは10%ほどcross reactionを起こすと信じられていたが, 実際は0.8〜1%程度しかないともいう. 実はペニシリンアレルギーとβラクタム環は無関係であり, むしろ側鎖の構造の類似性の問題なのだ. アンピシリン（サワシリン®）, セファクロル（ケフラール®）, セファレキシン（ケフレックス®）の側鎖は似通っているので, 30%もcross reactionを起こすため避けたほうが賢明だ.

　アナフィラキシーにまでなるのは0.02%しかない. むしろ1960〜1980年代のセフェム系製造過程でペニシリンが混入していたことが多く, うどんとそばを同じ臼で作り, そばアレルギーの人がうどんを食べてアナフィラキシーになったという類の話と同じなんだ. 第三世代のセフェム系なら全然問題なく安心して使える. セフェム系によるアナフィラキシーの発現頻度は0.1〜0.0001%と非常にまれ.

> 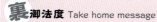 **Take home message**
> - ☑ 純粋なキシロカインアレルギーは実はまれ，ポリアンプならまず大丈夫
> - ☑ ペニシリンアレルギーもうそっ子が混じっている
> - ☑ ペニシリンアレルギーでも第一世代セフェム系のcross reactionはまれで，第三世代セフェムは安心して使える

 推奨文献

- Pichichero ME, et al：Penicillin and cephalosporin allergy. *Ann Allergy Asthma Immunol* **112**：404-412, 2014
- Romano A, et al：Cross-reactivity and tolerability of cephalosporins in patients with IgE-mediated hypersensitivity to penicillins. *J Allergy Clin Immunol Pract* 2018 Feb 3. pii：S2213-S2198（18）30047-3.
- Vardakas KZ, et al：An update on adverse drug reactions related to β-lactam antibiotics. *Expert Opin Drug Saf* **17**：499-508, 2018

☑ 臨床編　□ マネージメント編　□ その他

40 噂の真相 Myth…院外心肺停止
〜どこまで頑張るの？〜

症例

12歳の少女が心肺停止で搬送されてきた．胃腸炎と診断されていたらしいが，胃が痛いと言った後，心肺停止になってしまったという．救急隊も医療者も必死の形相で心肺蘇生を展開．必死の形相って美しい人とそうでもない人…失敬，いやいやみんな一生懸命は美しい…などと不届きな考えが浮かんでは消え，研修医Mも必死になって頑張った．瞳孔も散大し，エコーで心臓も動いていない．

いつもいい加減が服を着て歩いているような上級医Hも今日だけは必死のようだ．いつもなら「もう無理だからやめよう」と言うはずなのに…どこまで頑張るの？

エビデンスでは20分を超えた心肺蘇生は無駄なんじゃない？　子どもだから？　胸骨圧迫は若い俺に丸投げしてるから？　すでに目を開けたまま気を失っている？…そうこうするうちにPCPS（体外循環）がつながれた．2週間後，少女は元気に歩いていた．心筋炎は復活するんだ….

●いつまで頑張る心肺蘇生　エビデンスよりもガンバルッス

心肺蘇生を20分以上行ってもほとんど蘇生しない（Prehosp Emerg Care　4：190-119, 2000）ため，無駄な医療は差し控えるべきと考えられる．しかしながら，逸話的に長時間蘇生で戻ったなどの報告があると，アメリカ心臓病学会やプレホスピタルの大御所のNAEMPS（National Association of EMS Physicians；米国救急医学会議）などの学会も，いつやめるのとはなかなか言えない．林修先生だって「いつやるの？」とは指導しても，「受験をいつ諦めるの？」なんて指導は一切していない…はず．

Drennanらによると，蘇生により神経予後良好で退院できる人は20分で90％の人が心拍再開しており，37分以内に99％の人が心拍再開している．じゃ，37分間は頑張らないといけないのか？　それとも残りの1％のために更に頑張るべきか？

Grunauらによると，救急隊の目撃なし，除細動なし，院外心拍再開なしのすべてがそ

ろっていても心肺蘇生6分以内に蘇生した例が2.1％いるというから驚きだ（Ann Emerg Med 70：374-381, 2017）．院外心肺停止で助かる見込みがほぼなさそうでも，とりあえずやらないと…．

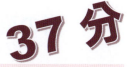

 Take home message
- ☑ とりあえず心肺蘇生は37分間は頑張ろう
- ☑ 見込みがなさそう（目撃なし，除細動なし）でも蘇生してみる価値はあり…かも

 参考文献
- Drennan IR, et al：A comparison of the universal TOR guideline to the absence of prehospital ROSC and duration of resuscitation in predicting futility from out-of-hospital cardiac arrest. *Resuscitation* 111：96-102, 2017

41 噂の真相 Myth…造影剤腎症
〜クレアチニンって必須ですか？〜

☑ 臨床編　□ マネージメント編　□ その他

症例

60歳男性. 多発外傷. 血圧 100/80 mmHg, 脈 110/分, 呼吸数 24/分, SpO_2 96％, 体温 36.0℃. 研修医Kが「君の名は？」と, 名前を聞くと「忘れちゃいけない人, 忘れたくない人, 忘れちゃダメな人！」と答えた.

思わずもう一度「君の名は？」と大声で叫んだあと, 研修医Kははて, こんなシーンどこかで見たような, 心にずっと残っているこのわだかまりは…などと考えていたら, 上級医Hが「あほう！早く治療に専念せい！」と突っ込みが入った.

若者の絶大な支持を得ている「君の名は」すら観たことのない世代と働くのは…, ブツブツと思いながら primary survey を行った.

上級医H　「こりゃ, 外傷 pan-scan CT だぁ！」と叫んだ.
研修医K　「先生, まだクレアチニン出ていませんけど…」

● 造影剤腎症の神話 Myth

造影剤腎症とは, 造影剤投与後3日（2〜6日）以内の血清クレアチニン値が, 造影剤投与前に比べ25％以上または, 0.5 mg/dL 以上増加するものと定義されている. たしかに造影剤のようなあんなネチャネチャしたものを血管に入れるんだから, 腎臓のフィルター機能が壊れてもおかしくないよねぇ….

ところが, Hinson らによると, 造影 CT 施行群（7,201人）, 単純 CT 施行群（5,499人）, まさかの CT すら施行していない群（5,234人）を比較検討したところ, 造影剤使用と急性腎障害の発生とは無関係だった（それぞれ, 10.6％, 10.2％, 10.9％）. **そもそも基礎疾患の重症度で腎障害の進展が決まるのであって, 造影剤そのものが悪さをしているわけではない**ということ. ただし Cr＞4 mg/dL は除外項目.

Aycock らによる 28 論文のメタ解析によると, 急性腎障害（オッズ比 0.94, 95％CI：

0.83-1.07），透析を要したもの（オッズ比 0.83，95%CI：0.59-1.16），死亡率（オッズ比 1.0，95%CI：0.73-1.36）とまったく有意差なし（信頼区間はすべて 1 をまたいでいる）．

　今まで造影剤を使用するときは，急いでクレアチニンを測定しないと…とあせっていたのがばかみたい．彼女のプレゼントを何にしたら一番気を惹けるかと思っていたら，彼女の判定基準はまったくプレゼントには左右されていなかった…，という恋の駆け引きのむなしさにも似ているではないか．クソークソークソー．

　なんと放射線の専門家からは，もっと前からそんな報告は相次いでいた．2014 年に McDonald らは腎機能の良し悪しをそろえて調整スコアで調べたが，やはり造影剤使用と腎障害進展率はまったく関係がなかった．もともと腎機能が悪い人が，腎障害が進んだだけで，基礎疾患に大きく左右されるだけということ．

　じゃ，予防はどうだ？ 重炭酸ナトリウムや N-アセチルシステインの事前投与もエビデンスはいまいちだった（N Engl J Med 378：603-614, 2018）が，十分量の生理食塩水を投与するのはいいだろう…Amazing! じゃなくて Amacing trial では，腎機能の悪いハイリスク患者 660 人で研究したが，なんと生理食塩水を頑張って投与してもしなくても，腎障害の発生率は変わらなかった（2.6% vs 2.7%）．35 日以内に透析例や死亡例は両群でなかったという．やるなニッセン…と思いきや，著者は Nijssen 先生だった．ンン～，ニッセン特別会員としては，ついニッセンだと思ってしまった…不覚….

裏御法度 Take home message
- ☑ 救命のための造影 CT をためらうな，クレアチニンは確認しなくていい
- ☑ 基礎疾患が悪ければ，造影剤使用に関わらず腎機能が悪化するぞ

📁 参考文献

- Hinson JS, et al：Risk of acute kidney injury after intravenous contrast media administration. *Ann Emerg Med* **69**：577-586, 2017
- Aycock RD, et al：Acute kidney injury after computed tomography；a meta-analysis. *Ann Emerg Med* **71**：44-53, 2018
- McDonald RJ, et al：Intravenous contrast material exposure is not an independent risk factor for dialysis or mortality. *Radiology* **273**：714-725, 2014
- Nijssen EC, et al：Prophylactic hydration to protect renal function from intravascular iodinated contrast material in patients at high risk of contrast-induced nephropathy（AMACING）；a prospective, randomised, phase 3, controlled, open-label, non-inferiority trial. *Lancet* **389**：1312-1322, 2017

☑臨床編　☐マネージメント編　☐その他

42

Loop it !
~膿瘍を切開ドレナージするのはもう古い？~

> **症例**
> 背中に大きな皮下膿瘍を作って38歳男性が来院した．
> 研修医Sが大きく切開排膿をしないといけないのかと気が滅入っていたそのとき，上級医が嬉しそうに血管テープを持ってこう言った．
> "Loop it!"

●膿瘍は切開排膿ではなく，Loop it!

　膿瘍を十字切開すると，傷が塞がるとドレナージができなくなるし，傷跡も汚いしで，なかなか悩むところ．膿瘍に2カ所穴をあけて，血管テープや滅菌手袋の手首のゴムを使って，輪っか（Loop）ドレナージをするとうまくいく．治療不成功率は，通常の切開排膿で16.5%であったのに対して，Loopドレナージはたったの3.9%だった．緩めにループを通して毎日クルクル動かしてやるのがコツ．7～10日で抜去でいい．こんなに大きな膿瘍って麻薬患者に多いんだけどね．感染性粉瘤には使えないよ．

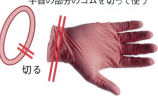

膿瘍に穴をあけ，Loopを通して緩めに結ぶ

血管テープまたは滅菌グローブの手首の部分のゴムを切って使う

切る

推奨文献

- Thompson DO：Loop drainage of cutaneous abscesses using a modified sterile glove；a promising technique. *J Emerg Med* **47**：188-191, 2014
- Ladde JG, et al：The loop technique；a novel incision and drainage technique in the treatment of skin abscesses in a pediatric ED. *Am J Emerg Med* **33**：271-276, 2015

☑臨床編　☐マネージメント編　☐その他

43 マイナーエマージェンシー　Part 1
～しゃっくりはマジつらいんだって～

> **症例**
> しゃっくりが止まらないとやってきた高齢男性．日中も受診して薬をもらったが効果なしという．さて…．

●しゃっくりをまず止めよう．しゃっくりの強制排除➡必殺，NG チューブ法！

びっくりさせればしゃっくりは止まるかも…．予想外の質問でしゃっくりを止める方法もある．「豆腐は何からできている？」「大豆」「いいえ，豆腐屋さんの愛情です」…こんな会話でしゃっくりが止まったら，苦労はしないんだけどね．

咽頭を刺激すればしゃっくりは止まる．舌を引っぱったり，コップの反対側から水を飲んだり，いろいろ試してもいいが，ここは経鼻胃管（NG チューブ）をうまく使おう．太めの NG チューブを鼻から胃まで挿入する．胃内容を吸引して，胃を空っぽにする．続いて一気に NG チューブを引き抜くと…あぁら不思議，しゃっくりが止まったでしょ？

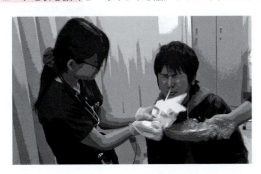

薬としては，クロルプロマジンやプリンペラン® があるが，ちょっとイマイチ．実は薬局に売っている柿蔕湯（していとう）がよく効くので，これを飲んでもらえばいい．もしなければ，柿の

ヘタ（蔕）約10個を水300 mLで，半分になるまで煎じて飲めばOK．ジアゼパムはむしろ，しゃっくりが治りにくくなるので禁忌だ．

●しゃっくりくらいで死なないけれど…原因精査はお忘れなく

昔の人は，しゃっくりが2日続けば死んでしまうと信じていた．しゃっくりが48時間以上続けば，持続性吃逆（慢性吃逆）といい，1カ月を超えれば難治性吃逆という．ギネス記録となると，アメリカのチャールズ・オズボーン氏（1894～1991年）は68年間もしゃっくりが続いたというから驚きだ．吃逆って本当に読みづらい．英語だとhiccupと書き，ヒカップと発音のまんま実にしゃっくりっぽくていい．英語ももともとはhicough（ヒッコッフ）といったらしい．医学用語ではsingultusともったいぶった言い方になる．ラテン語のsingultに由来し，すすり泣きの際の息次ぎを意味した．たしかにヒックヒックってなるなぁ…．

横隔膜のミオクローヌスなんだ．脳（主に延髄）から横隔膜までの間の神経に対してなんらかの刺激が起こればしゃっくりが起きる．脳梗塞や横隔膜下膿瘍，胸部大動脈瘤など見逃したくないねぇ．邪魔くさがらずに一つひとつ調べよう．

代謝性疾患
　アルコール，尿毒症，電解質異常，敗血症
　薬剤（ベンゾジアゼピンなど）
　心因性，ヒステリー

中枢神経疾患
　脳血管障害，脳腫瘍，てんかん，多発性硬化症，髄膜炎，外傷

脊髄疾患（C3-5は横隔神経）
咽喉頭疾患，甲状腺疾患
帯状疱疹

胸部疾患
　肺癌，食道癌，肺炎，心筋梗塞
　喘息，縦隔炎，縦隔腫瘍，食道拡張
　（食塊），大動脈瘤・解離，手術

腹部疾患
　横隔膜下膿瘍，横隔膜ヘルニア，
　胃拡張，胃癌，腹部手術，肝炎，
　肝癌，膵癌など

裏御法度 Take home message
- ☑ しゃっくりはNGチューブ法で楽勝！
- ☑ 原因精査をしっかりすべし

44 マイナーエマージェンシー Part 2
～釣るのはお魚だけにして！～

> **症 例**
> 背中に釣り針の刺さった12歳女児．かわいそうに釣りをしていて，思いっきり振りかぶって自分を釣ってしまったそうな…．
> 自分でやったことだから仕方がないよね…さて…．

●釣り針は一気に引っこ抜く string-yank method

　古典的な方法は釣り針を回して皮膚を貫通させ，皮膚に出てきた針先をペンチで切って，逆行性に引き抜く方法．これだと局所麻酔をして，健常皮膚を貫通させないといけない．

　釣り針のカエシをうまく引っかけないで瞬間的に引っこ抜くことができたら最高だよね．String-yank method は，局所麻酔いらずのまさにマジックなのだ．

①釣り針をまずギリギリのところまで引いておく．

②釣り針のカーブのところに糸（タコ糸や＃3-0絹糸など）を縛り付ける．釣り針を抜いたときに針が飛んで行ってしまわないように，手前も結んで輪っかを作って指を引っかけておくと安全．

③釣り針のお尻（チモトという）が持ち上がらないように，針の根本をしっかりと指2本でつまんで押さえ込んでおく．これが甘くて指の間をすり抜けてしまうと，針のお尻がクルンと回って皮膚の中に入ってしまう！

④針を押さえ込んだまま，皮膚に平行な方向に一気に糸を引いて，釣り針を引っこ抜く！あたかも「テーブルクロス引き」のように瞬間的に引くこと．

　かけ声のコツは「1，2…（3）…」と言いつつ，「2」のところで一気に引っこ抜くのがいい．患者が「3」で緊張して力を入れる前に，スパッと引っこ抜く．

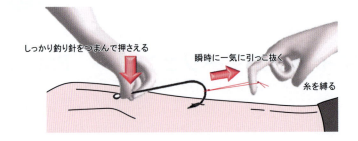

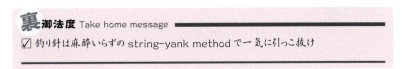

✓ 釣り針は麻酔いらずの string-yank method で一気に引っこ抜け

参考文献
- Prats M, et al：Fishhook removal；case reports and a review of the literature. *J Emerg Med* **44**：e375-e380, 2013

☑臨床編　□マネージメント編　□その他

45 マイナーエマージェンシー　Part 3
～しつこいダニは嫌われるよ…～

> **症例**
> おでこにほくろができたという高齢女性がやってきた．昨日まではなかった？　そんな…ばかな…．患者を診ると見事におでこにマダニが喰い付いていた．さて…．

●ダニをまるごと抜きましょう！

　昔は皮膚ごと切除してダニを取っていたが，その後小さい縫合をしないといけないので，けっこう面倒．ダニの口はクリスマスツリーのようになっており，無理やり引っぱっても取れないばかりか，頭が残ってしまい，炎症性肉芽を作ってしまう．またダニの野郎が抵抗ついでに唾を注入するものだから感染症〔ライム病，重症熱性血小板減少症候群（severe fever with thrombocytopenia syndrome；SFTS），日本紅斑熱など〕のリスクが高くなる．

　パッパラパッパパ～ララァ～！（ドラえもんの秘密道具を取り出す音）「ダニツイスター®」「ティックツイスター®」という道具が，ペットショップに売っている．大きいダニ用と小さいダニ用の2種類あり，ダニを引っかけてクルクル回すと，スポッと取れる．

フランス獣医が考案したものでなかなかの優れもの．ダニを取った後の予防的抗菌薬（テトラサイクリン系）の投与期間に関する決まったエビデンスは今のところない．SFTSは2週間後に血小板が減ってくるが，ウイルスなので予防のしようがない．

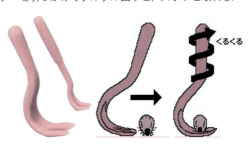

> **裏御法度** Take home message
> ☑ ダニを皮膚ごと切るのは時代遅れ
> ☑ ダニツイスター®でスマートに取りましょう

☑ 臨床編　□ マネージメント編　□ その他

46 老年医療　いざというとき
～ピンピンコロリは夢のまた夢～

> **悲しい症例**
>
> 寝たきり高度認知症，誤嚥性肺炎を繰り返す96歳患者が救急搬送されてきた．若い血気盛んな医師が，待合室にいる家族の前に脱兎のごとくやってきて開口一番！
>
> **若先生**「ご家族の方ですか？　現在心肺蘇生中で，一刻を争う事態です」
> **息子**「はぁ…」
> **若先生**「やれと言われれば，人工呼吸や昇圧剤などもやります．蘇生するつもりがあったから救急車を呼んだんですよね」
> **息子**「え？…どうしよう」
> **若先生**「一家の長である息子さんが決めて言ってください．全力でしますか？　蘇生をしませんか？」
> **息子**「そんな決められない…あ，あ，あ，じゃ，ぜ，全力で…」
> **息子の嫁**（卒倒する…）

● 緩和救急

□ 家族背景をつかめ

　老衰を老衰と言えない社会は不健全である．素人さんはとにかく気が動転したら，救急車を呼ぶのである．救急車を呼んだんだから蘇生してほしいというわけでもない．矢継ぎばやに重大な決定を迫ると，つい「全力で」と言ってしまうものなんだ．だって自分の決定で親が死ぬという重荷を背負うことになるのは，誰でもいやだもの．また遠くに住む姉などが，いつもは面倒を長男の嫁に押し付けているくせに，いざとなったら口出しをするものだ．

　老年医療でトラブルのもとは，なんと同業者．親族郎党に医療者がいるとなかなか難しいこともあるので，家族背景を探っておこう．その際に「訴訟がいやなので，ご家族の中で医療者はいませんか？」と直接聞くのは，阿呆のすることである．「ご家族の中に医療関

係者がいると情報共有しやすく，非常に心強いので教えていただけませんか？」と聞くとすんなり教えてくれる．ま，実際心強いこともあるけどね．これでハイリスク親族はキャッチ！（笑）

☐ DNR vs AND

DNR（Do not resuscitate）とは心肺停止に至ったときに蘇生はしないという意味であり，心臓がとまる前の場合に治療を制限するものではないことに注意されたい．DNRとなっていても，ヘロヘロのショックになったら救急に来ていいし，きちんと治療しないといけないのだ．一方，DNRとは，なんともはや突き放した感じがして患者も心細くなるもの．むしろAND（allow natural death）自然の流れに身をゆだねるという考え方が受け入れられやすい．病気は医療者に，命は神様にあずけるのである．ANDはもちろんつらい症状をやわらげることはするので，より人間的ともいえる．「死に方」ではなく，「生き方」を決めるのが大事．いったんANDと決めても，いつでも気が変わったら方針を変えてもいいですよと，流動性を提示すると患者も決定しやすい．

☐ 蘇生の可否―家族の意見を聞くな，患者自身の希望を代弁してもらえ

誤嚥性肺炎を繰り返し，寝たきりでQOLも低い場合で，本人が本人の希望を話せない場合は，本人をよく知る家族や友人が，患者になり代わって患者の希望を代弁する．延命を希望しないのであれば，十分な話し合いのうえで，誤嚥性肺炎は治療を控えることもガイドラインでは認められるようになった．蘇生の場合も，家族の意見を聞くのは，死亡宣告を家族にさせるに等しいのでダメチンだ．患者自身が自分の生き様，患者自身の人生の終わり方をどう考えていたかを聞き出すようにする．

「ご家族としては，どんな形でも生きていてほしいと思うのは当然です」

「ご本人だったら，このような状態での延命を元気なときに希望されていましたでしょうか？ ご本人の希望に沿う形で手助けするのが一番いいと思います」と言えばいい．

さらに家で介護をしていた息子のお嫁さんなどの日頃の労を労うべし．「ずいぶん長い間，頑張られましたね．こんなに床ずれができていないのは，あなたの介護がよかったからです．すばらしいです．人間一人の面倒をみるというのはとてつもなく労力がいるものです．さぞ大変だったことでしょう」など．

ただし，代弁してもらっても32％は本人の意思とははずれるらしい…トホホ（Arch Intern Med 166：493-497, 2006）.

☐ ACP　advance care planning　できるといいな♪

Advance care planningは，将来の医療・看護・介護・ケアのあり方を，医療者や家族などと十分相談して意思決定を決めていく過程が大事．患者の価値観・人生観・死生観

などを十分に理解した対話をカルテ記載する．意思決定能力が低下していても，家族や親しい友人が患者の代弁を行う．

　事前指示書があればこのようなトラブルは避けられるが，いまだそれほど普及していない．心肺蘇生の有無，人工呼吸の有無，点滴による薬剤の使用，栄養法（胃ろう，中心静脈栄養など）などを細かく決めておく．ただ，これは法的な影響力はない．問題点は致死的病態がまだ想定されていないときに作成されている点である．

　オレゴンで1991年から始まったPOLST（physician orders for life-sustaining treatment，生命維持治療に関する医師による指示書）は，医療専門職が1年以内に死亡しても驚かない重症・進行性疾患に罹患した患者，あるいはフレイル状態にある個人を対象に作成されるもの．

　POLSTは目の前の病態に対する患者の意思として反映しやすい．POLSTはショッキングピンクをした紙であり，冷蔵庫などに貼り付けていつでも救急搬送と一緒に持ち出しやすくしている．またPOLSTは患者と医者の契約・処方箋であり，気管挿管しないと決めたら，たとえプレホスピタルで気管挿管されたとしても抜管しなければいけない．法的に効力がある…はずというが，日本での普及はまだまだだ．

POLST
- A. 心肺蘇生（CPR）：脈拍がなく，呼吸が停止している状態で，蘇生術をするかどうか
- B. 医学的処置：症状をやわらげる処置だけを行うか，病院に搬送して集中的な治療を行うか
- C. 抗生剤：抗生剤を使用するか
- D. 人工的栄養剤：胃にチューブを入れて栄養剤を長期間投与するか

 御法度 Take home message
- ☑ そろそろ寿命を迎えそうな患者の蘇生，家族の意見を聞くな，本人の意見を代弁してもらうべし
- ☑ 家族背景をつかむべし

参考文献
- 日本集中治療医学会倫理委員会：生命維持治療に関する医師による指示書（Physician Orders for Life-sustaining Treatment, POLST）とDo Not Attempt Resuscitation（DNAR）指示．日集中医誌　**24**：216-226，2017
- Cook D, et al：Dying with dignity in the intensive care unit．*N Engl J Med*　**370**：2506-2514，2014
- Lum HD, et al：Advance care planning in the elderly．*Med Clin North Am*　**99**：391-403，2015

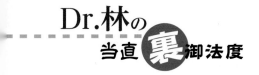

- □ 臨床編
- ☑ マネージメント編
- □ その他

知っ得 Tips

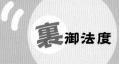
裏御法度

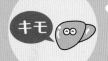
キモ

症例

●解説

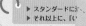
▶ スタンダードに…
▶ それ以上に、「…

1 ERの心構え Part 1
～心を折るな，骨を折れ！ 一寸先は明るい未来～

☐ 臨床編　☑ マネージメント編　☐ その他

症例

92歳女性が救急車で搬送されてきた．家族によるとかかりつけ病院は●●大学病院（高度急性期病院）なので，こちらに搬送されたという．カルテを調べると，腎臓内科，消化器内科，皮膚科，眼科に通院しており，たしかにかかりつけといえばかかりつけ…．研修医Kが診察し，誤嚥性肺炎と圧迫骨折を認めた．

整形外科からは手術の適応もなく，感染があるので『うちじゃない』と断られ，呼吸器内科には誤嚥性肺炎は寿命の病気だから，やはり『うちじゃない．そもそも●●大学病院が受ける患者かどうか疑問だ』と反対に説教を受けてしまった．研修医Kが「92歳女性ですが…これってどの科に振ればいいですか？」と上級医Tに相談したところ，とりあえず，主治医の科に電話することになったが，帰ってくる答えは『うちじゃない』のオンパレードだった．『いやぁ，そろそろ外の病院で診てもらおうと思って逆紹介しようとするんだけど，本人も家族も●●大学病院がいいって言うから，ちょっと困ってたんだよね．それに救急が勝手に患者を受けちゃうでしょ．それって受けた科の責任でしょ』という始末．

●●科上級医Tが患者を見に来たところ，『あ，この人，俺の嫁さんのおばあちゃんだ．しょうがないや，うちの科で受け持つよ』

研修医K「それって親戚じゃなかったら，行くところがないってことですか？」

● 患者を嫌うとダメな法則

「病気を診ずして，病人を診よ」とは，高木兼寛の医師の心得．われわれは人を相手にしているのであって，臓器だけをみていいものではない．実際に病院の役割を考えると，適在適所に患者が搬送されないこともある．それは逆トリアージで二次病院へ送ればいい．システムの問題は医療全体の問題であり，患者を門前払いしてもいいという理屈にはつな

がらない．患者には関係のないことだもの．**自分の身内が同じような目にあったら悲しくない？** すべての患者を自分の親兄弟と思って，患者にとって最善を尽くすよう考えれば，答えはおのずとみえてくる．何のために医療者になったのか，しっかり考え直そう．

玄関をまたいだらすべての患者を快く受け入れる．必要なのは覚悟．自分が診たい疾患だけをつまみ食いするのは利己主義，患者のニーズに広く応えるのが利他主義．「うちじゃない」と投げつけるのは非常に無責任で，どこの科でみればいいのかの当たりをつけるだけでもいい．いったん主治医になったら，臓器だけではなく患者そのものの主治医としての自覚・責任を持つべし．「主治医力」こそ，医師の真価が問われる．

筆者の尊敬する外科の指導医は，「患者にメスを入れたら，すべての病気に責任を持て！手術適応がなくても，外科以外の疾患であっても一生面倒みるつもりで主治医になれ」と常日頃指導し，彼は実際に体現していた．自分の親兄弟はこんな先生に主治医になってほしいものだね．

患者のために何ができるのか考えるのが本当の医者．自分がわからなければ適切な科に紹介すればいい．「●●科に行けば？」というアドバイスだけでは無責任（こういう奴って多いよなぁ）．きちんと紹介状を書くべし．自分がわからないことを棚に上げてキレる医者は最悪．人間，わからないとキレるんだよねぇ．『SLAM DUNK スラムダンク』の安西先生も「キレたらゲームオーバーだよ」って言ってたとか言わなかったとか…．キレたら，患者だけではなく医療者も逃げていくんだよね．

あの「美女と野獣」の「野獣」も本当はアダムという名前があったのに，誰も覚えてないでしょ？ 悲しいね．みすぼらしい老女を冷たくあしらったら，実はそれが美しい魔法使いだった．そして呪いをかけられて「野獣」になってしまい，全世界の人に『野獣』なんて名前でしか覚えられなくなってしまって，アダム王子もさぞ無念だっただろう…．

目の前の「診たくない患者（暴れる患者，酔っぱらい，怒りっぽい患者）」は実は「医療の神様」がわれわれを試しているんだ．「野獣」になりたくなければ，きちんと対応しよう．ほら，○×先生も今では変なあだ名で陰口をたたかれてるじゃないか．

救急医療は今や老年医療．高齢者を嫌っては，そのうち重大な見逃しに通じてしまう．訴えが乏しいのは当たり前．患者の人生観，価値観も考慮しないといけない時代になった．**患者に寄り添う問診力**があなたの真価を高める．FIFE（かきかえ）は家庭医療だけじゃなく，すべての科で有用．

F：feelings（か＝感情：今どう感じているのか）
I：ideas（か＝解釈：自分の病気についてどう考えているのか）
F：function（え＝影響：今起きている問題が，どう生活に影響しているのか）
E：expectations（き＝期待：医師に対して何を期待しているのか）

小児救急も99%は比較的軽症．だって小児救急は，「万が一，この子が重大な病気だったらどうしよう」という不安を抱えた保護者がやってくるのがほとんど．だから小児患者だけを治すんじゃなくて，一緒についてきた**「万が一症候群」にかかった保護者に安心を与えるのも大事な仕事**なんだ．

　アレ？ でも保険診療は一人分しかとっていないって？ そうなんだよね．そこが小児救急のつらいところ．でも保護者の心情に寄り添うことができればあなたも名医！ 元気そうな小児を嫌うようになると，まれな重大な疾患を簡単に見逃してしまう．

裏御法度 Take home message

- ☑ 玄関をまたいだ患者は受け入れる覚悟を持つべし
- ☑ 患者にとって何がいいかを考えよ，自分が気持ちいい疾患をつまみ食いするのはダメ
- ☑ 患者を嫌うと誤診の元
- ☑ 「うちじゃない」は封印せよ
- ☑ キレたらゲームオーバーだよ

☐ 臨床編　☑ マネージメント編　☐ その他

2 ERの心構え　Part 2
〜救急の基本はABC〜

> **症例**
>
> 待合室で待っていた75歳女性患者が急に倒れた．あわてて待合室に行くと全身硬直性痙攣が始まった．それを見た研修医Kは，「すぐにジアゼパムをくださいぃぃぃ」と叫んだ．人が集められ，すぐにストレッチャーへ乗せた頃には，痙攣も治まった．
> 研修医KはホッとしてI，「すぐに血糖測定して，頭部CTへ行きましょう」と叫びつつ，自分のバックグラウンドにコードブルーの音楽が流れてきた．なんかいい感じ．俺ってヤマピーみたいにいけてなくね？　と自問自答してほくそ笑んだ．
> （ちょっと呼吸が弱いな，気管挿管してから頭部CTへいくか）
> そこに走ってきた上級医Hが「あほぉ〜，おまえぇ，死戦期呼吸じゃん．すぐに胸骨圧迫しろぉ，モニターのつけろ」
> そこには心室細動の波形がジャミジャミジャミと映っていた．

● ABC＞Dの法則

　救急というと，救急車で搬送される派手な救急患者を想像するだろうが，**実は重症患者は必ずしも救急車で来るとは限らない**．ナンパされて事故った少女，浮気旅行中の急病などは，死んでも隠したい事実があるから，何としてでも自分の車でやってくる．

　救急車が自宅前に来ると近所の皆さんがお見舞いに来るのが嫌で，「救急車のサイレンを止めてきてください」と頼む人もいる．救急車＝重症患者の先入観を持っていると，待合室で患者が死亡してしまう．

　救急の基本は何はなくとも「ABCDとバイタルサイン」．急性疾患を診るうえで大事なのは，**目の前の異常所見に飛び付かない**ことである．特にD（dysfunction of CNS）神経の異常よりもはるかにABC（気道・呼吸・循環）の安定が優先されることは肝に銘じておきたい．肝といっても，おいしいあん肝を想像してはいけない．これは肝臓ではなく，心に刻み付けておくということだから．

例えば，大腿骨頚部骨折だからすぐ整形外科と思っていたら，実は転倒の原因は，重篤な不整脈による失神だった，片麻痺で来院してCT正常だったので，tPAを準備していたら，実は血圧が低く大動脈解離が見つかった，などなど．

とにかくABCが安定していなければ，意識が悪くても頭のCTは後回し．脳圧亢進が原因で意識がなくなれば，Cushing徴候（高血圧，徐脈，徐呼吸）になるので，むしろABCは比較的安定しているのだ．もちろん脳幹がやられれば血圧も落ちるが，救命の対象ではない．

小児の蘇生ではABCsと複数形にして覚えよう．S＝sugarつまり血糖測定も忘れない．小児の心肺停止では10％に低血糖を合併するというから，ABCのみならず血糖もお忘れなく．

● Do know harm. Do No harm（何が危険かを知り，患者に危険なことはしない）の原則

コードブルーでは，しょっちゅう出くわす緊張性気胸もそうそうお目にかかるものではないし，災害現場での開胸してのhilar twist（肺門の捻じって出血を止める）なんて，ヤマピーくらいしかやる機会はない．『ドクターG』で出てくる難解な疾患を一発で当てて山師になるくらいなら，よくある疾患の非典型例を勉強したほうがいいに決まっている．

何をしていいかわからないときは，本で調べた付け焼刃的治療をするのではなく，上級医対診を優先し，治療の原則「Do know harm. Do No harm」を思い出してほしい．

● Dr. 林の痛みのdiscrepancy rule. 話がかみ合わないときは要注意ルール

たとえ身体所見に乏しくても，訴えが強い場合は多くの場合，何か重要な鍵を見逃しているど謙虚になろう．

☐ **Dr.林の痛みのdiscrepancy rule**（❻『痛みは第6のバイタルサイン』参照）

☐ **血管系異常の腹痛は激痛なのに，腹膜刺激症状が出ない**（❸『腹膜刺激症状がないんだけど』参照）

腸間膜動脈閉塞症，絞扼性腸閉塞，腹部大動脈切迫解離，腹部大動脈解離，腸間膜動脈解離，心筋梗塞，卵巣捻転，精巣捻転，閉鎖孔ヘルニアなど．

- [ ] **のどの所見が乏しいのに，ひどくのどを痛がる**
   心筋梗塞，急性喉頭蓋炎，大動脈解離，内頸動脈解離，膿瘍（口腔底，咽後，扁桃周囲）など

- [ ] **患者の訴えと身体所見が合わない**
   虐待（小児, DV, 高齢者），事件性，詐病，Munchausen syndrome by proxy など．

● 常にビビりであれ！ 100％はないものと知れ！ 饒舌すぎるくらいがちょうどいい

　結婚当初からもうビビりなあなたはそれはそれで正しい．しかぁし，**救急ではとにかく重篤な疾患から考えて鑑別診断を挙げる癖をつけておこう．そしてそれを考えたこと，negative 所見をカルテに記載する**．どんなに名医でも，検査しまくっても，心筋梗塞は残りの1〜2％はどうしてもERで診断できないのだ．ドクターXの外科医大門未知子くらいしか，見逃しのない医者なんていないのだから．自分の実力を過信しては失敗につながり，少し謙虚なぐらいでいい．

　医師としての**言動，態度，身だしなみ**は常にプロらしく振る舞うべし．医者を何年もしていれば痛い目にあうことは必ずある．そんなときの**メディア力はすごく大事**．真摯に患者に向き合っているというのは態度だけでなく，身だしなみや言動もすごく大事．まして詰め所で大声で笑うなど聞かれてしまっては，患者の状態が悪くなったときには申し開きができない．その場に立っているだけで許してくれるのはガッキーかヤマピー（あ，くどい？）くらいなんだ．

　救急では癌は探していないことをきちんと告げるべし．特に消化器の癌は前処置も必要で，CTくらいで簡単に癌を見つけられるわけもなく，急性期疾患を探すうえで偶然見つかる例はあるものの，そもそも慢性経過の疾患を探しているわけではない．喫煙者の50％には肺に小結節が見つかり，そのうち癌化するのは1％もないのだから，たまたま見つかった小結節のために急性期疾患から集中力をそがれるのはよろしくない．癌を探すなら，きちんと日中外来を受診してもらおう．

　帰宅時の説明は丁寧すぎるくらい，饒舌すぎるくらい，患者側に立った説明をするくらいでちょうどいい．そうすれば患者も容体が変化したらすぐに来てくれる．**そこで役立つのが共感力**．ぶっきらぼうなのはダメ．

● ゴミ箱診断に要注意

　世の多くの医者が誤診をするのは決まってゴミ箱診断をしたとき．**症状がそろっていないのに安易に風邪や胃腸炎，便秘などと言ってはいけない**．そんな診断をつけたときは，

「アレ，俺っていま，誤診に近づいた？」と感じ取るくらいがいい．急性疾患はダイナミックなものなので，あまりに早い段階では診断できないのが当たり前．変な安心感を患者に与えて誤診してしまうようなゴミ箱診断をするくらいなら，「現時点ではわからない」と告げて，時間を味方につけるほうがいい．だって，心窩部痛だけの虫垂炎を見つけるのは，全例 CT をとらない限り不可能でしょ？ 歳のせい，気のせい，自律神経失調症，心の病気と安易に片付けるとヤブ化が進んじゃうぞ！

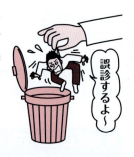

● 後医は名医と知れ

紹介患者の場合，来院時，誰が診てもわかるくらい悪い状態であっても，紹介医が診たときは症状がまだそろっていなかった可能性が高い．「後医は名医」というより「後医は役得」であって，**決して前医の悪口を言ってはならない**．疾患の経過がわかっていない素人医師ほど，そういう悪口を言うものである．紹介する医者だって，大きな病院に診てほしいだけで，決して当直医に診てほしいと思っているわけではないのだから．

● ER のマーフィーの法則

学会前でスライドができていないときに限って，当直が当たりすごく忙しく，トイレにも行けず，全然眠れていなくて，患者よりも顔色が悪いことは，あるあるなんだ．

トイレに入る，歯を磨く，帰ろうと駐車場で車に乗る，そんなときに限って PHS が鳴る．

自分の子どもが病気になって，いい格好して「大丈夫」と言うと，けっこうな肺炎を見逃すという法則．その反対もあり．医者であっても，親は盲目なのだ．

カップラーメンを作ると救急車が来てしまう法則．

「いやぁ，今日は暇だね」と言うと，急に救急が混雑して看護師が不機嫌になる法則（これはエビデンスはない…）

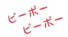
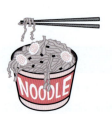

Negative 所見を記載すべき例

主訴	見逃すと恐い疾患	否定した場合の記載内容
心窩部痛	虫垂炎	右下腹部圧痛なし
	心筋梗塞	心電図，血液所見トロポニン，フォローアップ
小児の嘔吐	腸重積	腹部腫瘤なし，US（超音波検査）で腸重積なし
風邪＋頭痛	髄膜炎	項部硬直なし，Kernig sign なし，頭痛は最悪ではない
風邪＋咽頭痛	急性喉頭蓋炎	食べ物は食べられる，喉頭に圧痛なし，最悪の痛みでない
高齢者腹痛	腹部大動脈瘤	腹部に拍動性腫瘤なし
	上腸間膜動脈閉塞症	心房細動なし，激痛なし　乳酸値正常
女性腹痛♀	異所性妊娠	妊娠反応陰性，患者が妊娠反応検査を拒否した場合はその旨とリスクを記載
頭痛	クモ膜下出血	人生最大の痛みでない，リスクファクターなし，項部硬直なし，頭痛発症からピークまで1時間以上経過
陰嚢痛 下腹痛（♂）	精巣捻転	明らかにほかの疾患であり，精巣捻転は考えにくい（少しでも疑ったら対診を要する），精巣圧痛なし
胸郭の外傷	肋骨骨折，血気胸，腹腔内出血	血気胸と腹腔内出血は必ず否定を 肋骨骨折はX線で診断せず臨床診断を
四肢の外傷	骨折	骨折は臨床診断．わからなければ骨折とみなす
創傷処置	創内異物	異物を検索したが見当たらなかった 神経，腱の動き，血管所見

裏御法度 Take home message

- ☑ ABCとバイタルサインが基本．ABC>Dで蘇生を
- ☑ Do know harm. Do No harm
- ☑ Dr. 林の痛みの discrepancy rule
- ☑ 常にビビリであれ
- ☑ ゴミ箱診断に要注意
- ☑ 後医は名医

☐ 臨床編　☑ マネージメント編　☐ その他

3 ERの心構え　Part 3
～紹介医への心遣い～

症例

医師会館での講演会に出ていたときのこと．研修医Kが満面の笑顔の開業医S先生に呼び止められた．トン，トン．

研修医K　「はい…（ウ，誰？　このおじさん）」

S先生　「いやさっきね，おたくの病院のP教授と話をしていたんだけどね．君がK先生だって教えてくれたんだよ」

研修医K　「あ，はい…（何なんだ．何かドジッたか？）」

S先生　「先日うちの患者の○○さんを先生の病院に紹介して，K先生に診ていただいたと聞いたんですよ．その節はどうもありがとうございました．○○さんもすっかり良くなって，K先生が私をべた褒めしてくれたと喜んでいて，いやまぁ，小生も昔は救急をかじったこともありますから，ま，アレなんですけど」

研修医K　「（…アレってなんだ？）」

S先生　「私も気恥ずかしいやらなんやら．ま，K先生は若いのに，なかなかしっかりしてますねぇ．ま，今後とも頑張ってくれたまえ」

研修医K　「あ，はい．またどうぞよろしくお願いします…（そんなことってあったっけ？）」

実は研修医KがS先生から紹介を受けた虫垂炎疑い患者の件であったが，正直，研修医Kはお腹を触ってもたいした所見もなく，半信半疑であった．でも上級医の指示により腹部造影CTを撮ったところ，骨盤深くにある虫垂炎が判明し緊急手術になった．手術室に向かう前に，何気なく研修医Kが患者に言った．「S先生のご指摘通り虫垂炎でした．なかなか見つけるのが難しいところでした．これを見つけるのってすごいですねぇ．いいタイミングで送ってくれてよかったです．いい先生がかかりつけですね…（僕が主治医だったら様子をみてしまうだろうなぁ，反省，反省…）」

●紹介医の紹介にいたる事情に思いを馳せよ

　患者紹介の大前提は，より精度の高い検査がそろっている，より専門的な診断・治療ができるという理由で高次病院に患者を紹介するのである．決して若い研修医や経験の浅い医師を名指しして紹介しているのではない．高次病院で働いていると，何を勘違いしたのか自分をエライ医者と勘違いをする阿呆が出てくる．決して大きい病院で働く医師が偉いのではなく，大きい病院がエライ（設備やマンパワーがそろっている）のだ．

「これくらいの症状で患者送ってきて…，これくらい自分で診れないの？…」
「主治医の責任はどうなってるんだよ…」
「また週末かよ…」
「この紹介状何を言いたいのかわからない．それにこの走り書き．内容がまとまってないんだよね」

　こんな程度の低い恐ろしい勘違いを若いうちからすると，ろくな医者にならない．
　実際一人で診療してみてほしい．限られた検査しかできず，ほかの患者で待合室があふれる中で，最短時間で緊急の可能性を判断して患者を送る側の決断の難しいことといったらない．
　人生最大の突然の頭痛と訴えられてCTを撮っても，SAHであるのは1割以下だ．つまり紹介患者の1割にSAHが見つかれば，それは紹介医のホームランなんだ．野球の打率よりはるかに悪くても，**患者の命を救うためなら打率が低くても紹介するのが良医**なのだ．むしろ打率が高い医者はどこかで疾患を見逃しているんだよね．

　緊急性の高そうな患者であればあるほど，忙しい午前の外来の時間帯や週末，連休前，夜中にやってくるのだ．紹介医のアルアルだ．切ないねぇ．患者を診るのが嫌なのではなく，患者バイパスをしてさっさと患者を転院したほうが安全なのだ．多発外傷でも，新規脳梗塞疑いでも，急性心筋梗塞でも一次・二次病院は大事な患者の時間を奪うことなく，高次病院へ転院搬送せよとガイドラインでもなっている．

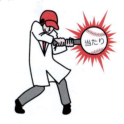

　急いで書く紹介状は，走り書きが当たり前，情報が錯綜して当たり前，読めなくて当たり前と心得よ．そんな修羅場を経験したことがない，ひどく遅い診療でも許してもらえる，守られた環境すなわち大病院でしか勤務したことのない医師こそ，こんな紹介事情を推察する目や心を養わないといけない．いやむしろ大病院でばかり働かずに，様々な環境で経験したほうがずっと腕のいい医師になれる．もちろん，慢性期の患者を紹介するときに紹介状の内容があまりにpoorだとたしかにまずいので，そこは反面教師，そうならないようにしよう．慢性疾患なのに週末に送ってくる場合は，訳あり患者・家族（トラブル患者，

VIP患者など）ということだ．いろんな事情がある．たくましい想像力が愛を生むのだ．

● 紹介状はなるべく早く書くべし

紹介医はなるべく早く結果を聞きたいもの．数週間しても返書一つ来なければ，「二度とこの病院には紹介するものか！」と思う気持ちもよくわかる．できる医者は返書が早い．結果がまだ全部そろわなくていいから，初日に経過だけでも連絡するようにするのは医者のエチケットなのだ．

返書がすごく遅いのは，大便をして思い出したようにおもむろにお尻を拭くくらい，変なことなのだ．

● 紹介医を褒めよ

患者の視点でも考えられる医師になろう．長年かかりつけの自分の主治医がせっかく大病院に紹介してくれたのに，その主治医の悪口を大病院の研修医が言うのを聞くと，どう思うだろう．

私の主治医はヤブ医者？　私の好きな主治医を悪く言うこんな若造には診てもらいたくない？　どちらにせよ，医師-患者関係は双方で崩れていくのがわかるだろう．ガラガラガラ…．

タイミングよく紹介してくれた主治医を褒めよう．検査の結果がはずれても，それはそれでいいのだ．致死的疾患を見逃さないためにはオーバートリアージは許容しないといけない．詳細な紹介状であれば，それだけ患者をしっかり把握している証拠．患者との関係性を褒めよう．自分の同門出身の先生なら，同門会でいい人間関係を築くためにべた褒めしよう．褒めるところがなければ…とにかく紹介してくれたことを褒めよう．**自分の主治医を褒められた患者は悪い気はしない**のである．

褒めるのも技術が必要．どこか褒めようと常に気配りしておかないと，なかなか褒める点は見つからないよ．結婚前は彼女のいい所しか見えなかったはずなのに，一緒に生活すると粗が見えてきて関係性が冷えてしまう…というのは褒める努力をしていない証拠．釣った魚に餌をやらないと，どこかに行ってしまう…これ，我が家の家訓．

医者はミスをするもの．前医の見逃しを見つけて，それを見つけた自分を大きく見せようと必要以上に前医を非難するのは，本人に本当の実力がない証拠．**決して前医を非難してはいけない．どうせ後医は名医**．生命予後に関わらない，またはきちんと救命できるのであれば，医療ミスと騒ぎ立てて

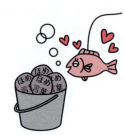

患者を煽るのはよろしくない．筆者も何度も後医に助けられ，その都度反省し，成長の機会を与えていただいた．ただただ感謝しかない．最初から完璧な医者はいない．医者は常に成長していくもの．今後の改善点として返書にアドバイスするのが，高次病院の役目なのだ．同じミスは二度としない．これはわれわれすべての医師の命題なのだから．

裏御法度 Take home message
- ☑ 紹介医は病院に紹介してきていると心得よ．決して若造に診てもらいたいわけではない
- ☑ あわてる紹介状は悪筆，悪文と許容せよ
- ☑ 紹介のオーバートリアージは許容せよ
- ☑ 紹介医を褒めよ
- ☑ 前医を決して非難するな

☐ 臨床編　☑ マネージメント編　☐ その他

4 絶対に診療は嫌だ！
～ AMA（Against Medical Advice）の対処法～

症 例

45歳男性，会社員Wが胸がつらくて嘔気があると言い，駅から救急車搬送されてきた．ECGにて心筋梗塞と判明し，いざ心臓カテーテル検査の説明を始めたところ…

患者W「先生，申し訳ないんですが，今仕事でこちらに来ていまして，どうしても今日中に地元に帰らないといけないんで，検査は受けられません」

医師M「そんなこと，とんでもない．絶対にすぐに治療をしないと，とんでもないことになりますよ」

患者W「でも今はもう痛みもほとんどありませんし，私も生活がかかっているから，ここにいるわけにはいかないんです」

医師M「痛みはここで治療をしたから取れてきたわけで，心筋梗塞が治ってきたわけではないんですよ」

患者W「じゃ，先生が私の生活の面倒をみてくれますか？」

医師M「そんな無茶なことはできませんよ」

患者Wは点滴を引き抜いてしまった．みんなの制止を振り切って，強引に患者Wは帰る身支度をし始めた．さてどうする？

●治療の選択権は患者にあることをわきまえて…そのうえで…

ドツボパターンに陥らないために…

　精神状態が正常な場合には，無理やり医療行為はできない．たとえそれが患者の生命に関わることがあってもダメなものはダメ．エホバの商人に輸血がダメなのと同じだ．

　患者の希望を優先するためには，以下の2点をきちんとカルテに記載すべし．

- 見当識障害がないこと
- 自傷他害の恐れがないこと

　古い記憶は残るので，名前や生年月日が言えたから見当識はOKなどと早とちりをしないようにしないといけない．基本MMSE（mini-mental state examination）を記載する．**MMSE 20点未満を判断能力なしと判定する**(LR6.3)．21〜24点は判定が困難で，**25点以上なら判断能力はある**と考える．どうしてもMMSEのための時間が取れない場合は，mini-cogやCAMを記載する（「せん妄を見つける！」115頁参照）．

☐ 患者の判断能力（capacity）

　では見当識が良ければ，患者の言うとおりに帰してしまっていいのか？　いやいやいや，患者が自分の状況を理解しているかどうかがカギになる．患者が，「今治療しないのは悪いとは聞いていたが，死んでしまうぐらいに悪いとは聞いていなかった．それを聞いていたら自分の判断も違っていたのに…」などと，後出しじゃんけん的発言をされるとまずい．

- 十分患者も自分の状況を納得し，かつ理解したことをカルテに記載
- 可能な限り，患者の家族が今回の状況を理解していること（家族がつかまらなければ，家族への説明は患者にしてもらうことを約束してもらう）
- 証拠固め（同意書とカルテ，証人）

☐ AMAのカルテ記載のキモ

　小難しい医学用語を並べて説明してはいけない．もし治療しないと死ぬ可能性がある場合は，明確に「死ぬことがある」と説明すべきである．後で，患者が「まさか，そこまで悪かったなんて知らなかった」と言うようではいけない．患者が治療を拒否しても，最善ではないにしろセカンドベストとしての治療オプションを提示し，患者の気が変わったら

AMAの必須インフォームド・コンセント

●病名
●予定する治療内容
●治療のメリット（改善の見込みや効果）とデメリット（危険性，死亡率，後遺症）
●治療しない場合の見通し
●ほかの選択可能な治療法がある場合の内容と利害得失
●患者の気が変わったら，病院は快く受け入れると説明し理解した

いつでも受け入れると説明する．

　AMAのインフォームド・コンセントとして必要な説明事項は，以下の通り．医者がきちんと説明したつもりでも，すべて覚えている患者はたったの43％しかいなかったという．書面に残し手渡しし，カルテに残すのは基本．患者が診療を拒否する理由もカルテに記載しておこう．

□　家族や周囲の人を巻き込む

　いくら患者が「本当に死んでもいい」と言って帰ったとしても，もし最悪の結末になった場合には，訴えるのは家族である．患者を大事に思う家族が背景にいることを忘れてはいけない．

　手段を尽くして，家族に連絡を取り，状況を説明し，家族にも説得してもらう．法的には自分で判断ができる状態の患者が治療を拒否した場合には，医者は無理やり治療はできないことを家族にも説明する．家族は無理やり入院させてくれと医者に迫ってくることもあるが，それは人権侵害の法律違反．正義の味方のつもりで大上段に立って説教してはいけない．患者にとっては自分の命よりも大事なものがあるのだ（不倫発覚を防ぎたい，最愛のペットの面倒ができるのは自分しかいない，人生の喜びにしているスポーツ観戦など価値観は人それぞれ）．患者の状況にもなるべく理解を示しつつ説得する．看護師や年配の医師を巻き込むとよい．できるだけの説得をしたことをカルテにも記載する．

□　診療拒否同意書の作成

　詳細な説明内容はカルテに記載し，診療拒否同意書にはできれば現場に居合わせた複数の医療者（医師と看護師など）がサインをし，その1枚を患者に，もう1枚をカルテに添付する．見本を示す．

　どんなに医療者の言うことを聞かない聞かん坊の患者であっても，「もうお前みたいな奴，二度と来るなぁ！」と間違っても言ってもいけない．これがきっかけで病院を受診しないことになっては，今までの説得，説明行為が台なしになってしまう．どんなに釈然としない思いがあっても，患者が気が変わった場合には，いつでも病院は受け入れる準備があることを説明し，カルテに記載しておかないといけない．

診療拒否同意書

私が診療拒否したことにより将来起こりうる危険性および合併症について
医師＿＿＿＿＿＿＿＿＿＿から説明を受けました．
その上で，私個人の希望により診療拒否いたします．
また自分が診療拒否したことで起こりうる危険性や合併症については，すべて自分の責任であることを認識し，当該病院，当該病院医療従事者，当該病院事務員，および当該病院に関わるすべての関係者に責任追及しないことを誓います．
現時点での私の精神状態は正常であり，正常な判断が出来るものと考えます．
家族への連絡は，私が責任を持っていたします．
何らかの異常をきたした場合は，すぐに病院が受け入れてくれることを説明受けました．

〇〇〇〇年□月△日

署名
本人＿＿＿＿＿＿＿＿＿＿＿もしくは親族（続柄）＿＿＿＿＿＿＿＿＿＿＿

医師署名　No1　　　　　医師署名　No2

＿＿＿＿＿＿＿＿＿＿　＿＿＿＿＿＿＿＿＿＿

〇〇病院　救急部
Tel：＊＊＊-＊＊＊＊-＊＊＊＊

裏御法度 Take home message

- ☑ 診療拒否した場合，capacityの評価が重要
- ☑ 患者の希望を最優先するように協力する
- ☑ 診療拒否同意書を作成する

参考文献

- Sessums LL, et al：Does this patient have medical decision-making capacity? *JAMA* **306**：420-427, 2011
- Kraus CK, et al：Shared decision making in the ED；ethical considerations. *Am J Emerg Med* **34**：1668-1672, 2016
- Marty H, et al：How well informed are patients when leaving the emergency department? comparing information provided and information retained. *Emerg Med J* **30**：53-57, 2013

□ 臨床編　☑ マネージメント編　□ その他

5 薬物依存
～麻薬を安易に打つのは医療行為ではない～

症 例

　45歳男性．眉毛はどういうわけかない．目つきは涼しい切れ長の眼．腰痛を訴え深夜時間外を受診してきた．長距離トラックの運転手をしているらしく，持病の坐骨神経のために，荷物の積み込みもとてもつらくてできない．しびれや麻痺はないという．

　研修医が診察すると…「ボルタレン®座薬は痔があるから使えない．ロキソニン®とポンタール®，セレコックス®はアレルギーがある．アセトアミノフェン®は効いたことがない」とガマの油売りよりも饒舌にいかにソセゴン®以外使えないということを説明した．アレ？　この1週間，ほぼ毎日救急外来に来てソセゴン®を打っているではないか．そのたびに日中の外来を受診するように説明されているが，まったく受診した気配がない．

　研修医が外来通院の重要性を根気強く問いていると，急に怒り始めた．

　「お前のようなペーペーが偉そうなこと言わないで，早くソセゴン®を打ったらいいやないかぁ！　俺は○○大学の教授にも診てもらって，▲△病院の院長の紹介状も持っているんだぞぉ，ガルル～」

　たしかに診断書兼紹介状はあるが，ずいぶん遠い他県の病院で，『難治性根性坐骨神経痛』という病名と，『ソセゴン®を打ってやってください』という文が書いてあるだけ．

　診察をすると，触っただけで「アァ～」と言い，うずくまってしばらく動かなくなり，まともに診察ができずホトホト困った…，やっぱりソセゴン®中毒…だよねぇ．

● 薬物依存・ソセゴン®中毒のキーポイント

　痛みは主観的なものであり，まずは患者の訴えを真摯に聞こう．ちょっと触っただけで痛がるなんて奇妙な病態，神経学的に痛みの分布が合わない，と思っても多発性硬化症や鎌状赤血球症ならそんなこともあるんだよね．患者によっては，自分の痛みをうまく伝えられないもどかしさから大げさに表現したり，医学的に間違った分布の痛みを訴えたりすることがあり，安易に詐病と診断したのでは患者も救われない．特に初診の患者は，くも

薬物依存を疑うヒント

時間外にしか受診しない．日中はまったくまたはほとんど受診しない
一定の病院に通院していない．他県にまたがる受診の仕方をしている．県外からの受診者
自分から特定の麻薬または合成麻薬を指定して指示してくる
ほかの薬剤やほかの治療法を受け入れない．ほかの薬剤が使えないことを詳細に説明する．ほかの薬剤の名前に精通している
詳細な病歴聴取や検査を嫌う．治療計画を話し合うのを嫌う．早く注射をしてケリをつけたがる
ほかの病院の医師（教授など地位の高い人物）の名前を出して，同様な治療をしたと言う
ほかの病院の医師の診断書を提示したりして，薬物を要求する
人格障害を持つことが多い
痛がり方が大げさ．訴えと他覚所見が合わない．腰痛などの仙痛は多くの場合一瞬であり，持続しないはずなのに，異様に長時間痛みが続く
今回だけ注射してくれたらもう来ないから注射をしてほしいと言う
ほかの病院の受診予定があり，今回だけここで注射してほしいと言う
家族などを連れてきた場合は，離して双方から事情を聞くと，矛盾がみえることがある．ただし秘守義務は守ること
医師が見ていないところでは，元気そうにしている．医療関係者の前でだけ痛がる
強い麻薬または合成麻薬を使用しないといけないぐらいの痛みだったはずなのに，注射の後はすぐ帰りたがる．入院を拒否する

りのない眼（まなこ）で偏見なくまずは診察することが必要だ．実際に数回麻薬を使用したところで，麻薬中毒患者を作ったりすることはない．

また実際に身体疾患があったり，身体表現性障害であったりすることがあり，正確な診断と十分な除痛ができておらず，薬物依存と決めつけられていることがある．まずはしっかり患者の話を聞いて，診断は正しいか，治せないかを真摯に対応することが大事だ．

何にも増して，薬物投与に非常に執着する言動が薬物依存のキーポイントである．薬物依存を見破るコツは，詳細な病歴を取り，しっかりと身体所見を取ることこそ重要であり，薬物依存患者は時間をかけるのを嫌がる傾向にある．訴えと身体所見のずれに気を付け，急かされても決してすぐに注射をしてはいけない．前医がある場合は，どんなに夜中であっても電話をして詳細に経過を聞く必要がある．患者も話をでっち上げる（盗まれた，なくした，彼女が捨てた，引っ越しの際なくしたなど）のが天才的で，ついつい信じ込まされてしまう．こんなことしてないで，役者さんになったらいいのになぁと思うこともある．

● 詐病の腰痛

詐病の腰痛の見破り方である Waddell の criteria を表に示す．Waddell の criteria はあくまで指標であり，絶対的ものではない．Reverse straight leg raising sign とは，坐骨神経を引っ張るように足関節を背屈させたほうが痛みが増すはずなのに，詐病では足関節を底屈させたほうが痛がる．

表 Waddell の criteria

Waddell criteria	3つ以上（3/5）で詐病の可能性あり．高齢者には適応できない
■疼痛	軽く触れるだけで激痛が走る
	解剖学的に話が合わない疼痛の分布
	座位のときには両足で荷重を支えている
	3秒以上持続する転げまわるような激痛
■大げさ（重要）	道理に合わない大げさな痛み方．肩を上げ下げして大息して痛がる
■運動・感覚	解剖学的に一致せず，全体的な筋力低下または感覚鈍麻を呈している．筋力試験で歯車様の抵抗あり
■誘発テスト	頭の上から長軸方向の圧をかけて腰痛が増強する
	肩と骨盤を同じ平面になるように同時にひねったときに痛みが増強する（腰椎はひねっていない）
■reverse straight leg raising sign	仰臥位より座位で痛みが増強する．足関節を背屈したときより，底屈したときのほうが痛みが増強する（本来の坐骨神経痛は，仰臥位や足関節の背屈時に痛みが増強する）

● 戦うべきか，流されるべきか…それが問題だ

女性だけや経験の少ない研修医だけで当直をしている場合は，身の安全を考えてソセゴン®を打つことは許容されるだろう．犯罪に巻き込まれるよりよほどいい．麻薬を処方するなら最低限の容量で最低日数にすること．困難事例はやはり上級医が対応すべきだ．その場しのぎに注射をすると，『この病院は組みやすし』と毎日来院してくる羽目になってしまう．

一方，ペニシリンアレルギーにペニシリンを注射してはいけないように，低血糖患者にインスリンを注射してはいけないように，薬物依存患者に安易に薬物を投与してはいけないのは明白である．ガイドラインでも慢性疼痛の急性増悪に対して，麻薬は使ってはいけないとなっている．

医療者は患者を拒絶するのではなく，何が最も患者に対して大事なのかを考え，経験の豊富な医師が責任を持って，患者の意見も受け入れながら根気よく定期的に日中のペインクリニックや整形外科に通院するように，受診のたびに時間をかけて説得する．患者との信頼関係を築く努力が必要であり，その約束を守らない場合は，注射は打たないと大きくカルテに記載し，患者に提示する．

　『主治医の特別な指示がない限り，患者の安全を守るためにも，主治医が決まっていない状況で，外来では続けて麻薬を投与してはならない：院長』と文章化して，マニュアルを作っておくとよい．さすがに明文化された院長命令に背いて，麻薬を外来で続けて使用することはできないと，患者に説明もできる．

裏御法度 Take home message
- ☑ 慢性疼痛の急性増悪に対して麻薬は使わない
- ☑ 偏見を持たずにまずきちんと対応する
- ☑ 患者の安全のために麻薬依存を作らないよう，上級医が対応する

参考文献
- Millard WB：Grounding frequent flyers, not abandoning them；drug seekers in the ED. *Ann Emerg Med* **49**：481-486, 2007
- James J：Dealing with drug-seeking behaviour. *Aust Prescr* **39**：96-100, 2016
- Cantrill SV, et al：Clinical policy；critical issues in the prescribing of opioids for adult patients in the emergency department. *Ann Emerg Med* **60**：499-525, 2012
- Alexander GC, et al：Rethinking opioid prescribing to protect patient safety and public health. *JAMA* **308**：1865-1866, 2012
- American Academy of Emergency Medicine(2014)：Model Emergency Department Pain Treatment Guidelines. http://www.aaem.org/publications/news-releases/model-emergency-department-pain-treatment-guidelines

☐ 臨床編　☑ マネージメント編　☐ その他

6 患者はうそをつく？
～そんなに簡単に信じちゃダメ…気づいていないだけ～

症例

患者も研修医も正直に診断につながることを言ってくれるはずはないと心得よ

研修医▶「え？　鑑別ですか？　急性喉頭蓋炎です．患者さんはのどが痛くてつばも飲めないって言ってました」

上級医▶「あの患者さん，そんなにつらそうじゃないけど…のど飴食べてるじゃん」

研修医▶「あ，そうか… (-_-;)」

研修医▶「絶対転倒など外傷歴はないって言ってるんです」

上級医▶「圧迫骨折だろ，そんなはずはないよ．…ホラ，嫁さんに聞いたらソファに座るときに，足の筋力が抜けて途中から『ドーン』って落ちるようにいつも座ってるって言ってたよ．昨日もそのときから腰が痛いって言ってるそうじゃないか」

研修医▶「患者さんはそんなことは言ってなかった… (-_-;)」

研修医▶「発熱の感染巣がはっきりしないんです．痛いところはないって言うんですよ．診察もしっかりしました」

上級医▶「この顎の下のところ，触ると腫れ物に触るように痛がってるじゃないか！」

研修医▶「え？『触らなかったら痛いところはない』というか『自分で触らなかったのでわからなかった』と言ってます．顎の下が大きいガマガエルみたいな顔だなぁと思って触り忘れてしまって… (-_-;)」

研修医▶「頭をぶつけてから嘔吐が続くと母親が言っている赤ちゃんですが，

上級医	「頭部CTは異常ないんですよ」「なんかおむつ臭いね．代えてもらおう…ゲゲェ，血便！（腸重積じゃないか！）」
研修医	「認知症のおじいちゃんですが，膝をぶつけてから立てないらしいですけど，X線もきれいなんですよね」
上級医	「（血液検査の結果をみながら）これ低カリウム血症で力が入らなかったみたいだよ．家族の話を鵜呑みにしない！」

●患者はうそをつく？　NOT！　病歴聴取は攻めるべし

　患者の話を詳細に聞けば診断に到達すると信じている研修医に言いたい…「患者はうそをつく」．

　『Dr. HOUSE』（米国TVドラマ）では「患者はうそをつく」と字幕ではなっているが，英語では"Everybody lies."と言っている．そう，『患者』がうそをついているのではなく，『みんな』うそをつくのだ．患者が気が付いていないだけ，患者が自分のつらさを訴えたいばかりに大げさになっているだけ，患者もプロじゃないんだからそんなに詳細なことまで区別がついていないだけ．

　医者の先入観から重要な情報を無視してしまっているかも，医者の昔の経験から患者の一定の話を曲解してしまったかも，研修医が上級医に質問を受けてその場をやり過ごすためにつくうそなどなど，多くのバイアスが入ってくるため，診断が難しくなる？…いや面白いのだ．

　本人が意図する意図しないに関わらず，診断に近づくための情報が，患者からの自発的な話を聞くだけで手に入るなんて幻想は抱いてはいけない．

聞く	患者の考える「病」に対する思いを聞くのが「聞く」．ここだけで終わると，ヤブ医者まっしぐらぁぁぁ．患者は医療者ではない．ここで患者は医学的に間違ったことを言ってもいい，順序がバラバラなのも当たり前，症状もまとまって言ってくれないのも当たり前と思って，自由に話させることが大事．ここで患者のバラバラの話を頭の中で関連づけて，problem listを作り，鑑別診断を挙げていく
聴く	患者の言いたいことを遮らずに傾聴して「聴く」ことは，患者満足度を上げるためにも必要．いい相づちやうなづきで患者に自由に話すことを促す．患者にとっての「病」の意味や生活への影響など，生活背景もここで聴き出す
訊く	先ほど「聞く」で挙げた鑑別診断の一つひとつの疾患をつぶしていくために，能動的に質問を投げかける作業が「訊く」だ．この際，「どうしてこの質問をするのか」こちらの手の内を明かすことで，患者が納得して思い出してくれることも多い

①聞く→患者の考えを聞く，②聴く→傾聴する，③訊く→いい質問をするの3つの「きく」をきちんと意識して使い分けるべし．攻める問診と言えば，山中克郎先生（諏訪中央病院）や徳田安春先生（群星沖縄臨床研修センター）の講演や著書はとても勉強になるのでお勧め．

● 「訊く」を極めて診断に近づくべし

「聞く」作業をしながら，鑑別診断をしっかり挙げる．
①よくある疾患（common），②見逃してはいけない致死的疾患（critical），③治し得る疾患（curable）の3つの"C"を意識しながら，各疾患3つずつほど考えて，『もしこの疾患だったら，こんな症状や所見があるはず』と予想しつつ能動的に訊くようにする．
ここできちんと鑑別を挙げないといい診断はできない．頻度は鑑別を挙げるうえではすごく重要．シマウマ（ニッチな珍しい疾患）探しは面白いが，それではドクターG（NHK）病っていうもので，実臨床はよくある疾患が，非典型的にやってくることが圧倒的に多いということを肝に銘じておく．最初の3つずつがはずれるようなら，本やWEBで調べたり，同僚に尋ねたりすればよい．Google先生はけっこう優秀なんだから．

● 患者の答えを鵜呑みにしない

患者の答えも必ず疑ってかかるべし．症状は＋or－で考えるのではなく，重み付けをつけていく．「のどが痛い」と言って，「つばも飲めないくらいですか」と医者はつい聞きたくなるが，患者も痛いということをわかって欲しいので，つい「はい」という人も多いということだ．のど飴をのんで気持ちがいいなんていうのは，ウイルス性上気道炎の典型例であり，「つばも飲めない」を鵜呑みにしてはいけない．患者は自分のつらさをわかって欲しいために訴えが大げさになることがある．ここは「つらいですねぇ」と共感を示しつつ，しっかり客観的な重み付けをつけていく．
患者は素人であり，答えが曖昧でいい加減なことも多いのできちんと真偽を確認していく．患者の「全部」は全部じゃない．患者の「いつも」はいつもじゃない．患者の「前から」は前からじゃない，と疑ってかかるべし．「みんな携帯持ってるもん」と娘が言っても，どうせ友だち5人ほどしか持っていないのと同じ．「何もしていない」「何も大したものは食べていない」という答えは，そのまま鵜呑みにしてはいけない言葉の代表だ．本人が気が付いていないだけ．名探偵コナンになったつもりで，再現ドラマが作れるくらい具体的な内容を聞くべし．患者の生活・社会背景まで掘り下げないと手がかりが得られないことも実際は多い．

● 医者の質問の意図を明確に手の内を明かすべし

「突然の頭痛ですか」と聞いて患者が「はい」と言っても，その感度はたったの58％しかない．患者にとっての「突然」と医者の思っている「突然」では齟齬がある．人生80年間のうち，この1週間で悪化するような頭痛は患者にとっては「突然」と言うのも納得がいくでしょ？「何をしているときに頭痛が起こりましたか？ 何時何分何秒と言えるくらいの突然の場合や，痛みが始まってから数分のうちに一番痛い頭痛になる場合は恐い病気なので，この辺りを詳しく教えて欲しいんです」とこちらの質問の意図，つまり手の内を明かして質問するとうまく答えてくれることも多い．

● 自分が診断をはずしているかもしれないことを素直に認めよ

患者の訴えと所見が合わないときは，自分が診断をはずしているかもしれないことを素直に認めないといけない．プライドが邪魔をして考えを変えないのはダメ．どうも納得がいかない場合，時間を味方につけてフォローアップする．その際に「わかっていないこと，わかっていること」をきちんと患者に説明しておく．

また情報が不足する原因として，犯罪，虐待，自責（浮気や性癖など恥ずかしくて本当のことが言えない），社会的問題などが絡んでくることもあるので，多角的に考えるべし．

医者は謙虚さが一番！（…ってお前が言うかって？）

● 医者が怖いと患者は正直に話さない

医者が怖いと，医者に怒られるのが嫌で患者は「正直に言えない」≒つまり「うそ」をつく．強面の医者を前に患者が萎縮していると，自由に発言できない．自分の意見をはっきり言う，医学的によくないことでも正直に話してくれた場合は，説教などしないで，正直に言ってくれたことに感謝を伝えよう．「自分の患者は言うことを聞かない」とカリカリしてはいけない．それだけあなた（医者）には正直に話しやすいという表れなのだから，患者‒医師関係はいいということなのだ．

処方された薬を勝手にやめて，自宅にたくさん残っていると患者に打ち明けられたら，医者の言うことを聞かなかったことを怒らずに，患者の意思を尊重してその薬を飲まないことを前提に，セカンドベストは何かを一緒に考えるようにする．または患者の意図は何か，心配事は何かをはっきりさせれば，能動的に患者がまた内服し始めることもある．患者が納得していない場合は，いくら薬を処方しても意味がないのだ．

患者の本心が言えないような怖い医者に名医はいない．医者が聞いてくれないと思うと患者は能動的には話さない．患者にうそをつかせる医者はいただけない．

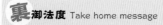

裏御法度 Take home message

- ☑ 聞く，聴く，訊くを極めろ
- ☑ 患者の話を鵜呑みにするな
- ☑ 手の内を明かせ
- ☑ 自分の間違いを素直に認めよ

 推奨文献

- Groopman J：How doctors think. Mariner Books, Boston, 2008
- Wen L：When doctors don't listen；How to avoid misdiagnoses and unnecessary tests. St. Martin's Griffin, New York, 2014
- Ofri D：What patients say, What doctors hear. Beacon Press, Boston, 2017

□ 臨床編　☑ マネージメント編　□ その他

7 子どもの味方
~子ども虐待を見逃すな~

> **症例**
> 研修医K「走っていて転び，お腹をぶつけた3歳の男児がいるんですが…」
> 上級医H「それっていつ受傷したの？」
> 研修医K「それが，お昼頃らしいんですけど…」
> 上級医H「受診するまで時間がずれているなぁ．虐待じゃないのか？」
> 研修医K「やっぱりそうですか．ガツンと言ってやりましょうか？」
> 上級医H「早まるな．児童虐待防止委員会を使って，児童相談所に連絡して，団体戦で対応しよう」

● 子ども虐待で戸惑うな

　子ども虐待には，心理的虐待が最も多く，身体的虐待，ネグレクト，性的虐待などがある．子どもは日本の未来．『ONE PIECE』のナミは『子どもに泣いて助けてって言われたら!!! もう背中向けられないじゃないっ!!!!』と叫んでいたではないか．測量士のナミが戦っているのに，われわれ医療者が立ち向かわなくてどうする！

● 病歴・外観に敏感になる

　子ども虐待を疑う病歴・外観に敏感になろう．覚え方は"child abuse"だ（表1）．
　子どもの面接は親と引き離して行う．子どもの話す内容に動揺をみせたり驚くしぐさをみせたりしてはいけない．「え？ それ本当なの？」と聞き返してはいけない．もう話さなくなってしまう．子どもにとってつらい体験であったことに対して思いやりのある態度，言動を持って，同情・共感・理解を示さなければならない．
　親も個別に話を聞くが，子育て困難症候群になっている場合もあり，親にも支持する態度で接する．親を糾弾するのではなく，客観的に，淡々と事実を受け入れる態度で聞くのが肝要である．虐待をする母親は「子育て困難症候群」という病気になっており，精神的

表1 子ども虐待を疑う病歴・外観 "CHILD ABUSE"

C	Care delay	受診が遅い！
H	History	問診上の矛盾，小児の発達と外傷が合わない
I	Injury of past	繰り返し損傷の既往がある
L	Lack of nursing	ネグレクト，発育不全，季節に合わない服装 医療保険・乳幼児医療証の手続きが不明・持参していない，予防接種をしていない，子どもの性格や嗜好を説明できない
D	Development	小児の発達と比べて病歴が合わない
A	Attitude	養育者・子どもの態度，無責任な養育者，医療面接にイライラしている，診療に非協力的，治療を指図する
B	Behavior	子どもの行動特性，子どもが親や保育者と目を合わせない，オドオドしている，むしろ慣れ慣れしすぎる，子どもが異様に泣き叫ぶ，または痛い手技をしても異様におとなしい
U	Unexplainable	病態と外傷の程度や機序の食い違い
S	Sibling	兄弟が加害したとの訴え
E	Environment	環境上のリスク：①児要因：望まぬ妊娠，先天異常，母子分離期間が長い，②親要因：精神疾患・アルコール中毒・薬物中毒，反社会的人格，親としての自覚欠如，③家庭要因：孤立家庭，困窮家庭，育児過多・負担増など

に不安定で，多くの社会的サポートがあるのを知らずに利用できない患者だと思って手を差し伸べよう．ストレスが親を鬼に変えるのだ（Child Abuse Negl 84：146-156, 2018）．子ども虐待の30～60％に配偶者虐待の合併がある．なんと母親も暴力を受けているのだ．

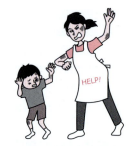

● 外傷を見抜け

"TEN-4" ルール" も知っておこう（表2）．どこかに皮下血腫があったら身体的虐待かどうかの鑑別法だ．生後4カ月以下であれば，寝返りもうてない時期なので，体のどこに皮下血腫があっても虐待を疑うべし．4歳以下なら前腕や下腿には皮下出血がよくできるが，体幹（殴られた／蹴られた）や耳鼻（引っぱられた）にはそう簡単にはあざなんてできない．この TEN-4 ルールの感度は 97％，特異度 84％．ただ1歳以下で皮下血腫を認めることは3.5％と比較的まれなので，小児の診察ではきちんと脱衣をするような癖をつけておくべし．

骨折はバケツ柄状骨折やコーナー骨折は腕や足を持ってひねられて生じる虐待に特異的な骨折．Skeletal survey は2歳未満の虐待疑い例は全例施行，2～5歳では虐待による

| 表2 | TEN-4 ルール |

4歳以下	4カ月以下
Torso（体幹） Ear（耳） Nose（鼻）	どこに皮下出血があってもダメ

上記の部位に皮下出血があったら子ども虐待を疑うべし

骨折がある場合に施行，5歳以上では不要．子どもの肋骨はよくしなるので，肋骨骨折を伴わずに腹部外傷をきたす．ASTやALTが200 IU/Lを超えていたら，造影CTを施行すべし．頭部外傷は揺さぶりっ子症候群に注意．「高い高い高い」をする程度では，脳挫傷にはならない．網膜出血の合併（65〜95％）が多く，早期に眼科医にも協力を仰ごう．

● **通告義務**

確証がなくても通告の義務があることは肝に銘じておこう．ただし子ども虐待は必ずチームで，団体戦で望むべし．勇み足で恨みを買われてはいけない．必ず児童虐待防止委員会という，なんとも実質があるようなないようなつかみどころのない委員会が通告したということにしておこう．

児童相談所も腰抜けから特攻隊までその質はバラバラ．命の危険があるときは，何でもいいから入院させ加害親から引き離すべし．

裏御法度 Take home message
- ☑ 病歴・外観に敏感になって子ども虐待を早期発見，早期通告
- ☑ TEN-4 ルールを覚えよう
- ☑ 通告は必ず団体戦で

 推奨文献

- Pierce MC, et al：Bruising characteristics discriminating physical child abuse from accidental trauma．*Pediatrics* **125**：67-74, 2010
- 厚生労働省：子ども虐待対応の手引き 平成25年版．https://www.mhlw.go.jp/seisakunitsuite/bunya/kodomo/kodomo_kosodate/dv/dl/120502_11.pdf
- 日本小児科学会：子ども虐待診療手引き 2014年．https://www.jpeds.or.jp/modules/guidelines/index.php?content_id=25
- Christian CW, et al：The evaluation of suspected child physical abuse．*Pediatrics* **135**：e1337-e1357, 2015
- Petska HW, et al：Sentinel injuries；subtle findings of physical abuse．Pediatr Clin North Am **61**：923-935，2014

□ 臨床編 ☑ マネージメント編 □ その他

8 ずるいと言われてもいいから
～プラセボ効果＞＞ノセボ効果～

症例

指切創の 36 歳女性患者が来院した．当直医は指のブロックをすることにした．

医師「じゃ，痛み止めしますからね．ちょっと痛いですよ」
患者「私は痛いのが苦手なんですよ．痛いんでしょうね」
医師「大丈夫．痛み止めが効けば，骨を削っても痛くなくなりますから」
患者「えぇ，骨を削るんですか？」
医師「いえ，それぐらい痛み止めが効くというわけで，これぐらいの創なら縫うだけですよ」
患者「でもその注射は痛いんでしょうね」
医師「最初だけ我慢すればいいんです．じゃ，痛いですよ」
患者「ウゥゥゥ…」
医師「どうですか？ 痛いですか？」
患者「はい，痛いですぅぅぅ．あぁぁぁ，気分が悪くなってきた．オェ，吐きそう…」
医師「あれあれ，顔色が悪いですね．痛がり屋ですね」
患者「あぁ，つらい」

顔色が真っ青になり，フラッとよろけたところを看護師が支えた．

看護師「先生，患者さんに横になってもらいましょうか？」
医師「そうですね．血管迷走神経反射が出たんでしょう．あぁ，また手袋はめ直さないといけないなぁ」

ベッドに横にした途端，患者の顔色は良くなった．

患者	「もう，大丈夫です．あぁ，恐かった．これって薬のアレルギーでしょうか？」
医師	「いや，違いますよ．痛みで一時的に血圧が下がっただけですよ」
患者	「もう縫ってくれるんですか？」
医師	「いや，まだ麻酔が半分なので，これからもう半分を打ちます」
患者	「えぇ，また痛い目にあうんですか？」
医師	「これで死んだりしませんよ．頑張ってください．じゃ，また痛いですよ」
患者	「はいぃぃぃ…センセ，手と口がしびれてきました」（過換気）

● 知らず知らずに患者の痛みを増幅してませんか？

　風邪に何の効果もない片栗粉を，「これは効きますよ」と言って処方すれば，けっこうな患者が良くなったと答えるであろう．医学的に効かないとわかっていても，患者が効くと信じれば効果が出るのをプラセボ効果という．反対に，医師から否定的な意見をもらうと，悪い結果が出るのをノセボ効果（nocebo effect ノシィーボと発音する）という．

　言葉は言霊．魂が宿るといわれる．たしかに医者の一言ひと言は，本人が予想以上に患者に大きい影響を及ぼすことがある．笑いやポジティブ思考で，免疫能が上がるというのは周知の事実だ．医者はポジティブな言葉を患者に伝えて，ぜひプラセボ効果を狙おう．実はノセボ効果のほうがプラセボ効果よりも簡単に影響力を持ってしまうのだ．

　痛みは主観的なものであり，その状況・環境や言葉によって感じ方は大いに変わることを認識しよう．医者はついついノセボ効果を誘発してしまっている．患者がつい「はい」と答えたら，その答えをポジティブなものにするのが重要だ．患者に「頑張ってください」という必要はない．「頑張るのはわれわれ医者なんだから，患者さんは楽にしていればいいんですよ」と声をかけよう．

局所注射をしているとき	「痛いですか？」	➡「大して痛くないですね？」
造影剤を注射しているとき	「気分悪くないですか？」	➡「気分は大丈夫ですね？」
	「かゆくなってきてませんか？」	➡「かゆくないですね？」
インフルエンザの綿棒検査	「ちょっと気持ち悪いですよ」	➡「大したことないですよ」
漢方薬を処方するとき	「効くかどうかわかりませんが」	➡「けっこう評判がいい薬で，きっと効きますよ」

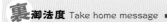
- ☑ どうせ声をかけるならプラセボ効果をねらえ
- ☑ 日頃のノセボ効果を意識して排除せよ

 推奨文献

- Carlino E, et al：Different contexts, different pains, different experiences. *Neuroscience* **338**：19-26, 2016
- Reicherts P, et al：Psychological placebo and nocebo effects on pain rely on expectation and previous experience. *J Pain* **17**：2103-2114, 2016
- Blasini M, et al：Nocebo and pain；an overview of the psychoneurobiological mechanisms. *Pain Rep* **2**：e585-e593, 2017

Dr. 林の愛のコミュニケーション Part 1
～患者さん編「あいうえお，かきくけこ」～

症例

研修医Sは上級医Tに呼び出された．

上級医T　「S先生，また外来から苦情が来たよ．○日の準夜の患者さんからの投書だけどね，担当のS医師はぶっきらぼうで，コンピューターばかり見て，イライラしていて，不愛想で…」

研修医S　「夜中に風邪くらいで来て，だるいから点滴をしてくれってうるさいから，『ここは救急です．軽症が気楽に来るところではありません』と言ったんです．『救急で全部検査もできるわけではないし，現実をもう少し考えてください』と言ったんです．僕は間違ったことは言ってません」

上級医T　「まぁ，たしかに医学的にはねぇ…．でも次の日，ほかの病院で心筋炎ということでCCUに入院したらしいんだ」

研修医S　「ぇぇ！　でも僕が診たときは微熱があったくらいで，バイタルサインも問題なかったですし，まさか…」

上級医T　「最初は症状もそろってなくて診断は難しいこともあるとは思うけど，いったん悪くなったら初期治療が悪かったんじゃないかとか，こんなので来るなって言われたとか，いろいろ患者さん家族から苦情が入ってきてねぇ…」

研修医S　「経過を見ないとわからない病気だってありますよ．僕が診たときはそれほどつらそうでなかったですし…」

上級医T　「まぁ，医学的にはねぇ…」

●愛のコミュニケーションが患者とあなたを救う

　医療訴訟は後出しじゃんけん，勝ち目なし．後医は名医，最初は診断が難しい疾患なんて山ほどある．最前線に立つ医療者こそ，勇気ある勇者なのだが，いかんせん結果が悪ければ後味が悪いもの．決して自分が常に正しいという態度はとってはいけない．歩いてくる患者さんの 0.2〜0.7%はとんでもない重症が隠れている．歩いてくると，大動脈解離だって見逃しやすくなってしまう（オッズ比 4.8）．

　患者さんの承認欲求を十二分に満たしながらコミュニケーションをとるべし．笑顔だって，顔面筋を鍛えておかないと，「センセ，目が笑ってないですよ」なんて古狸先生と一緒になってしまうよ．役者さんはガーゼを顔において仰臥位になり，口だけでガーゼを口に取り込む顔面筋トレーニングをするそうな….

　コミュニケーションも後天的に身に付けることができる技術．コミュニケーションが良くなると本当にあなたの心も温かくなり，患者さんに寄り添えるようになるよ．

□　その①「愛のソナタ」➡患者さんに「聞いてますよ」と伝える相づち

　どんなに疲れていても，愛想は大事．いい相づちは世界を救う．患者さんの言葉に興味のある雰囲気が作れる相づちを，何も考えずに口をついて出るように練習しておこう．

　患者さんのよく使うキーワードはそのままオウム返しで話すといい．

　医者って奴は，すぐに自分の解釈を入れて答えてしまう．それはダメチンだ．医学的に正しくても正しくなくても，相手の言葉をいったん受け取ったと伝えないといけない．

ソ	そうなんですか	それは心配ですね
ナ	なるほど	
タ	たしかに	大変ですね

＞ 空でうまくローテーションして言えるように練習しておこう

□ その② Dr. 林の「あいうえお，かきくけこ」➡コミュニケーションの原点

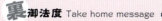

あい	アイコンタクト	目を合わせるのはコミュニケーションの基本．PC 画面ばかり見て，キーボードを打ちながらの会話は興ざめ．目を見て恥ずかしければ，患者の鼻の頭を凝視すべし
	相づち	タイミングよい相づちは重要．重要なことを言った場合は大きく強弱をつけて相づちを打つべし
う	うなずき（ペーシング）	話すペースを相手に合わすべし．「間」を大事にすべし（答えるまで 7 秒待とう）
え	笑顔	笑顔は気持ちで作るんじゃない．筋肉が大事．顔面筋をしっかり柔軟に体操しておかないといざというときにいい表情が作れない
お	オウム返し	「オウム返し」で同じ言葉を話すと，ミラーニューロンが働いて共同作業をしているという意識づけができる
か	感動・驚きの反応	「ハ行」で感動を伝えるべし
きく	聞く	会話の 8 割は聞き役に徹すべし．話を遮ってはいけない
	聴く	前傾姿勢で傾聴せよ
	訊く	効果的な質問をする「訊く」をうまく駆使すべし
け	ケアする心，敬意を払う	すべての患者さんに "Love & Respect"．相手に敬意を払わなければいい人間関係などできない
こ	肯定，承認	患者さんの承認欲求をきちんと満たしてあげよう．一番大事なのは「名前」を呼ぶこと．まめに「名前」を呼ぼう 患者さんは「医学的に間違ったこと」を言ってもそれはあくまでも意見だ．十分言わせてあげよう．あまり早く訂正してはいけない．十分に話を受け止めた後，プロとしての意見を交換すべし

 御法度 Take home message

- ☑ 「愛のソナタ」「Dr. 林のあいうえお，かきくけこ」
- ☑ すべての患者に "Love & Respect"

📁 **参考文献**

- Hashim MJ：Patient-centered communication；basic skills. *Am Fam Physician* **95**：29-34, 2017

☐ 臨床編　☑ マネージメント編　☐ その他

10 Dr. 林の愛のコミュニケーション Part 2
〜上級医編　Dr. 林の「なべ・おたま」〜

症 例

研修医Sが上級医Tから外来で指導を受けていた．

上級医T　「この疾患の場合はな，この薬が第一選択で，第二選択薬は…」
研修医S　「あ，T先生．それ聞くの3回目です．ホラ，ここにメモしてあるでしょ」

T先生はきびすを返して，歩き去ってしまった．

研修医S　「?…（何か気に障ることでも言ったかなぁ…）」

今度は機嫌をとっておこうと考えた研修医S

研修医S　「それにしてもT先生ってすごいっすね」
上級医T　「何が？」
研修医S　「いや，あのホラ，年季が入ってるっていうか，スマートっていうか」
上級医T　「ゴマをするのはいいから，早く手を動かせ」
研修医S　（モヤモヤモヤ）

● うまい相づちで上級医をその気にさせよう

　上級医が研修医だった頃は，「見て盗め」という放し飼い指導が当たり前．「ついてこない奴は去れ」と突き放された．昔の指導のABCDEとはA（阿呆），B（馬鹿），C（カス），D（どけ），E（ええ加減にせぇ！）と怒鳴られてお終い．

そんな教育を受けてきた上級医は，いまさらゆとり世代にどう接したらいいのか「迷える子羊」のようになっている．少し年上の先輩医師は「屋根瓦」と呼ぶくせに，古狸先生になると「鬼瓦」と呼ばれてしまう．どうにもやるせなさを感じつつ，日々の診療に忙殺されているのだ．

それでも研修医が熱心に上級医の話を聞き，上級医を褒めてくれれば，褒め慣れていない上級医はもうやる気十分，その気になって研修医を育てたくなってしまうものだ．上級医は指導することで成長し，研修医はうまい教わり方も知っておくと，いい研修医時代を過ごせるのだ．患者や看護師のみならず，しかめっ面の上級医もその気にさせようではないか．

☐ Dr. 林の「なべ・おたま」➡ 上級医を気分よくさせる相づち

上級医に指導してもらったら，ここは必殺 Dr. 林の「なべ・おたま」を活用しよう．この言葉をうまくローテーションさせて返事すると…なんとすごくやる気のある研修医にみえてしまうからアラ不思議．上級医は「今年の研修医はイキがよくて，打てば響くいい奴が来たぞ」と言ってくれるはず．明日から素振り100回のみならず，この「なべ・おたま」を百回復唱しよう．もちろん，私（筆者）に向かってこの順番で言っても見破っちゃうから，順番はランダムに入れ替えないとネ．

Dr. 林の「なべ・おたま」

な	なるほど
べ	勉強になります
お	おっしゃる通りです
た	確かに
ま	またご指導お願いします

この際，熱心にメモを取りながら聞くようにする．上級医も自分の話に熱心に耳を傾けてくれる研修医はかわいく思うものだ．研修医の反応がいいと指導医もなかなか気分が良くなってくる．

一方，年配であればあるほど，どの研修医に何を教えたかなんて覚えているはずもない…記銘力障害？…つまり，上級医が同じことを指導しても，あたかも初めて聞いたかのような顔をして感動を伝えて聞こう．間違っても「あ，先生，その話3度目ですよ」なんて言ってはいけない．同じ話もぐっと耐えるべし．ここで認知症患者の対応も学べるのだから一挙両得じゃないか！

ここで気持ちの良くなった上級医の犯しがちなミスは，①説教，②昔話，③自慢話をつい，してしまうこと．ここもぐっとこらえて，気持ちよく上級医に話（吐瀉）をさせよう…けっこう溜まってるんだよねぇ．20分ほど話させれば気持ちよく終わってくれる．これでクレーマー対応もバッチリ，一挙両得じゃないか！ でもこれって将来の自分の姿と思って，労りの目を持つのも大事な修行なんだと割り切ろう．

● 上級医をうまく褒めよう

しかめっ面をした上級医は，残念ながらそんなに褒められた経験がない．顔には出さなくても研修医に褒められると，『ONE PIECE』のチョッパーのように言葉とは裏腹，めちゃくちゃ喜んでいるんだよ．

□ その① 「さしすせそ」➡明るい雰囲気の上級医（体育会系）限定

飲み屋で女の子にこれを言われると，この必殺技で落ちてしまう阿呆な男性諸氏は多い．こう言われるだけでボトルを気前よく入れてしまうから，男って情けない．こんな露骨な褒め方の効く上級医は，体育会系の朗らか系に留めておいたほうがいいんだよ．

さ	さすが
し	知りませんでした
す	すてきですね．すごいですね
せ	センスありますね
そ	そうなんですか

□ その② 一捻りした褒め上手になろう

「さしすせそ」は，残念ながら一癖二癖ある上級医には露骨な褒め言葉は逆効果．雰囲気だけで褒められても，嬉しくないのもよくわかる．

本当の褒め上手はもう一捻りが効いている．Dr. 林の「しぐさ感動」をマスターしよう．褒めようと心がけている人は，人のいい面を探そうと常にするので人間関係はいい方向を

Dr. 林の「しぐさ感動」

し	質問形式で褒める
ぐ	具体的に褒める
さ	さりげなく褒める
感	間接的に褒める
動	堂々と褒める

向くのは当たり前なんだ．

○ 質問形式で褒める

露骨に褒めないで，**質問形式で褒める**のはなかなかの高等テクニック．質問しているようにみえて，実は本人をめちゃくちゃ褒めている．

「先生，どうしてそこまでよく知っているんですか？」
「どうしたら先生みたいに知識を増やすことができるんですか？」
「どうして先生はそんなに患者さんに人気があるんですか？」

など褒めることは山ほどある．え？　わからないって？　そりゃ観察不足だよ．

○ 具体的に褒める

勢いや雰囲気で褒めるのはよくない．**具体的にその人ならではのところを褒める**．臨床の知識・能力のみならず，態度，性格，考え方，患者やコメディカルへの配慮，リーダーシップ，教育能力，子煩悩，愛妻家などなど．

具体的に褒めるには日頃からの褒めようと思う観察眼を養っておく必要がある．外見よりも内面を褒めるようにする．結果よりも経過を褒める．とにかく嘘のない具体的なことを褒めるべし．体型や性的，宗教的なことは褒め言葉としては NG だ．皮肉に聞こえる内容も NG．

○ さりげなく褒める

人前で大げさに褒めるのはイマイチ．当直で二人だけなど，ほかの人がいないときにさらっと褒めるのがいい．シンプルに伝えるのが実は一番なのだ．ここで質問形式にすると，褒めていることに気づかれなくていい．

○ 間接的に褒める

上級医がカーテン越しやドア越しに向こうにいるような場合，気づかないふりをして手前の同僚や看護師との雑談風に褒める．声はちょっと大きめ．この場合は本人に直接言っているわけではないので，大げさでもかまわない．

「この前，T 先生に教えてもらったんだけど，すごくわかりやすくて勉強になったんだよ．いやぁ T 先生に巡り合えただけでも，この病院で研修できてよかったですよ」

本人は自分の名前には敏感なもの．聞き耳を立てて聞いてくれている．カーテン越しに顔を出して来たら，思いっきり照れて否定すればいい．

「え！　T 先生，そんなところにいたんですか．いや，いや何でもないです」と軽くしどろもどろになって否定しておこう．え？　演技力が必要だって？　臨床は演技力も必要なんだよ．

もちろんこんなに露骨でなくてもいいから，本人がいないところでも上手に褒められるようになれば免許皆伝．そのうち誰かを通じてこの褒め言葉は本人の耳に届く…はず．悪い陰口は必ず届くもんだけどねぇ．

上級医本人と話しているときは，**第3者が本人を褒めていたと伝えよう**．

「この前救急で診た患者さんが，実は先生にいつも診てもらっているらしく，主治医をすごく信頼しているって心酔していましたよ．すごい人気ですねぇ」

「看護師さんが，先生との当直のときって，忙しくてもテキパキしてすごく一緒に働きやすいって褒めてましたよ」

もちろんこれはでっち上げではなく本物の話をすべし．

○ 堂々と褒める

褒めるときはシンプルでもいいので堂々と褒める．本当にいいところを認めて褒める．相手は照れ隠しで否定することはよくあること．それでもひるまない．反対に自分を褒めてくれたら，素直に「ありがとうございます」と答えるべし．相手の褒め言葉を否定するのではなく，こちらの感謝を伝えるほうが，相手の思いやりに応えているということ．

× 褒めるときにやってはいけないこと

面と向かって褒めるときは直球ストレート．ネガティブなコメントは入れないこと．よけいな付け足しをするとこうなりがち．過剰で中身のないのはしらじらしいだけ．ほかの人と比較するのはよくない．

さぁ，褒め上手になれば，あなたの研修生活はバラ色のはず！

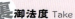 Take home message
☑ 指導を受けたら，Dr. 林の「なべ・おたま」
☑ 褒め上手になるためのDr. 林の「しぐさ感動」をマスターせよ

□ 臨床編　☑ マネージメント編　□ その他

11 コミュニケーションは生きものだ
～相手の性格に合わせたコミュ力をつけよう～

> **症例**
>
> 初期研修医が大いに悩んでいる．
> この前，上級医にコンサルトしていたら，イラっとされて怒られてしまいました．
>
> **出木杉先生にコンサルト**　「出木杉先生，やっぱすごいっすねぇ．かしこいっすねぇ，今日は景気づけに飲みに連れていってくださいよぉ．え？『何がすごいんだって？ あ，私の予定も確認せずに飲みに連れていけとは何ごとか』…？ あ，すみません．（怒らせてしまった？）」
>
> **元気印先生にコンサルト**　「元気印先生，すばやい判断がすごいですね．ところで，その治療ってエビデンスあるんですか？…え？『うるさい，俺はこれでもう何年も治療して患者は良くなってるんだ．お前みたいなヒヨコが…』…あ？ すみません．深い意味はなかったんですが…（怒らせてしまいました？）」
>
> **仏先生にコンサルト**　「仏先生，先生にコンサルトするとホント楽ですわ．他科のことでもよく教えてくれてラッキーみたいな．今度また他科で学会発表があてられたんで，先生のスライドくださいよ．それでちょちょっと直してくれたら…あ？ ね？ センセ？ センセ？…（口きかなくなっちゃって，怒らせちゃった？）」
>
> **大御所先生にコンサルト**　「大御所先生，今日は天気もいいですし，患者も多すぎず少なすぎず，いい感じで回っていますねぇ．え？『お前コンサルトしたいんだろ．早く本題に入れ』…？ あ，すみません．じゃ，単刀直入に．2歳の熱性けいれんなんですが，ダイアップ®坐薬出して帰しておきますね…え？『なんでお前が勝手に決めるんだって？』…あ，すみません．ご高診をお願いしたく…ひえぇぇ（絶対，怒ってるぅぅぅ）」
>
> 出木杉先生：analyzer，元気印先生：promotor，仏先生：supporter，大御所先生：controller

●性格別コミュニケーション

コミュニケーションは生きものだ．画一的に話しても必ずしもうまくいくものではない．おべっか使いと思われても，相手を褒める技術は必ず持ち合わせたいもの．相手を気持ちよくさせないと，患者さんともコメディカルとも上級医ともいい会話は成立しない．

図のように自己主張の強さ（協調性の高さ）×感情表現の豊かさ（寡黙さ）に合わせて相手の性格に合ったアプローチを心がければ，潤滑油としての会話は川の流れのようにスムーズになっていくんだよ．自分が気持ちいいのはマス○○ーション，それでは相手は気持ちが悪いんだよ．相手を気持ちよくさせてこそ，会話は生きるんだ．

性格は4つに分かれるほど単純ではなく，みんないろいろな側面を持っていることも自覚しながら参考にすれば，あなたもスーパーコミュニケーター！（って言われて喜ぶのはpromotorの性格だけかしらン？）性格分析は上級医のみならず患者さんにも応用できるよ．この表はすごく大事．何度も読んで覚えて実践しましょう．

Controller（支配型リーダータイプ）	Promotor（お祭り人間タイプ）
・結果・スピード感が大事 ・自己決定権，権威好き，競争好き ・ドライで打算的な面もあり ○最終決定権をゆだねて依頼 ○競争心をくすぐる依頼 ○「結論から申し上げます」 ×回りくどい冗長な表現はダメ ×他人が決定権を握るのはダメ	・目立つことが好き，勢いが好き ・楽しければなんでもOK，おだてに弱い．とにかく褒めまくるとgood ・細かいことは気にしない．緻密な質問は嫌い ・「ダー」「パーっと」擬音が多いタイプ ○「すっごーい，さすが！知らなかったぁ！」 ○それって日本初ですか．すごく斬新ですねぇ ×エビデンスなど細かい質問はダメ ×締め切りは守らないので注意
Analyzer（研究者タイプ）	**Supporter（愛情人間タイプ）**
・自分の仕事の緻密さに誇りを持つ ・勉強好き，エビデンス好き ・締め切りはきっちり守る ○専門性を評価した具体的褒め言葉 ○「こんなプロの視点の詳細なデータは説得力がありますね」 ×急な予定変更はダメ ×勢いでものを頼むのはダメ ×根拠のない勢いで褒めるのはダメ	・結果より過程が大事．やさしい ・情緒的会話を楽しむ．社交的 ・自分が人に配慮する分，相手にも礼儀や気遣いを期待している ・自分が目立つのは苦手．でも自分の意見を聞かれるのを待っている ○みんなで行動する．手伝ってほしい，相談に乗ってほしいという依頼 ○過程を褒める．時間的余裕を持った依頼 ○「一緒に頑張りましょう」 ×どうせ断らないでしょと無遠慮な依頼はダメ

縦軸：自己主張が強い↑／協調性が高い↓
横軸：感情表現が低い←→感情表現が豊か

推奨文献

- 鈴木義幸：図解コーチング流 タイプ分けを知ってアプローチするとうまくいく．ディスカヴァー・トゥエンティワン，2006

☐ 臨床編　☑ マネージメント編　☐ その他

12 コンサルトの Tips　Part 1
～上級医・他科コンサルトは簡潔明瞭が一番！～

> **症例**
> 外来の最中に上級医や他科にコンサルトすることは多い．そんなとき，コンサルトを受ける側の立場も考えてコンサルトすれば，うまいコンサルトができる．

☐ ①電話コンサルトの場合～まず緊急に来てほしいのか，否か？ を明確に

　まずは労いの言葉をかける．これは礼節であってマナーの一種．まわりくどく，変にへりくだりすぎるのもよくない．

　コンサルトは緊急性があるのか否か？ 来てほしいのか否か？ 電話相談だけなのか？ を最初に言ってくれたほうが，電話は受けやすいのだ．

☐ ②上級医に直接コンサルトする場合～SNAPPSで系統立ててコンサルトすべし

(1) Summarize the case　症例をまとめて問題点を明確にする

　だらだらと患者の話す内容を伝えられることほど苦痛に満ちたものはない．結局，「こんなわかりにくい素人の難題をあなたは解けますか？」と試験されているようにも思えてしまう．コンサルトはあくまでも医者の視点からの解釈を入れて行うもの．全然わからない場合は，遠慮せず，万歳降参と伝えたほうが潔くていい．次から同じ症例に当たったときに対処できるようにすればいいのだ．

　ここに時間をかけられると…「いったい何が言いたいんだぁ！」とイライラがつのった相手の様子が垣間みえてくる…．

　この中で，AMPLEヒストリーにて基礎疾患などで爆弾を抱えているかどうかも早めに伝えるべきであるが，さらに「○○先生の外来に通院中である」「当院で手術をした」「当院から退院したばかり」「○○科を指名して紹介されてきた」「警察が関与している事件」など社会的要因も重要な場合は早めに伝えておく．社会的要因が強すぎて，病歴を聞く前から「それじゃ，入院」と決まることだってある…大人の社会ってやぁねぇ～！

(2) **Narrow the differential　鑑別診断を挙げる　Analyze the differential　根拠を挙げる**

自分の疑っている疾患，および鑑別診断を挙げ，それを裏づける病歴と身体所見（検査所見）を述べる．こうすることで自分の考え方の正しさ，間違いをコンサルトを受ける医師は判断しやすくなる．あくまでも「後医は名医」．少々間違ってもくさる必要はない．常に知識や技術は伸びる余裕があるという，いい兆しだと昇華しよう．

(3) **Probe the preceptor　上級医の考えを聞く**

ここで上級医の思考過程をしっかり聞くことが，今後の自分の勉強に非常に役に立つ．

そしてとりあえず褒める，褒める，褒める．実は米国イリノイ大学のウェインが100組以上の上司と部下を対象に，部下がどのように行動すれば上司が喜ぶか調査したところ，礼儀正しく振る舞うことや仕事に精を出すことよりも，とにかく褒めまくることが，最も上司に喜ばれたという．見え透いていてもそのほうが人間関係はうまくいくのだ．

(4) **Plan management　検査・治療計画を述べる**

コンサルトの長さにもよるが，ここで必要に応じて，自分で検査・治療計画を考えて，上級医に修正してもらう．

(5) **Select an issue for self-directed learning　自分で勉強する**

教えてもらった耳学問はそれだけで終わってしまう．自分で関連項目を調べて勉強したことは忘れない．更なる学習の積み重ねが，臨床医としての実力を上げてくれる．勉強に近道はないのだからコツコツと！

★ SNAPPS

Summarize the case	コンパクトな症例提示
Narrow the differential	鑑別診断を挙げる
Analyze the differential	病歴・身体所見から根拠を挙げる
Probe the preceptor	上級医の考えを聞く
Plan management	検査・治療計画を述べる
Select an issue for self-directed learning	自己学習

暗記！

③コンサルトのタイミングは自分の力量を計って，危ない橋を渡らないこと

すぐにコンサルトすべきか？ 自分の能力に見合った重症度か？ を考えるべし．研修医ははじめから早めにコンサルトしていいのだ．自分に予備知識がなくてだらだらとコンサルトが遅れることで患者に不利益が生じてはならない．

検査をする前にコンサルトすべきか？ 検査の後にコンサルトすべきか？
自分で結果の予想が立っているか？
痛みをいつ取るか？

コンサルトのためには検査漬けにする必要があるのか？
今から検査をして，コンサルトする時間帯はいつになりそうか？

様々な要因を考えるのが臨床なのだ．むしろタイミングが早すぎて，コンサルト医に叱られても患者には不利益を被らないわけだから，それはそれでいいのだ．自分の面子より患者の命を最優先しよう．当該科の重症疾患を疑ってコンサルトしたのに，出てこなかったり，診断がはずれたからと怒ったりするような奴はどうせ医師失格なのだ．そんな阿保の一方的なゆがんだ怒りは，右から左へ聞き流すのも臨床の荒波を渡るには必要な技術なのだ．あなたは患者のために頑張ったのだから，ずっとエライ！

裏御法度 Take home message
☑ コンサルトは SNAPPS で
☑ コンサルトのタイミングは自分の力量とはかって考慮すべし

📁 **参考文献**

- Wolpaw T, et al：Using SNAPPS to facilitate the expression of clinical reasoning and uncertainties；a randomized comparison group trial．*Acad Med* **84**：517-524, 2009
- Pascoe JM, et al：Maximizing teaching on the wards；review and application of the one-minute preceptor and SNAPPS models．*J Hosp Med* **10**：125-130, 2015

□ 臨床編　☑ マネージメント編　□ その他

13 コンサルトの Tips　Part 2
～「いつも○○センセにかかってるんですけど…」～

> **症例**
> 深夜 2 時に風邪をひいたとのことで，ご主人に連れられて，62 歳女性患者 M が救急外来を受診してきた．
>
> **研修医 K**「風邪ですかぁ？　ハァァァ…（と大きなため息）」
> 　初対面そうそう，ため息を聞いた患者の顔がずいぶん険しくなった．ひと通り診察し，
> **研修医 K**「のどが赤いし，まぁ，風邪ですねぇ．ま，しばらくすれば治りますけど．別に薬を飲まなくても，時間が経てば治りますよ．これからは日中に受診してくださいね」
> **患者 M**「いえ，ただ風邪が心配で夜中に来るわけないですわ．いつも，内科の B 先生にかかっているんですのよ．悪ければすぐに救急に来ればいいって言われてるんです！」
> 　（あぁ，あの『偉い』B 先生ね．じゃあ，B 先生の外来に行けばいいじゃないか，もう．こういうのって，『誰それ先生にかかっているから…』，なぁんて特権階級と勘違いしてるんじゃないの？　それに，いつ来てもいいなんて言っても，実際に夜中に診察するのは自分じゃないんだよね，これが…）
> **研修医 K**「B 先生には，何の病気でかかってるんですか？」
> **患者 M**「カルテに書いてないんですか？　カルテを見ればわかることです」
> 　（おぉ，敵もさるもの．ちょっと怒らせちゃったかなぁ．でも患者ってさぁ，簡単にカルテを見ればいいなんて言うけど，何でもかんでも書いてある電子カルテを読む者の身にもなってみてよ．自己申告してくれるほうが早いんだよなぁ）と思いつつ，研修医 K がカルテを見ると，肺癌の化学療法をして先日退院したばかりであった．
> **研修医 K**「化学療法したんですか！」

- **患者M**　「受付で言いましたけど！（形勢逆転）」
- **研修医K**　「聞いてないよぉ…（涙目）」

　検査はイマイチ重篤感がなく，結局風邪らしかった．なんとその日はラッキーなことにB医師が当直していることが判明した．夜中に起こされるとすこぶる機嫌の悪いB医師に，さて，どう話を切り出すか思案に暮れる研修医Kであった．

● コンサルトのTips

□　爆弾チェックはすべし　AMPLEヒストリー

　たしかに軽い風邪で真夜中に患者が受診してくると，がっくりきてしまう．医師は聖職者と同じように，いつでも懐広く受け入れる準備ができるようになるまでは，時間がかかるものだ．患者が真夜中に来るのは，①本当に重症，②わがまま（？），③わけあり（虐待や犯罪）って相場が決まっている．

　患者Mのように免疫不全患者は風邪でも救急に来るべきであるが，そんなことは医者が考えることと思って，手の内をそうそう簡単に明かしてくれるわけではない．患者が教えてくれないからと言って責任を患者に押し付けてはいけない．

　必ず初診の患者にはAMPLEヒストリーで爆弾を抱えていないか確認すべし．特に既往歴や内服薬は大事．網羅的にはFASTを追加する（後述）．素人には素人の考えがあり，受診動機を聞く必要がある．思わぬ秘密が隠れていることがある．

□　患者教育は診療のあとがミソ

　研修医Kのしでかした最大のミスは，診察前に患者教育をしてしまったこと．日中の外来を受診しなさいというのは簡単だが，そんなことをしていると，隠れ重症を簡単に見逃してしまう．「あの医者は顔を合わせるなり明日の朝に来いと言ったが，私（患者）が頑張ったおかげで手遅れにならずにすんだ」というようなことにでもなれば，格好悪いだけでなく，医者の資質そのものが疑われる事態になってしまう．

　救急患者の恐ろしいのは，一見軽そうにみえる患者の中にも，急速に悪化していく患者が隠れているということ．誰が見ても，重症な患者を検査・治療開始するのは実は簡単なのである．一見，軽そうな患者の中から，いったい誰を検査対象にして，重症化していく過程の前にキャッチするかが，本当に重要であり，腕のいい医者に求められることなのである．得てしてこういう患者は救急車ではなく自宅の車で来るので，決して重症患者は救急車で来るとは限らないと肝に銘じておくべきである．

患者教育はまずラポールができてから行わないと，患者の行動変容は期待できない．医者の一言は思った以上に重い意味を持つので，患者にとって得なことは（例えば禁煙指導），手を変え品を変えて，口をすっぱくして言うのは効果がある．

しかし，初対面でいきなり指導しても，それは患者いじめになってしまう．患者教育のコツは，診察も終了し，患者も安心して帰れるとなってから，話を切り出すのが原則だ．

ところで年配の医師が簡単に怒らないのは，人生経験が豊富で自然と共感的な態度がとれるようになったからか，または年を取って怒る元気もなくなってしまったからか…さてどちらでしょう？

□ 特権階級意識にはこうする

一般に病院に通院している患者，特にいわゆる『偉い』先生の外来に通院している場合は，特権階級意識を持っていることがある．たかだか若い医者に診てもらって満足するものではない．人生の先輩としての自負もある．もちろん，診療内容はすべての患者において同じにしかならないのだが，この手の患者はある意味ハイリスク患者であるとして，対応もカルテ記載も丁寧にすべきである．

ここでのもう一つのコツは，とにかく主治医を褒めること．自分の通院している主治医を褒められていい気分のしない患者はいない．『いやぁ，いい先生にかかっていますねぇ．私もよく教えてもらいます』などと言っておくと，特権階級意識がくすぐられ，意外にうまいアイスブレークになるものだ．

後で，患者が主治医の外来に行ったときに，救急で主治医を褒められて嬉しかったという話でも主治医に伝われば，主治医もまんざら悪い気分でもなく，後で本当によく教えてくれる指導医になるのは間違いない．いい『よいしょ』はどんどん使ってかまわない．心理学的にも見え透いた『よいしょ』も十分効果があるのだ．実際に褒めるに値しない医師の場合はどうするか？ うそをつけとは言わないので，せめてけなすことは言ってはならない．

□ コンサルトの裏技

うまいコンサルトの裏技は，『患者がB先生の診察を希望した』ということにする．「B先生の大ファンらしくて，私のようなペーペーの若い医者では，B先生の足元にも及ばないので，基礎疾患が基礎疾患でもありますから，患者さんが熱烈診察希望なんです」と伝えよう．後は見え透いたよいしょでもいいから，よいしょの波状攻撃だ…コンサルトする上級医が怖いからといって研修医がわけもわからないのに，夜中に無理をして患者を帰してしまうという冒険こそ，決してしてはいけないことなのである．

給料のほとんどは我慢料だ．医者にも事情があり，患者にも事情がある．こと真夜中にはみんなわがままになるものだと思って，諦めよう．あなたの頑張りはきっと誰かが見て

いてくれる.『エライッ』, ホラ, 私からの
エールが聞こえたでしょう!?

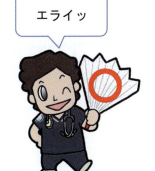

エライッ

	AMPLE ヒストリー	
A	Allergy	アレルギー
M	Medication	薬
P	Past history	既往歴
	Pregnancy	妊娠
L	Last meal	最後の経口摂取
E	Event	状況
	Environment	環境

	FAST ヒストリー	
F	Family Hx	家族歴, ペット
A	Alcohol	アルコール, 喫煙, 違法薬物
S	Social Hx	職業
	Sexual	性交歴
	Stress	ストレス, 精神科歴
T	Travel	旅行歴
	True story	受診の本当の動機, 心配ごと

裏御法度 Take home message

- ☑ 患者教育は診察前にしてはいけない
- ☑ AMPLE ヒストリーで爆弾を抱えていないか確認
- ☑ 通常の外来に定期的に通院している患者は, 要注意. 特権意識を持っていることがある
- ☑ 夜中に上級医を引っぱり出すときは,『患者の希望・指名』と言うべし. あとはよいしょ, よいしょ, よいしょ

□ 臨床編　☑ マネージメント編　□ その他

14 コンサルトの Tips　Part 3
～人，時間，システムを考慮せよ～

症 例

78歳男性患者DがPM 8：30頃，20分前発症の胸痛を主訴に救急外来を受診してきた．狭心症の既往があり，かかりつけの循環器内科医院に通院していた．

研修医A　「つまり今日は胸の痛みがいつもより強く，ニトログリセリンを2回なめたということですね」

患者D　「はい，いつもは一錠もなめれば治るんですが…」

研修医A　「今もつらいんですか？」

患者D　「病院に着いたら痛みが引いてきました」

救急外来で3～4時間後にECGと心筋酵素を測定してから判断しようと思っていた矢先，交通事故の患者が搬送されてきた．重症骨盤骨折で大騒ぎの後，ようやく救急外来の混乱がおさまったと思ったら…そこにカルテが一つぽつんと残っているではないか．血液検査もECGもフォローアップでは異常がなかったが…今は夜中の2時．さて，あなたは熟睡している循環器内科の○○先生にどうコンサルトする？しない？

● 当直医のコンサルト成功の Tips

医者だって人間．機嫌の良いときも悪いときもある．性格の悪い人もそうでない人もいる．でも最終的には患者が良くなれば，それはそれであなたの行動は正しい．後医は名医．研修医は最初に診る分だけ損な役回りであり，上級医が先に話を聞けばそれなりにけっこう抜けが多いものなんだ．

症状だって最初はそろっていないことも多い．そもそも後出しじゃんけんで威張ろうとするなんて人間が小さい証拠．患者のマネージメントがうまくいくように，腰が低いほうが人間的にも医者としても良医なのだから．

□ ①誰が一緒に働く戦力かチェックせよ

　まず自分が勤務に入る最初に，一緒に働く医者の専門は何か？　どの専門医が当直しているか？　誰が拘束医になっているかを事前にチェックしておく．自分の勤務前後の勤務医もチェックしておくとよい．これはけっこう大事だ．自分が勤務に入るや否や，いきなり目に鉄粉が入った患者が来たとしよう．自分の勤務直前に眼科医がいればすぐにコールして，うまくつかまって診てくれることがある．よくわかりもしないのにだらだら診察して，前の勤務の医者が帰ってしまうとなかなか呼びづらくなるっていうもんだ．

　反対に自分の勤務中に橈骨遠位端骨折の患者が来たとしよう．神経血管には異常がないものの，背側転位があり整復固定しないといけない患者が来た．そんな場合，次の交代当直医が整形外科医である場合にはシーネ固定し，その整形外科医に電話して，こんな患者が待っていますのでと伝えて，患者に説明のうえ（待ち時間が許容範囲なら），次の勤務交代時間まで待ってもらえばいい．

　大あわてですぐに専門医を呼び出したり，緊急性がないからと安易に次の日の外来に回したりするのは，専門医満足度および患者満足度からも今一つ芸がない．勤務交代時間帯はどうしても注意が散漫になるので，コンサルトのタイミングもうまく図る必要がある．

□ ②コンサルトの時間帯に敏感になれ

　夜中に起こすと異様に機嫌の悪い専門医・上級医もたまにいる．「疲れが溜まっているんだろう」「寝起きが苦手なんだろう」と優しい気持ちでみてあげればいいのだが，その不機嫌が患者に向かったり，不当に自分に向かってきたりすると，どうも気分がいいものではない．

(1) 緊急性の高い疾患の場合

　緊急性の高い疾患の場合は，コンサルトの時間帯は真夜中だろうが早朝だろうがそんなことは言ってられないし，そんなときこそ専門医の腕の見せどころであり，自分の専門の範疇にあり，なおかつ緊急性が高い疾患の患者を前にしても機嫌の悪い医者は，専門医失格である．

(2) 緊急性が高くないが，入院かどうか迷う場合

　緊急性がそれほど高くない場合には，どんなマネージメントをしていくかは医者によっても異なってくる．尿管結石で痛みが強い場合に，それでも帰宅させる医師や入院させる医師など意見が分かれる．これは単なる好みの問題だけでなく，病棟の空き具合や自分の学会発表が迫っているか，夏休みの直前かどうかなど様々な要因が関与してくる．専門医であっても微妙な判断の違いは当然存在するのだ．

　したがって，一緒に働く専門医の好みをある程度知っている場合は，対処がしやすいの

で，日頃から一緒に働くときに気をつけてみておくとよい．緊急性がそれほど高くない場合には，なるべく時間帯を考慮してあげるといい．真夜中は避けて早朝ぐらいがいい．朝の外来開始の時間になってしまうと，またそれはそれで忙しくなってしまうので，朝コンサルトを受け，それなりに診察する時間の余裕を逆算してコンサルトするといい．

　検査データをすべてそろえようとすると，結果が出るのが真夜中になってしまいそうな場合には，すべての検査結果がそろわなくても，真夜中に入る前に一度電話1本入れてコンサルトして判断をあおいでおくといい．真夜中が苦手な人の場合は，検査結果による対処の選択肢を事前に教えてくれる場合もあるし，または検査はしないでさっさと入院させてくれる場合もある．

　真夜中に起こすことになりそうなことが予想される場合に，気を使ってますよというメッセージを伝えるのが，コンサルト医との良好な人間関係を築くためには必要だ．「医者とて人間」，お互い医者同士ならもう少し気を使ってあげてもいいんじゃないかしらん？緊急性がないなら，真夜中の時間をどううまく避けてコンサルトできるかが，当直医には求められる能力でもある．

□　③「電話1本で恩を売る」コンサルト術

　それほど緊急性が高くないのに，真夜中に当直をしていない専門科（専門医）を指名した紹介状を持って患者が来た場合，とにかく真夜中でも専門医に電話1本入れておく．

　「○○先生宛の紹介なので，来てください」と一方的に当然のように呼びつけるのは，労いもなくてダメ．当直医もある程度の判断はしたうえで，電話で解決できることも多い．

　当直医はまず電話1本して状態を説明し，「もしよろしければ今晩の入院指示は書いておきますが…」と言うと，来院する手間も省けるため専門医から感謝される．専門医によっては真夜中の軽症でも快く来院してくれる仏様のような人もいる．あぁそうなりたいものだ．

　やってはいけないのは，「これぐらいなら一晩，自分で入院指示を書いてしまおう」と自分の判断だけで冒険すること．また，専門医が電話越しに「帰宅させておいて」というのは，要注意．診察なしの判断では，いくら専門医でも正しい判断はできないので，あくまでその専門科（専門医）をご指名で紹介されてきている場合には，専門医の診察なしで安易に帰宅させてはいけない．

★電話の有無でこんなに違う！

× もし専門医に電話しないで当直医の判断だけで行動すると…
× 当直医の判断で入院させたら…
➡ もし入院後急変したら，専門医は指名を受けているのに，連絡をもらわなかったと激怒！
➡ 患者を入院させて対診依頼が書いてあったとしても，朝になると専門医も忙しくなるので，専門医による診察は昼頃になってしまうことがあり，患者は激怒．また午前中の患者の担当が誰か，責任の所在が不確かになる
➡ 専門科の中でも交代制で拘束をしている．したがって，一晩たてば当番が変わるので，朝になってしまうと責任の所在が不確かになる．「真夜中に来たから真夜中の拘束当番でしょう？」「いや，朝まで待てたんだから，朝からの当番でしょう？」
× 当直医の判断で帰宅させてしまったら…
➡ 紹介した開業医さんの顔に泥をぬる．人間関係が悪くなる
➡ もし判断が誤り，自宅で急変したら目も当てられない
○ 電話1本してから，入院させておくと…
➡ 急変時でも専門医は，心得ているのですぐに対応可能
➡ 電話をもらって，「ええ，こんな夜中に行かないといけないの？」と一瞬思うが，夜中の入院指示は書いてくれると聞くだけで，それはもう感謝される．**電話1本で恩を売る**コンサルト術なのだ．朝一番に診察してくれる．入院指示も専門医の視点から早めに修正がきく．

例：真夜中の電話の仕方

　「真夜中に申し訳ございません．○○科（△△先生）をご指名で紹介状を持って来院された患者様がおられます．カクカクシカジカで，入院は必要ですが，緊急性はそれほどでもないと思います．専門の先生に診ていただければ助かりますが，もしよろしければ今夜の指示は当直医の自分が書いておきますので，朝一番に診察していただければと思います．ほかに何か指示がございましたら教えてください．また夜中の急変時にはよろしくお願いします」

④頑張りすぎは禁物〜医療事故のもと

　患者の流れがどうしてもコントロールできなくなったら，素直にだるまさん（手も足も出ないと降参）になろう．素直にとても手が回らないので，助けてほしいと専門医に早期に応援をお願いするのだ．「検査の結果が出ていないうちに呼ぶな」などと言われても，そこは全面降伏で応援を呼ばないと今回のように患者が取り残されてしまう．
　具体的には当直医の手にあまる事態が発生した場合には，どのように応援医師を増やすかというのは，救急マ

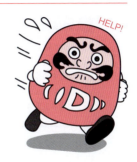

ニュアルや災害マニュアルに明記すべきである．多数傷病者の事故など大災害といかなくても中規模の災害並みに混雑する場合，無理を重ねても医療ミスが増えてしまうのでは本末転倒だ．救急マニュアルに，そのことが記載してあるか必ずチェックしておこう．

⑤コンサルト医が来ない場合どうするか

　当直医がコンサルト医を呼びはしたものの，コンサルト医がなかなか来院せず困ったことはないだろうか？　コンサルト医を待っている間に，患者の状態が急変したらどうしたらいいのだろう？　電話をしても何時間も病院に来ないコンサルト医が悪いのか？

　これは病院のシステムの問題であり，当然来院の遅いコンサルト医は責められるであろうが，患者に対する責任は，患者をコンサルト医に引き継ぐまでは，当直医にある．電話1本で責任の所在が移動するわけもなく，待っている間に患者が悪くなれば，それはあなた（当直医）の責任が問われるのだ．コンサルト医が登場するまで頻回に患者を診察する義務もあり，決して自分は専門外だからと逃げてはいけない．コンサルトした時間をカルテに記載して，不必要に患者を待たせないような配慮が必要である．コンサルト医が到着する予想時間も聞いて，患者に伝えておく．

　もしコンサルト医が許容時間内に現れない場合は，次の手を打たなければならない．もう一度コンサルト医に電話をして，時間を確認すればいいし，それでも遅い場合は，専門科の上級医を呼ぶか，診療部長や副院長・院長にコンサルトする．コンサルト医が病院に向かう途中で，交通事故など予想もしないことで遅れることだってある．

　コンサルト医の責任追及に時間を費やすのではなく，交代の医師をどう確保するかを，病院のポリシーとして病院マニュアルに明文化しておくこと．順序立った医師の確保法が記載されていれば，新任の医師であってもうまく対応可能である．

　管理職はそういうときのためにいい給料をもらっているのだ．患者のマネージメントに問題が生じた場合，当直医がコンサルト医を中傷するのではなく，病院のシステムの問題として，いわゆる「偉い人（院長や診療部長）」に注意してもらえばいい．自分が戦って局地戦で勝ったとしても，大局をみると患者が不利益を被ってしまうのでは大損である．

裏御法度 Take home message
- ☑ 誰と一緒に働くか，自分の勤務帯の前後も事前にチェック！
- ☑ 緊急性が低い場合は，なるべく真夜中を避けるようにタイミングを計りコンサルトを
- ☑ 真夜中の電話1本で恩を売るコンサルト術
- ☑ 災害マニュアルに準じて降参するのも大事
- ☑ コンサルト医が来ない場合も想定したマニュアルを整備しておくべし

コンサルトのTips Part 4
～汚いと呼ばないで～

症例

75歳腹痛患者が救急搬送されてきた．造影CTを撮ったところ，脾梗塞とわかった．ところが，入院先が決まらない．
陳旧性心筋梗塞もあり，循環器内科に通院していたので，循環器内科にコンサルトした．

循環器　「ウチじゃない」であった．

当直医Sはほかの科にコンサルトした．

消化器外科　「急性腹症じゃないし，手術しないから，ウチじゃない」
消化器内科　「脾臓って造血系だから，血液内科じゃないの？ ウチじゃないですよ」
血液内科　「どうせヘパリン流すだけでしょ．さすがにウチじゃないでしょ」

当直医Sは糖尿病専門だが，「自分で持つしかないか，でも明日学会発表があって出かけないといけないし，演題取り下げも悲しいし，どうしたらいいんだろう」と思っていたところ，診療部長のP先生がたまたま通りかかった．

当直医S　「あっ，診療部長．実は脾梗塞でどこもとってくれなくて，私は明日学会のために電車に乗らないといけなくて，主治医はちょっときついんです．あぁ，泣きそうになってきたんですけど…」
診療部長P　「ほぉ，それはもう腹部の病気だから，外科に頼めよ．大丈夫．そんなもんぐらい診れなくてどうする」

当直医Sはすかさず電話の受話器を取ってもう一度電話した．

当直医S　「お忙しいところ大変申しわけございません．先ほどの患者さんですが，診療部長のP先生が，貴科で診てもらえというので電話させていただいたのですが…」

電話越しに「チッ」という舌打ちが聞こえた．患者の入院先が決まった．

●「虎の威を借る」 汚ったな〜い裏の手

　症例によっては，どの科に属するのか非常に微妙な場合がある．心不全に肺炎，脳梗塞などの入り混じった96歳女性なども，老年科があればいいが，なければどの科が中心で診ていくべきかを決定するのは非常に迷うことがある．

　自分の診たい疾患だけとっていく医者と違って，できた人格者は文句も言わずに，どんな疾患も自分の射程距離範囲でもそうでなくても，患者のニーズに応えるためにすべての患者を受け入れてくれる．そのような奇特ないわゆる「仏」先生は病院には少数ながらいらっしゃる．人格を伴う医師は本物の良医であり，ぜひ真似したいものだ．

　病院の中を見回せば，「こんないい先生に頼まれれば断るわけにはいかないな」というような上級医，または「この超上級医に頼まれて，断ったら殺されるな」というようなわかりきった絶大な力関係を持つ上級医（診療部長，副院長，院長）などが存在する．どうしてもコンサルトに困ったら，そんな上級医に，患者を押し付けるのではなく，泣きを入れて相談にのってもらう，上級医のありがたい知恵を拝借するというのも一つの手だ．これを必殺「虎の威を借る」コンサルト法という．

　「○○先生でしたら，どの科にこの患者さんを診てもらうのが最善であるとお考えになるのでしょうか？　ご教授くださると助かります．そしてしかるべき科にお願いしたいと存じます」

　そして，その上級医がしかるべき科を指定してくれたら，当該科に電話して，

　「なかなか迷う症例ではありましたが，○○先生が，△□科にお願いしてもらえとおっしゃるので，この患者さんをお願いできませんか」

　とコンサルトするとけっこううまくいく．

　院長や副院長，診療部長など超上級医の命令となれば，なかなか断れるものではない．別に思いっきり汚い手というわけではない．実際のところ，経験豊富な上級医は，しょせん青二才のわれわれが思いも付かないようなアイデアやトリアージ能力を発揮してくれ，得てして非常に的をついたコンサルト科を指示してくれるだけでなく，それはすなわち患者に対する責任の所在が明確になるので，患者にとってもメリットがある．恥も外聞も捨てて，自分のトリアージ能力のなさを嘆きつつも，虎の威を借りて，患者の安住の？　入院ベッドを確保してあげよう．「病院で安住すなーっ！」という声も聞こえてきそう…はい，その通り．

　自分が，若い医師たちにことある毎にコンサルトを受けたら，それはむしろ大変頼りにされているんだと思ったほうがいい．若い医師も，コンサルトしにくい医師や意地の悪い医師にはコンサルトしないで，我慢してしまうものだ．「なんでもかんでも呼びやがってぇ」と怒ったら最後，すぐに信用は失ってしまう．コンサルトされるうちが華であると思って，若い医師のコンサルトはどんどん気持ちよく受けて助けてあげれば，あなたに続

く医師も増えるはずだ．

裏御法度 Take home message
- ☑ 「虎の威を借る」コンサルト法を
- ☑ 得てして，「虎」は，自分の思い付かない的を得たアドバイスをしてくれる
- ☑ 若い医師たちからコンサルトを受けるうちが華…頼りにされている証拠，気持ちよく受けてあげよう

16 研修医指導の心得
~ 5 microskill ~

□ 臨床編　☑ マネージメント編　□ その他

症例

なぜか研修医は古狸先生にコンサルトをするのを敬遠がち….

古狸先生「俺が研修医の頃は夜も寝ないで何日も病院に泊まり込んだもんだ．それに誰も教えてくれないのは当たり前だったんだ．あ？ 熱発してる年寄り？ お前の話は全然なっとらん．何が言いたいのかわからねぇよ．だからお前って奴はいつまでたっても使えねぇんだ．そんなもん咳のない肺炎なんてごまんといるぞ．どうして胸部 X 線の一つや尿検査もしないでコンサルトに来るんだよ．だいたい，最近の若い奴は…ブツブツ」

● 5 microskill

　コンサルトを受けたらどのように研修医に指導をすればいいのか．5 microskill を使えば，約 2～3 分でコンサルトを終え，患者のベッドサイドまで行くことができる．なんと SNAPPS（208 頁参照）を反対の視点から行えばいいだけのこと．研修医の思考過程を明らかにするのが目的であり，「あれしたか？」「これしたか？」「アホ，そんなことも知らないのか」「これしとけ，あれしとけ」など「あれしたか症候群」は，指導医の考えを言っているだけで，決して研修医を育てはしない．

　ただ蘇生現場などでは悠長に 5 microskill は使えないので，あくまでも指導法の一つとして知っておこう．

　5 microskill は便利だが，研修医の話を鵜呑みにしないのも大事．だって所見が正しく取れているとは限らない…それが研修医と心得るべし．患者のベッドサイドまで足を運ばないで，話だけ聞いて指示を出すのは指導医失格なんだよ．

☐ **(1) What do you think?　診断名，鑑別診断名を挙げさせる**

　得てして，研修医はだらだらと患者の話した内容をオウム返しにするだけ…，これでは研修医の考えがわからない．簡単な病歴を聞いて，方向性がみえた早い段階で研修医の考える診断および鑑別診断を先に挙げさせる．これでだらだらとした病歴プレゼンテーションは避けられる．途中で病歴プレゼンテーションが妨げられることになるが，不足分はあとで付け足してもらえばいい．

☐ **(2) Why do you think?　その根拠となる病歴と身体所見は何か？**

　研修医の診断を裏づける病歴および身体所見を挙げさせる．研修医の思考過程がみえるようになってくる．ここで「それは違うだろう」と言いたいところをぐっと我慢して，研修医に話し終えるまで待つのが肝心だ．ここは研修医の考え方をはっきりさせるために，なるべく遮らない，否定しない，説教しない，自慢話しない，昔話をしない…，じじい臭い話に持ち込まない！　教育とは忍耐なのだ．

☐ **(3) acknowledge good point　いい点を褒める**

　頭ごなしに否定するのではなくうまくできているところは褒める．当たり前のことも不安を持ってやっているのが研修医である．きちんとできていることは承認する．承認作業は研修医の肩を押す作業なのだ．褒めなくてもきちんとできていることを言葉に出して，確認する・承認するのは大事．むしろあからさまに褒めるよりずっと効果がある．常に褒める点を探そうとする姿勢を持たないと，いい指導医にはなれないよ．

☐ **(4) constructive advice　間違っている点は建設的に指摘する**

　つい間違ったことは否定的に指導してしまいそうになるが，それは昔の悪しき名残り．間違っている点は，その行為や思考過程を指摘して，「○○としたほうがいいよ」とどこをどう直したら良くなるかを，具体的に建設的に指導するのが大事．決して人格や性格を非難してはいけない．具体的な改善案を提示しないで批判するだけでは指導医とは呼ばない．ただのいじめだ．心がけるのは negative feedback ではなく constructive feedback なのだ．

☐ **(5) teaching point　一般原則を一つだけ教える**

　一般原則など，この症例から学ぶべきポイントを一つだけ教える．ここで話が長くなるのが，古狸先生の悪い癖．説教，昔話，自慢話…，あぁもううんざり．忙しい外来で長々と研修医を引き止めて講義でも始めようものなら，外来ナースにひんしゅくなのだ．できれば後学のための文献の一つでも渡してあげるデータベースを用意しておくといいね．

　教育は指導医みんなで責任分担すべきであり，かつ研修医のニーズに合ったものにした

い．初期研修医に難しすぎることを教えても時間の無駄なのだ．いい教育はいいコミュニケーションから．まめに研修医に声をかけて，いつでも話しかけやすい人間関係，これが一番大事なんだよね．

> **裏御法度** Take home message
> ☑ 忙しい外来こそ 5 microskill で指導しよう
> ☑ 「あれしたか」症候群は卒業しよう

参考文献

- Farrell SE, et al：What's the evidence；a review of the one-minute preceptor model of clinical teaching and implications for teaching in the emergency department．*J Emerg Med* **51**：278-283, 2016
- Biagioli FE, et al：How to be an efficient and effective preceptor．*Fam Pract Manag* **17**：18-21, 2010

□ 臨床編　☑ マネージメント編　□ その他

17 研修医育ては子育てと同じ
～褒め育ては子育ての極意～

症例

研修医A　「▲▲先生は本当はいい人で，厳しく指導してくれて，僕もガッツがわきます．え？ 飲み会ですか？ 勘弁してください」

研修医B　「●●先生は，僕が本当に落ち込んでドジったときに見捨てずに助けてくれました．二度と同じミスはしないと心に誓いました．え？ 飲み会ですか？ ぜひお願いします」

● テーラーメードに褒め育て

　人間は衝撃的な体験を持つと記憶に残りやすい．とても嬉しかったとき，つらかったときなど，どちらもストレスになり得る．

　体育会系の脳みそ筋肉君は，理不尽な誹りや誹謗中傷にもめげずに頑張るガッツがあるので，強面古狸先生が指導医でもケセラセラで研修できる．レジリエンス（復活力）は医師としてとても大事な資質であり，気持ちの切り替え，前向きな姿勢はすばらしくリーダーの資質があるといえる．一方，叱られていても気がつかないなどの欠点も伴う．

　たしかに衝撃的な体験もいいが，できれば気持ちよく仕事をしつつ，いい体験をしたほうが，より前向きなモチベーションにつながるというもの．悪い思い出は忘却の彼方になるように人間の脳はできており，いい成功体験を積み重ね，失敗は建設的に臨む姿勢が必要になる．実験の99％は失敗だった…否定的見解（失敗が悪い体験として刻まれる），99％の失敗のおかげで成功することができた…建設的見解（失敗が必要だったと考え，成功への序章として失敗が楽しくなる）．ここまでポジティブってすごいよね．

　文化部タイプの研修医は褒め育てがいい．人前で恥をかきたくない気持ちが非常に強いのでその辺りを配慮してあげよう．体育会系でかつ脳みそ筋肉君の研修医（約1割）は叱り飛ばすのも大事．相手に合わせて指導法を変えるのも大事だよ．

　褒めるのは技術であり，非常に繊細な観察眼を要する．いつも褒めようと思っていない

と簡単に褒めることなんてできない．また一人前の医師として当たり前のことであっても，研修医がそれができていることに対して承認するのも大事．あからさまな褒め言葉より，着実に進歩していることを認めることのほうが，日々の業務においては重要なんだ．タイミングも時間がずれては意味がない．

言ってはいけない言葉は「お前って奴はいつも×※▲！」…これは相手の人格を否定して，昔から全然評価していなかったんだというメッセージを送ってしまう．「おまぇ！」と始まるYouメッセージ（例：お前，そんなことするな！）はいただけない．注意するときは相手の行為を指摘する（例：「君のこの判断はまずかったねぇ」）と人格否定にはならない．

主語を自分にしたIメッセージにすると（例：それは僕は絶対しちゃいけないと思う．私なら●●するよ），相手を非難しない形になり，かつ意見が異なっても大丈夫．

怒るのではなく，相手のため，相手が行動改善するために「叱る」ようにしよう（❾『良医の道しるべ』297頁参照）．

相手の人格を尊重した会話になっているか確認しよう．子どもだって，幼稚園であれ，小学生であれ，人生経験が少なくてもきちんと人格があり，その行動には理由がある．それを頭ごなしに否定してはいけない．ましてや研修医はそこそこ人生経験も増え，なかなか面白い経歴を持つ人も多い．相手の人格を尊重しないと，こちらの声は決して届かない．

研修医は膨大な知識を実臨床とうまく有機的につなげられていないことが多い．頭ごなしに知識を押し付けるのではなく，自分から答えをひねり出す作業をさせるといい．つまり，いい質問をして答えを自分で出すコーチング技術を利用するようにする．研修で大事なのは今の最新の知識を得ることではない．自分で最新の知識をアップデートするための勉強の仕方を学ぶことである．

自分の科に来ない研修医ほど，一生懸命教えると自分の科の知識を持った他科の医師ができ上がるということは，多くの患者にとって福音である．一生懸命教えても，裏切られる（他科に行く）のは指導医の運命と割り切るべし．研修医が受けた恩は指導医に帰すのではなく，患者や将来の彼ら彼女らのもとで学ぶ研修医が，その恩を受けてもらえばいい．

まさしく研修医育ては子育てに似ている．子どもの人格を尊重して子育てもしていきたいねぇ．

● 子育て世代の注意点…男性医師へのメッセージ

子育ては決して奥さんがするものではなく，夫婦でするものであると心得よ．仕事ばかりして家に帰らないと，「主人元気で留守がいい」なんて言われ，そのうち人生が終わるころには虚しさしか残らないよ．仕事に邁進しているときこそ，今一度振り返って人生設計を考えよう．

● 研修医育ては子育てと同じ

・褒め育て	常に褒めるところを意識しないとうまくできない．具体的に褒める．きちんとできていることを承認するだけでも OK
・タイミングよく褒める	その場ですぐ褒める．その場で承認する．人前で褒める
・○ I メッセージ ・× YOU メッセージ	「自分ならこうするよ」「自分はこう思う」と言って指導する「お前って奴はいつも」という主語が You メッセージは相手の人格を否定していることになる．注意するときは，人ではなく，その判断や手技について語ったほうがよい
・視点に注意！　自分のため？　研修医（子ども）のため？	叱るときは相手目線になっているかどうか必ず再確認しよう．自分が怒って気持ちを発散するだけでは相手は変わらない
・人格は別物	どんなに頑張っても人は十人十色．相手の人格を尊重しないと対等な関係は築けない
・コーチングを勉強する	自分で考える力をつけさせる
・見返りを求めない	親から受けた恩は子どもに伝え，その見返りは次の世代に伝達させると心得よ

　疲れているからと言って子育てに参加しないのは言い訳にすぎない．妊娠も子育てもめちゃくちゃ疲れるんだから．一度育児休暇をとってみることをお勧めする．仕事のほうが100倍ラクです！夜中に赤ん坊が泣いたら，自分は母乳が出なくても，一緒に起きるべし．
　自分の親に子育てを押し付けるのもよくない．定年後にはいろんなやりたいことがあるもの．「ちょっと1日子どもの面倒みて」というのは高齢者には実はつらいときだってある．子育ては夫婦でするものと心せよ．そして仕事のために生きるのか，生きるために仕事をするのか，よく考えよう．
　飲み会はもはや仕事ではないと心得よ．もちろん親睦を深めるための飲み会は大事だが，家庭や子育てを犠牲にしてはいけない．強制参加の飲みニュケーションの時代は終焉した．飲み会に行って顔つなぎをしても出世にはまったく関係しない．むしろきちんと実力をつけ，子育てや家庭を大事にしたほうがいい．自分の人生設計で「やること」「やらないこと」をしっかり決めておくといい．
　「やる気のある初期研修医」ではパパは務まらない．やる気があるが，気が回らない，手が動かない．「どうしてあなたは気がつかないの」と言われっぱなしではないだろうか？次に何が必要で，何をしたらいいのかを予測せよ．とにかく赤ん坊が泣き出したらすぐに椅子から立ち上がるべし．おむつか，空腹か，かゆいのか，など考えよ．
　週1回2時間のケアを3カ月続けると，男性でもオキシトシン分泌が増え，育児脳が発達してくるのだ．15分間子どもと触れ合うだけでもオキシトシンは分泌してくるのだ．オキシトシンが増えると，子どもや妻への愛情や絆が深まり，本物の「イクメン」ができ上がる．子育てもハッピー，夫婦関係もハッピー，そして老後は安泰だ！

- 育児の大変さがわかる
- 家事の大変さがわかる
- 子どもがなつく⇒子育てが楽しくなる
- 母親のストレスが軽減される⇒夫婦関係がよくなる
- 人生の貴重な時間を共有できる
- 子どもの情緒が安定する
- 育児するだけで偉いと思われる
- 歌って踊れるようになる

 裏御法度 Take home message

- ☑ 褒め育ての技術をマスターしよう
- ☑ 研修医育ては子育てと同じ
- ☑ 子育ては夫婦でしっかりするべし
- ☑ 育児脳を育てよう

推奨文献

- 浜屋祐子, 他：育児は仕事の役に立つ～「ワンオペ育児」から「チーム育児」へ～．光文社, 2017
- 安藤哲也：「パパは大変」が「面白い！」に変わる本．扶桑社, 2017
- 東村アキコ：「ママはテンパリスト」．集英社, 2008

□ 臨床編　☑ マネージメント編　□ その他

18 ハイリスク患者の対応
～「先に診ろ」と怒鳴る患者がやってきた～

> **症例**
>
> ようやくクソ（失礼！）忙しい救急外来も少しおさまってきたものの，まだ10人ほどの患者をさばかないといけない．魚をさばくわけじゃあるまいし，なんて倫理観にもとった表現だとは思いつつも，野戦病院のERは「さばく」能力も大事なのだ．
> すると「はよぉ，せんかい！ここは救急やろがぁ！」
> という声が聞こえてきた．巻き舌がこうもうまい人がいるものだなと感心しながら待合室をのぞくと，受付に体を乗り出した男性がプンプン丸になっていた．
> 　「先生，重症患者から診るのが救急ですし…．今は最重症患者はいないので，とにかく順番通りに診てますから，もう少し待ってくださいと言っても聞く耳を持たなくて…警察呼びましょうか？」と目をウルウルとした看護師が助けを求めてきた．
> 　さぁ，あなたならどうする？　あまりに健気でかわいいからといって看護師を抱きしめるのは，セクハラですから，そんなことはしちゃだめですよ．

●ハイリスク患者を同定せよ

　人が待ちたくないところ，ワースト3といえば，役所，銀行，病院の3つだ．順番が一つでも間違えると，けっこうそれがボディブローのように効いてきて，待っていた人はイヤミの一つでも言いたくなるのが心情．だから順番はすごく大事．

　しかし，ERは治療優先順位を決めないといけない．重症患者から診るというのは至極当然だが，患者にしてみれば「自分が救急だ」と思ってやってくるから，医療者とはいつまでたっても話がかみ合うはずもない．広辞苑にも「救急」は自己申告制って書いてあるでしょ（ウソ）？　患者が必死で訴えることを，頭ごなしに否定しないのがプロ．素人は自由に意見を言っていいと心がけよう．

　救急のトリアージは，医学的トリアージのみならず，社会的背景から「ハイリスク患者」をうまく拾い上げることも重要．ハイリスク患者を早期に同定し，トリアージレベルはワ

表 ハイリスク患者…心してかかるべし	
再来患者	虐待（小児，配偶者，老人）
他院で治療したが治らない⇒禁：悪口	自殺企図，他害の危険，人格障害
知り合いに医療過誤の患者がいる	事件性あり
特別な手技後の再診患者	未成年だけでの受診
権利意識の強い患者（医療関係者，マスメディア）	診療拒否患者
待ち時間の長い患者⇒途中で帰宅	3カ月未満の乳児，超高齢者
過保護	免疫不全
アルコール泥酔	○○医院からの紹介（同業者がハイリスクになることも）
893	

ンランクアップしよう．ハイリスク患者は医学的側面のみならず，一つ対応を間違えると，後あといろいろ面倒に巻き込まれやすいので，カルテ記載も慎重に．

●ハイリスク患者の行間を読め

　ハイリスク患者を先に診てしまうのは汚いのか？　いやいや，そうすることで，待合室の受付，ほかの患者，医療者をトラブルから守ることができる．待合室を見てごらん？　ほえている患者の周囲はちょうどクモの子を散らしたように，ほかの患者もいなくなっているから．

　そもそもハイリスク患者は医療者を恐喝したくて来院しているのか？　否．本当は訴えをうまく表現できずに，もどかしさから勝手にキレている人が多い．

●見えないバリアーを張るべし

　相手の罵詈雑言は当たらないつもりで，見えないバリアーを張ろう．どうしてこのような怒りに転嫁しているのかを考えよう．ほとんどの場合，一生懸命訴えているだけだが，その方法論が間違っている（恫喝で人を動かそうとしている）だけなのだ．先入観を捨てて対応すれば，案外本当に悪い状態だとわかることも多い．バリアーの張り方は初代ウルトラマンに聞くといい（冗談）．

　「アホ，バカ，カス」などと言っても，それは言い慣れた言葉を並べているだけで，「お前なんて目2つ，鼻1つ，口1つやんけ」と言っているに等しい．個人攻撃をそのまま

受け止めてはいけない．どうして受診してきたのか，何が本当に心配なのかの行間を読むのだ．高校生が「スタバで勉強なう」というツイートは，行間を読めば，「まったく勉強していない高校生のサマ」なのだ．「俺，昨日2時間して寝てないし，ヤバクね」という奴は，「寝ていないことを自慢したいだけ」であり，どうしたら，もっと睡眠時間を確保できるかなどと，アドバイスしても意味がない．

「俺の平熱は35℃じゃ，38℃も熱が出たら，死んでまうやんけ」と言っていても，実は刺青からB型肝炎になって，肝硬変になっているとわかれば，免疫不全の患者の熱発なので当然医学的にもハイリスクなのだ．

訴えが多い患者の場合，本当に心配している「万が一症候群」になっていることが多い．「万が一症候群」と思いきや，オオカミ少年のように本物の重症が紛れていることがあるから（歩いてくる患者の0.2〜0.7%は実は重症），くもりのない眼（まなこ）で診察しないと，医療ミスにつながってしまう．自分の陰性感情を克服するいい機会だと思って対応しよう．

医療過誤の経験者は医療者に不信感を持つのは当たり前．最初から自分を信じてほしいと思うのは，その目の前の患者さんが，今までどんな苦労をしてきてこうなったのかわからない段階では，医療者の甘えに過ぎない．ハイリスク患者にもきちんと理由があるものだ．ハイリスク患者ほど，丁寧に話を聞き，共感を示し，説明し過ぎるくらいがちょうどいい．よく話を聞けばみえてくるものがある．

あくまでもトリアージ段階での正確な医学的判断ができない以上，玄関をまたいだ患者は諦めて，常に毅然と一定の距離感を持って，プロらしく共感と愛情を持って接するように心がけよう．

裏御法度 Take home message

- ☑ ハイリスク患者はトリアージレベルをワンランクアップせよ
- ☑ 罵詈雑言は当たらない，そんなバリアーを張って行間を読め
- ☑ 多くは万が一症候群で心配しているだけ，中に本物の重症が潜んでいるので要注意

☐ 臨床編　☑ マネージメント編　☐ その他

19 危険な患者の対処法　Part 5
～暴言・暴力は許しません～

> **症例**
>
> 他院での治療内容に不満の患者が来院してきた．「待ち時間が長い」「患者をなめてるのか」「タバコぐらい吸わせろ，法律で吸っていいことになってるんだぞ」など，とにかく待合室でも診察室でも大声を上げて，文句を言っていた．
>
> 診察中も大声を上げて，「○○だと思って，手を抜いてるんだろ」など，まともな会話もできなかった．幸い訴えは思い起こせば10年前からのもので，急性ではなく，バイタルサインも非常に安定していた．（どう考えてもこの主訴で救急に来るのはおかしい…）のだけど，ここはぐっとこらえて人間修行をする研修医であった．今日は永平寺の人徳ポイント10ポイントくらいゲットしたと思っていた．
>
> 研修医が「そんなに大声出すなら，警察呼びますよ」と言った途端，患者の顔は真っ赤なゆでダコになってしまった．「おう，俺は誰か，けがさせたか？　アン」「なんか壊したか？　アン」とすごんできた．
>
> 「警察呼ぶって言ったな，じゃ，警察が来るまでわしはここをテコでも動かん！　警察呼んでみろ，コラァ！」

● 救急の現場では

　救急出動の4.5％で暴力に遭遇し，90％は患者が暴力を振るってくるという．「そんなに元気があったら救急車を呼ぶなよ」と言いたいところだが，交通事故でお互いが相手を責め合ってけんかしている場合，飲み屋でのけんかで受傷した場合などは，火中の栗を拾うように，危険な患者を拾っていくことになる．救急隊は生涯80％の人が暴力を受けたことがあるが，実際に報告する例は49％にしか満たないという．

　病院ではやはり精神科と救急がダントツにスリリングな職場であるのは間違いない．救急看護師は最も危険が多く，暴言は100％経験し，82.1％が暴力を受けたことがある．救急の医師もリスクが高く，この1年で暴言75％，暴力21％，職場外での対峙5％，ス

トーキングされた2%となっている．いやぁ，やっぱり救急の現場って，人の人生がモザイクのように絡まって「いい職場」だなぁ．

● 警察を呼ぶ法律を知ろう

敵もさるもの，味なもの．警察は暴行罪や器物損壊罪でないとすぐに動かないことを百戦錬磨のこの患者はよく知っている．後ろ手に大声を出して，まるでプロ野球の監督が審判に詰め寄るシーンが重なってくるから滑稽極まりない．少しでもパンチがかすったら（うまく当たってね），すぐに警察を呼べばよい．

警察を呼ぶ閾値は低くていい．我慢すると，徐々にエスカレートしてくるのだ．「警察を呼びますよ」という言葉は決して抑止力にはならず，むしろ着火剤になる．映画「Back to the Future」のマイケルJフォックスが「チキン」と言われたらキレるように，チン○ラやヤン○ーも「警察」と聞くと逆上してくる．警察を呼ぶときには相手の同意は要らないのだ．

泥酔，精神科患者の場合，警察官職務執行法で保護しないといけないが，せん妄患者は要注意．暴れる患者の8割に身体疾患が潜んでいることがある．したがって，多くは病歴と身体検査で鑑別は可能だが，安易に警察に渡さずに採血や頭部CTなど精査をしておくほうが賢明だ．

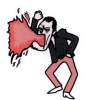

迷惑行為	罪状	警察はすぐに動くか？	
蹴られた	暴行罪	◎	警察はすぐに動く
ドアを壊された	器物損壊罪	◎	警察はすぐに動く
大声を出す	威力業務妨害罪	×	警察は来ない
罵声を浴びせ土下座を要求	強要罪	×	警察は来ない
「金なんか払えるか！」	恐喝罪	×	警察は来ない
診察室占拠	住居占有罪	×	警察は来ない
泥酔，精神科患者	警察官職務執行法	△	本来警察が保護しないといけないが…病院で精査を

● 警察を呼ぶ段階的アプローチを知ろう…
　警察をその気にさせよう

では警察がすぐに動いてくれない場合はどうしよう…．

『ほかの患者さんに迷惑だから』という公共性が求められる迷惑行為は警察は動いてくれ

る.「大声で診療のじゃま」「恫喝してくるんです」などの病院側の都合では警察は動かない.あくまでも病院が対応の努力をしたという誠意と証拠を見せないといけない.

☐ Step 1　病院全体に「暴言・暴力は許しません」ポスターを貼って，病院の姿勢を明示する

　暴言・暴力を許しませんというのは病院のあるべき姿勢.すべてのフロア（入院病棟も含めて）に「暴言・暴力許しません by 院長」のポスターを掲示しておく必要がある.救急室にだけあるのでは，病院の姿勢とは呼べないのだ.

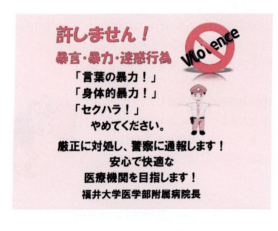

このポスターは病院全体に掲示すること.ERだけではダメだよン！

☐ Step 2　段階的に警告・証拠の収集

　2回通告しても暴言・暴力がやまない場合は警察は動いてくれるので，その証拠を段階的にしっかり残そう.写メでもいいが，ボイスレコーダーやビデオだともっといい.iPhoneならブラックビデオなどというアプリもあるよ.ほかの患者を守るためなので，この場合，相手の同意は不要.通告時には，むしろ大げさに演出して，通告時間を明記した紙を持って写真を撮っておこう.この際「暴言・暴力ポスター」を眼前に提示するといい.このポスターが破られたら器物損壊なので，すぐに警察を呼んでいい（ムフッ）.間違っても，暴言・暴力ポスターはラミネートできれいにしないように.だって，簡単に破れないでしょ（笑）

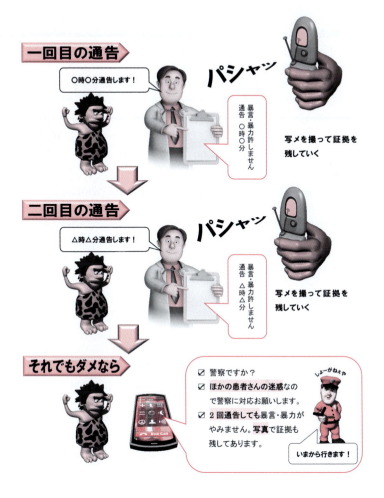

　病院全体で事前に訓練しておく必要がある．警備員は建物の管理しかしないなどという変な契約になっていないかどうか，一度確認しておくといい（そんな契約ならほかの警備会社に代えるべきだってばさ！）．特定の暴言・暴力に及びやすい患者の場合，カルテに事実のみ記載し（感情的内容を書いてはいけない）同僚がカルテを開いたときに注意できるようにしたり，警備の人員を一時的に増やしたりするなどの対策も考慮しておく．

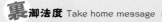 御法度 Take home message

- ☑ 暴言・暴力は必ず団体戦で
- ☑ 暴行罪・器物破損はすぐに警察に連絡を
- ☑ ほかの迷惑行為は，段階的に「通告」を行い，証拠を残すべし
- ☑ 酔っぱらい，精神科患者は医学的に必ずトリアージしてから警察にお願いすること

 参考文献

- Phillips JP：Workplace violence against health care workers in the United States. *N Engl J Med* **374**：1661-1669, 2016
- Kowalenko T, et al：Workplace violence in emergency medicine；current knowledge and future directions. *J Emerg Med* **43**：523-531, 2012

☐ 臨床編　☑ マネージメント編　☐ その他

20 リスクマネージメント
〜いちゃもんは code white で対処せよ〜

> **症例**
>
> 泣く子も黙る丑三つ時．60代の行き倒れを救急車が搬送してきた．患者はどうも酔っぱらって，コンビニの駐車場で寝ていたらしい．コンビニの店員も警察を呼べばいいのに，救急車ってねぇ…と思った．名前を聞いても，住所を聞いてものらりくらり．
> 身体所見，頭部CTや採血結果も問題なく，明け方になりどうも酔いがさめてきたようだ．自分でトイレにも歩いて行った．さて，点滴も抜いて，帰宅しましょうとなったら…
>
> **患者A**「オイ，わしの背広はどこへいった？ お前らなくしただろ．あれは高かったんだ．5万円もしたんだ．おら，弁償せんかい！」
> 　　最初からそんなものは着ていないと説明するも聞き耳を持たず，搬送してきた救急隊に確認してもそんなものは着ていなかったという．
> **患者A**「わしもそんないやらしいこと言わんから，ま，2万円で許しといたる．はよぉ，2万円弁償せんかい！」
> 　そこへやってきた上級医H．
> **上級医H**「それはお困りですね．遺失物の担当は警察なので，警察に連絡しますね」
> **患者A**「そこまでは言っとらんだろ．もうええわ，帰る」
> **上級医H**「いやいや，お支払いもしてください．…あと，保険証はお持ちですか？」
> **患者A**「あほう，誰が自分が病気になるって予想できるかい，保険証なんて持ってるわけないだろ．金もないわ．あ，この点滴の跡がアザになっている．これは医療ミスやないんか」
> **看護師**「注射の後，しっかり圧迫してくださいと言ったのに」
> **患者A**「これは医療ミスや，土下座せんかい．念書書けよ」
>
> あれあれ，どうも家族にも勘当された困ったちゃんでした…．

● もはやカスタマーサービスはやめてリスクマネージメントに切り替えろ

□ まずはプロらしくカスタマーサービスに徹すべし

患者が病院に期待するのは，安全・安心，満足度，納得である．「甘夏：あ（安心・安全），ま（満足），なつ（納得）」と覚えよう．世の中に名医ランキングなどがはびこる理由は，なかなか外側から見てもどこがいい病院で，誰がいい医者かなんてわからないからだ．実際には一緒に働いてみないと，誰が本当に優しくて臨床能力が高いかなんてわからないものだ．学会やカンファレンスで声が大きいから臨床能力が高いかというと，全然関係ない．肩書も同じようなもの．

カナダの報告では，研修医が尊敬する医師は，肩書や論文の数ではなく，優しく，指導力があり，臨床能力が高い医師である．患者満足度調査も，手術件数や論文の数ではなく，「きちんと話を聞いてくれたか」「わかりやすい説明だったか」などに主眼が置かれている．

大事なのは医学的内容よりも，患者の期待に沿っていたかどうかである．この点に目を向けて早期に対処すれば，多くのクレームは解決できる．病院のシステムや人員不足など，自分たちの状況を説明してわかってもらうのではなく，患者が困ったという事実をしっかり受け止めることが肝要だ．

クレームは相手の立場に立って話を聞くのが大事．会話中「でも」「しかし」とは言わないように意識する．相手の立場なら怒りがわくことも当然のことがけっこうある．その際は「必殺こうもりの術」．相手の意見に同調してしまう．自分の意見に賛同する人を攻撃はできない．またはその内容によっては同意できないときは，相手の言っている内容を復唱し，確認する．

Dr. 林の必殺20分．人は怒りを持続するのはかなりのエネルギーがいる．相手のエネルギーを20分間，吐き出させてみよう．晴れ晴れとした顔が残るから．人は誰でも承認されたいのだ．医学的でない部分でけんかをしないように心がけよう．

謝罪は人間的行為である．もし患者の期待に応えられないようなことがあったら，早めに謝罪する．謝罪は早ければ早いほうがいい．これは医学的にミスを認めたのではなく，相手の期待に応えられなかったことに対する，非常に人間的行為なのだ．裁判では因果関係を争うのであって，謝罪があるからといって裁判で不利になることはない．むしろ全然謝らないことで，心理的にこじれてしまうことのほうが多い．

トラブルになりやすい患者の持ち物は，常にビニール袋に入れて所定の場所で保管する院内ルールを作っておけばいい．遺失物は警察にまかせるのが一番．

□ リスクマネージメントへの切り替え

さて，どう考えてもいちゃもんの場合は，もうカスタマーサービスからリスクマネージ

メントにすばやく切り替えよう．リスクマネージメントの鉄則は団体戦で対応すること．

いちゃもん対策は日頃から，ある程度準備しておくといい．

ありもしない話をでっち上げてお金を取ろうとする→詐欺罪，お金を支払わない→恐喝罪，土下座しろ→強要罪である．相手はお金をせしめることが目的だ．

①すばやいお詫び→②確実な実態把握→③組織的対応の3ステップで大丈夫．

確実な実態把握をするため，担当部署；リスクマネージャー会議が今後対応することを告げる．そしてあとの対応は，担当部署にまかせばいい（積極的放置）．リスクマネージャーはけっこう大変だ．多くの病院のリスクマネージャーは副院長だが…あ，だから副院長はハゲが多いんだ…（冗談）．

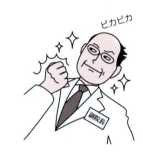

証拠を集めるため，ICレコーダーや写真の記録，およびその場にいた人の名前も記録しておく．「マスコミに流す」と脅されてビビってはいけない．「マスコミに流すかどうかは個人の自由意志なので，病院はとやかく言う立場ではありません．一方，実害が及べば，適切に対処します」と伝えればいいだけだ．

★いちゃもん対応法—リスクマネージメントに切り替える

すばやいお詫び	相手の期待に応えられなかったことに対しての謝罪．医学的ミスを認めたわけではない
確実な実態把握	今後はリスクマネージャー会議が対応し，実態把握していく ☑ 結論を急がない　☑ 念書は書かない ☑ 積極的放置（リスクマネージャー会議が担当しますので…） ☑ 同意も反論もしないで，聞くだけ ☑ 記録，記録，記録
組織的対応	窓口は一括とし，団体で対応する

☐ 地元警察をよく知っておくべし

自分の病院や医院の直近の派出所や警察はどこかを電話番号を含めて知っておくべし．警察によっては初動が悪いところもある．警察に連絡したことも，記録に残しておく．

警察の初動が悪い場合，電話口の警察官の所属と名前を聞いて，記録に残しておく．「事件に発展した場合に備えて，〇時〇分に警察に応援を依頼したと記録します．あ，そういえば新潟でも警察の初動が悪くて，ひどいことになった事件がありましたよねぇ」と何気なくほのめかすとよい．

警察も顔の見える関係になったら，いろいろ頼もしいよ．地元警察への直通電話でもいいが110番通報すると，会話内容が記録されるのでいい．

☐ 行路病人の場合

　ここはMSW（medical social worker）の出番です．いやいやmicro-soft windowsではない．市の担当課に話をつなげたり，家族への連絡，支払いの計画を立てたりと，MSWが大忙しでいろいろ対処してくれる．24時間MSWのいる救急室は最高にいいんだけど…．

　行旅病人（いわゆる浮浪者）が保護された**現地**の行政機関（市町村）につなぐため，最低限，表に示す情報を提供できるようにしておこう．「行旅病人及び行旅死亡人取扱法」なるものがあるが，なんと明治32年に制定されたものが，いまだに適用されているのには驚かされる．ただ得てして，行政は『隣町に行ってね』とばかりに，500円を渡すだけで終わり，そのお金はまたお酒に消費されてしまう…なんとむなしい．「フーテンの寅さん」と自認する，彼らの生き方にもそれなりのポリシーがあるようだ．

☐ 対応困難事例こそ心の修行

　自分の価値観を押し付けず，患者を選ばず，目の前の人を淡々と助けていくのがわれわれの仕事なのだ．相手に優しくしない限り，心は開いてくれない．アルコール依存，行旅病人，酔っぱらいなどなど，怒りや医療の無駄など陰性感情がふつふつとわいてくることを感じることもあるだろう．でも今後高齢化社会を迎え，一人暮らしの高齢者，老老介護，行き場のない患者がさらに増えてくるのは明らかだ．

　対応困難事例をうまく対処できてこそ，本物のプロなのだ．自分の好みの患者を選んでいるようではプロとはいえない．意外にきちんと見過ごされた病歴を聞くことができれば，より患者自身の人生が見えてきて，より一層人間的な医療者になることができる．すべての患者さんに"Love & Respect"の精神はあなたの心の修行だと思おう．困った患者は，医療者としての成長を促すために神様があなたに与えてくれた試練なのだ．

　治療後,「雨風をよけるためにせめて一晩だけ待合室にいさせてくれ」と言われることもある．そんな場合必ず目の届くところにいさせること，警備員をつけることが重要だ．病院慣れしていると，知らないうちに待合室から抜け出し，入院患者のところまで行って何か物色されたら，それこそ大騒ぎになってしまう．

行旅病人情報

記録事項

　保険の有無　　無、有(生活保護, 身体障害者　　　　　　)

1. 住所：　　　　　都道府県　　　市町村

　　氏名：

　　生年月日：MTS　　年　　　月　　　日

　　本籍：　　　　　都道府県　　　市町村

2. 目的：

　　出発地：　　　　都道府県　　　市町村

　　目的地：　　　　都道府県　　　市町村

3. 所持金　　　　　　円

4. 家族

　連絡先：
　(家族がいないときには3親等までの親族)

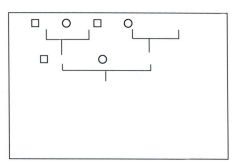

5. 受診経過

マネージメント編

リスクマネージメント　●　〜いちゃもんは code white で対処せよ〜

> **裏御法度** Take home message
> - ☑ 期待（安全・安心，満足度，納得）に応えられなかったことに対する謝罪は人間的でいい
> - ☑ ① すばやいお詫び→ ② 確実な実態把握→ ③ 組織的対応の3ステップ
> - ☑ 責任部署に対応をまかせ，積極的放置を
> - ☑ 行旅病人をうまくMSW, そして福祉につなげよう

参考文献

- Doran KM, et al : "Rewarding and challenging at the same time"；emergency medicine residents' experiences caring for patients Who are homeless. *Acad Emerg Med* **21**：673-679, 2014
- Salhi BA, et al : Homelessness and emergency medicine；a review of the literature. *Acad Emerg Med* **25**：577-593, 2018

□ 臨床編　☑ マネージメント編　□ その他

21 診断書のトラブルを避ける
～医師法 19 条：診察をしたら診断書を書かないといけない～

症例

追突事故で頸椎捻挫の 55 歳男性が救急受診してきた．診察上はそれほど大したことがなかったが，首から肩にかけて鈍痛を訴えていた．頸椎 X 線も問題なし．

患者　「骨は大丈夫なんだ．あぁ，よかった．いやね，車をぶつけられたときは，もうびっくりして，後ろのトランクなんか完全に開いた状態になったんだよ，センセ．警察も相手の保険会社の連中も来たけど，もうあったまに来て，怒鳴りつけてやったら，あの野郎，開き直りやがって，『金は保険会社が払うからいいだろ』なんて言いやがって．診断書は半年くらい書いてくんない？」

当直医　「そんなむちゃな．整形外科は私の専門ではないですし，明日整形外科を受診して診断書を書いてもらってくださいよ」

患者　「いや，夜中にこんな高い医療費を払うんだから，診断書書けよ」

当直医　「病院のルールですから．私は診断書は書きません」

と言い放ちその場を離れた（逃げた！）．あとは受付の人と看護師が対応したが，けっこう大声が響きわたっていた．

1 週間後，「医師法違反」ということで，弁護士と一緒に患者が院長室にやってきた．次の日の新聞にも掲載されるということだった．

●診断書トラブルを避ける裏技教えます

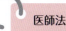

医師法 19 条 第 2 項
　診察若しくは検案をし，又は出産に立ち会つた医師は，診断書若しくは検案書又は出生証明書若しくは死産証書の交付の求があつた場合には，正当の事由がなければ，これを拒んではならない．

各科で当直を回している以上，軽症の頸椎捻挫でいちいち専門の整形外科医を呼ぶ必要はない．アルバイトで当直をしているときなど，責任の所在を考えるとどうしても次の日の専門医に回したくなるのも合点がいく．実際，大阪の市民病院で，交通事故患者が診断書作成を依頼したところ，「アルバイトなので診断書は書けない」と拒否し，毎日新聞で医師法違反を指摘されている．病院のマニュアルに「当直医師は診断書を作成できない」と記載してあっても，法の前には無力なのである．

　この症例で問題になったのは，次の日の診察で診断書を出すという説明に対して，患者がまったく同意していない点である．あくまでも患者が納得していないのに，診断書作成を突っぱねるのは医師法19条第2項に違反するといわれても仕方がない．救急の性格上，ほかの重症患者で忙しくて軽症例の書類作成ができないというのであれば，診断書の即時発行拒否の正当な事由になるかもしれないが，果たして本当に重症患者がいない場合や患者が待つと言った場合には，そんな論理は通らないだろう．救急病院として診察してお金をもらう以上，拒む理由などない．救急ではあくまでも緊急性を判断すればいいので，==専門外でも判断できる範囲で診断書を書けばいい==．よほど心配な場合は，専門外の判断であることを明記してもよい．

　初診時には「全治●日」などと書けるはずもなく，そんな文言は書いてはいけない．「●週の加療を要する見込みである」と書けばいい．病態にもよるが，一般に骨折がなければ約1～2週間，骨折があれば約4週間などとする．診断書の中に，==「今後2～3日以内に整形外科を受診してもらい経過を追う予定である」==と一文入れればいいだけ．患者にも説明したうえで，==カルテには「2～3日以内，長くても1週間以内の整形外科フォローアップに患者が同意された」==と必ず記載する．

　あまりにも不当な要求がしつこい場合は，患者の言葉としてカルテにその文言を残しておく．決して患者を非難するような記載にせず淡々と記録する．しかし医学的におかしい長期の加療予想期間を書くと公文書偽造になるので，常識的な期間を記載すべし．「悪かったら，また近医を受診してください」というのはダメ．勝手に会社を何週間も休んで，会社を休んだ診断書を書けと言ってくることがあった．

> **医者**　「悪かったら専門医へ行ってくださいって言ったじゃないですか… (-_-;)」
> **患者**　「何が悪いかわからねぇよ．それにずっと痛みは同じで悪化したわけじゃないんだからぁ．でもこんなに痛いと仕事ができなくて，ちょっと4週間会社休んだだけだよ．会社が診断書を出せってうるさいから．診察したのはここの救急だけなんで，診断書を書くのは当たり前だろ」

とすごんできたことがある．こんなとき，きちんとカルテ記載「痛みが続く場合や治らな

い場合は，必ず1週間以内に〇〇整形外科（具体的固有名）を受診することを説明し，同意された」があれば，何の問題もなく，トラブルに巻き込まれない．交通事故はもともとトラブルになりやすいので，未来を予想して具体的にアドバイス，およびカルテを記載しないといけない．

受傷機転に関しては，時に患者はうそをつく．『虐待を受けた（本当は加害者だった）』とうそをつき，『助手席に座っていた（本当は酔っぱらって自分が運転していた．保険金詐欺でこの患者は逮捕された）』とうそをつく．受傷機転に関しては，カルテに「患者の訴えるところによると」という枕詞をまず記載しておくといい．

● 頚椎捻挫であればおいしい説明

> **医者**「頚椎捻挫の性格上，次の日のほうが痛みが強いので，いま診断書を作るより，次の日に整形外科で診てもらってから書いてもらうほうが得ですよ」
>
> **医者**「交通事故はいろいろとトラブルになりやすいので，医者にかかるのに間が空いてしまうと，交通事故との関連を証明するのが難しくなってしまいます．なるべく早く2〜3日以内に，まぁ長くても1週間以内には必ず整形外科を受診して経過をみたほうがいいですよ．期間をあまりに空けてしまうと，交通事故のせいじゃないと言われてしまいますからね」

このように説明すると，多くの患者は次の日整形外科を受診してくれる．

頚椎捻挫を診断すればそれで終わり…ではなく，具体的なフォローアップを記載するのが重要なのだ．

> 診断名：頚椎捻挫
>
> 附記
> 〇月□日　交通事故にて受傷．当院受診され，上記診断しました．当直医が診察した時点では，約2週間の加療を要する見込みです．今後は1週間以内に□△整形外科を受診し経過を追う必要があります．なお，余病併発の際は上記の限りではありません．以下余白．
>
> 　　　　　　　　　　　　　　　当直医（〇〇科）
> 　　　　　　　　　　　　　　　名前

> **裏御法度** Take home message
> - ☑ 『全治○○』とは書かない．『今後○週の加療を要する見込み』と書く
> - ☑ 具体的なフォローアップについても記載する
> - ☑ 受傷機転は，『患者の訴えるところによると』という枕詞をまずカルテに記載する

コラム　死亡診断書の考え方

　最終の診察後24時間以内に患者が死亡した場合においては，これまで当該患者の診療を行ってきた医師は，死亡後に改めて診察を行うことなく「生前に診療していた傷病に関連する死亡であること」が判定できる場合(※)には，医師法第20条ただし書の規定により，死亡後に改めて診察を行うことなく，死亡診断書を交付できる．

　じゃ，最後の診察から24時間以上空いている場合は…死後診察をすれば，今まで診てきた疾患（末期癌など）で死亡したと判断できる場合は，やはり死亡診断書を発行すればいい．この診察は夜中に連絡があったとしても夜中に行く必要はなく，朝になってから行けばよい．

　この考え方は昔，へき地医療などで患者の家にそう簡単に行けない環境においては，いちいち医者が夜中に山越え谷越えて患者の家まで行かなくていいよ，という配慮からできたただし書きなのだ．

　死亡診断書は自分が主治医であることが必要．したがって救急に運ばれてきた場合には，主治医ではない当直医であれば，死体検案書になる．自分が主治医であっても異常死であれば警察に届け，死体検案書になる．

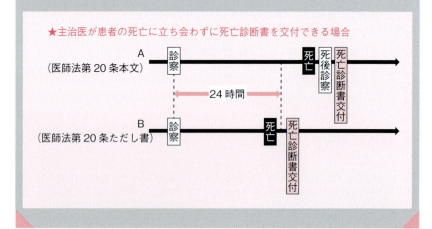

★主治医が患者の死亡に立ち会わずに死亡診断書を交付できる場合

☐ 臨床編　☑ マネージメント編　☐ その他

22 患者はどうして文句を言うのか？
～医療訴訟を避けるために～

> **症例**
> **看護師**「患者さんが『いつまで待たせるんだ』って怒っているんですけど」
> **研修医**「そんなもの，救急はほかの患者で忙しいですし，重症でもなかったら待ち時間が長いのも当然です．怒らせておけばいいじゃないですか！こっちが謝る必要なんてないですよ」
> **看護師**「そんなんじゃ，そのうち痛い目にあいますよ．(ばぁ～か！)」
> と言い捨てて行ってしまった．

● 日頃の態度が訴訟を防ぐ

　残念ながら，医者は人間でありミスを起こす場合もあるし，医学的に予測不可能なことだってある．ドクターXの大門未知子以外は医療ミスを起こし得るっていうもの．
　多くのクレームは，医学の内容ではなく，医学の提供のされ方に不満を持っていることが多い．どんなに疲れていても，救急室がどんなに混雑していても，嫌そうな顔はしてはいけない．ましてや，偉そうに上から目線のもの言いでは，そのうち訴訟にまっしぐらだ．歩いてくる患者でも，必ずしも軽症とは限らないから難しい．軽症にみえる患者ほど慎重にしておくほうがいい．
　すべての患者に対してDr.林のABCD態度をとってみよう．

Dr. 林のABCD態度

Attitude　態度	普通の顔は怖い．笑顔を絶やさない（状況に応じて） 第一印象は見た目が9割．清潔な医者らしい格好で 一会一期は"Love & Respect"と思え．いかにケアしているかを体現せよ．声のトーンや共感的相づちは必須．表情，声でうまく表現せよ． さわやかな笑顔は万国共通	
Buy time	検査や点滴など，予想時間，時間経過を頻回に伝えよ 各専門医やMRIなどすべての検査が24時間できるわけではないことを，申しわけなさそうに説明（当たり前だよって顔して話しちゃだめ）し，後日につなげ	
Communication	患者に多く話させる．患者のわかる言葉で会話する．shared decision makingで患者と共同で結論に至った過程を大事にし，カルテに記録する． 患者が医療者の勧めを拒んだら，『AMA』の項参照（178頁）．	
Discharge instruction	帰宅時の説明を紙に書いて渡す．しつこいくらい説明せよ．いつ戻ってくるのか具体的に指示し，患者が同意したことも含めて診療録に記載する．笑顔でいつでも受け入れると言って「さようなら」 『残念ながら（当然ですが…と言ってはいけない）、「癌」など慢性疾患は救急では探さないので日中の外来を受診して計画立てて検査をしてください』と伝え，カルテに記載する	

● 謝罪を恐れるな．人間的態度を優先せよ．

「こっちだって一生懸命やったんだよ」「そんなの最初から予想するなんて無理な話だ」…などなど，そういう気持ちになるのはわかるよ．後出しじゃんけんで文句を言われるとたしかにつらいよねぇ．医学的にも非常に微妙で，スーパーマンじゃないと診断できないような疾患のこともある．病気は時間経過をみないとわからないものも多いからねぇ．

大事なことは，われわれは素人を相手にしていることを認識すること．医学的な正しさを説明する前に，患者が被った精神的・身体的被害をまず承認すること．せっかくこの病院を選んできてくれたのに，悪い結果になったことになったことに対して謝罪する．「訴訟を予防する」というより，「患者・家族の心を支える」対応を優先しよう．訴訟は事実関係で話が進み，謝罪したといって不利にならない．むしろ謝罪は人間的態度でいい．

明らかに医療者が悪いことだってある．まったく鑑別診断が思い付かなかったなんてこともある．「許してもらうつもり」で一生懸命説明するのは，言い訳をしているようにしかみえない．医師である前に人間としての道を踏み外さないこと，謝るより許すほうがよほど難しく重いことを，私（筆者）は師匠である寺澤秀一先生に教えていただいた．

あなたの最愛の人が，医者のケアレスミスで死んでしまったらどう思う？「許されないつもり」で時間をかけて謝罪するのが，真摯な医療者なんだよ．その日のうちに許してもらおうなんて思うのは虫がよすぎる．謝罪により怒りの衝動は抑えるが，不快感まではそ

う簡単になくなるものではない．「許してもらおう」という浅ましい考えでの謝罪は言い訳ばかりで，下心が見えてしまい，白々しいだけになってしまう．素直で潔い言葉で謝罪する．最愛の人を奪われた家族の気持ちのほうが何倍もつらいのだから．

謝罪の際の手順も大事．謝罪の PAIN を提示する．謝罪だけではなく，誠実な情報開示，再発予防についてもお話しする．

謝罪の「PAIN」

Preparation	必ず診療録を見直して，クレームの原因を確認しておく．クレームの内容を確認しないで，患者・家族と対峙するのは不誠実
Apology	期待に応えられなかったことに対して謝罪する 共感的態度で．謝罪は人間的行為であり，裁判では因果関係が問われるため，謝罪の有無で判決は影響されず，むしろ対立をやわらげる 明らかに自分が悪いとき，最終手段は「土下座」です
Inform	わかっていることすべてを包み隠さず話すことを約束する．多くのクレームはいろいろわかっていないことが多いからで，一つひとつ誠実に丁寧に説明するとよい．言い訳がましくならないこと
Next step	改善点を模索する．再発予防を約束する．補償に関しては病院上層部がしかるべき委員会を立ち上げて調査する

必読文献

- 寺澤秀一：話すことあり，聞くことあり─研修医当直御法度外伝．CBR，2018
（必ず医師としての心を育ててくれます．必読です）

□ 臨床編　☑ マネージメント編　□ その他

23 見方を変えればみんないい人
～「こんなんで救急来やがってぇ…」と思ったら～

> **症例**
>
> 「ただの風邪で救急来たっていうんですよ，こんな夜中に．常識がないにもほどがありますよ」
> 「日中は混むから嫌？」
> 「仕事持ってるから日中なんて来れない？」
> 「家が近所だから来ました？」
> 「チャラチャラした格好で病院に来て，ここをどこだと思ってるんだ？」
> 　…ハァァァァ？　てなもんですよ．
>
> 「え？　この前みた風邪の患者さん？　インフルエンザの時期ですからたしかにつらそうにしてたけど…え？　劇症型心筋炎で次の日 ICU に入院？　家族が『こんな夜中に風邪ぐらいで来て！』と言った医者に会わせろと言っているって？　ヒェェ～」

● 救急は自己申告制…見方を変えればみんないい人

夜中に理不尽をただただ耐えて頑張っている医療者の皆さん，あなたはエライ！
　自分が診たい疾患だけを診ることができれば幸せな満足のいく医者人生を送れることだろう．でも主役は患者．患者の病気を治すのが医者であって，患者を選んでいたのでは時間外は務まらない．「病気を診ずして病人を診よ」高木兼寛の患者目線の金言だ．高木氏は実践医学のみならず，人間形成のための教育にも力を注いだことで有名．
　どうしても医学的正しさが理解できない人がいることも承知しないと臨床はうまくいかない．心がくすぶっていると誤診のもとになる．一番大事なのは，「今日病院に来て，この医者に診てもらってよかった」と言ってもらうことなのだ．
　軽症患者が増えても，実は救急の仕事が長引くことはない．多くは出口問題，入院ベッドがなかなか用意できないというのが，救急混雑の一番の原因．したがって，患者が多く

てイライラ怒る必要はない．だって救急は自分が救急だと思ったら『救急』なのだから，患者が来院するのはしょうがないと割り切るべし．医者の視点と素人の視点が同じと思うとイラっとくるので，そもそも根本からスタートラインが違うことを再認識しよう．テレビでやっていたあの治療って…と話す医者は，まずいないでしょ？

　歩いてくる救急患者の0.2～0.7%は実は重症．軽症患者を嫌っていては，このまれな患者を簡単に見逃してしまう．心にモヤモヤが残る医者には認知行動療法が必要だ．そう，視点を変えればみんないい人に大変身！　視点を変えて，患者をハッピーにするにはどうしたらいいかを考えよう．あなたの想像力が豊かだと，夜中の外来もきっと楽しいはず．軽症だとわかったら，一発あなたの必殺ギャグで笑わせて帰しましょう．

★視点を変えたらみんないい人

夕方時間外に来るサラリーマン	仕事熱心で頑張っている人．われわれだって簡単に仕事を休めないでしょ？　日本を支える原動力なんだからちょっとした宵の口に来る患者は，快く受け入れてあげようよ．日本の未来のために
夜中に近所だからとやってくる患者	あなたの病院を心から信頼している証拠
熱発が心配とやってきた小児の親	軽症小児救急は，「万が一症候群」という精神疾患にかかった親を治すことが大事．無駄な受診と教育しても通じない．説得よりも，共感が大事な治療
薄着でペラペラの服のおねえちゃん	寒さに強く人なつっこい人．軽快トークをエンジョイしましょう
厳しい無口な人	昔，知的職業についていた人．もしくはもと同業者かも．ハイリスクにも笑顔で対応しましょう
酔っぱらい	1%は重症．実は重症なのにそのそぶりも見せずに気を使ってくれる人．検査を多くしましょう．頭蓋内出血は0.16%にある
怒る人	語彙が少ないため，怒りという言葉で表現する前衛的な人．実は美しい魔女が化けているので，けんに扱うと，野獣に変えられてしまう．医療の神様があなたを試しているので，ポイントを稼ぐ試練（チャンス）．チームワークを強化できるいい機会
Frequent users	何度もERを利用する人は2.2倍死亡率が高い．マイルを貯めるようにやってくる「オオカミ少年」がいつ本物になるのか，ドキドキワクワク？

● 真夜中に元気が出るアドバイス 「おはようございます！」

人は様々な理由を抱えて夜中にやってくる．その理由を聞かなくてもすべてを受け入れるあなたはエライ．頑張っている自分のテーマソングをバックグラウンドに鳴り響かせて頑張ろう．

夜中を過ぎた患者にはすべて「おはようございます！」とさわやかに挨拶しよう．きっと今日は早起きし過ぎただけなのかもしれない．夜中1時でも朝早くから仕事をしていると思えば，つらくない…，きっと．

 御法度 Take home message
- ☑ 視点を変えて，患者をハッピーにするにはどうしたらいいかを考えよう
- ☑ 視点を変えれば，みんないい人

 推奨文献

- Klein LR, et al：Unsuspected critical illness among emergency department patients presenting for acute alcohol intoxication. *Ann Emerg Med* **71**：279-288, 2018
- Moe J, et al：Mortality, admission rates and outpatient use among frequent users of emergency departments；a systematic review. *Emerg Med J* **33**：230-236, 2016
- Moukaddam N, et al：Difficult patients in the emergency department；personality disorders and beyond. *Psychiatr Clin North Am* **40**：379-395, 2017

☐ 臨床編　☑ マネージメント編　☐ その他

24 患者家族に話しかけられたら
～万能の返し技～

症例

病院の廊下を歩いていたら，向こうから女性が話しかけてきた．

女性：「そのたびは大変お世話になりありがとうございました」
医師：「は，はぁ，どうも」
（…覚えてない．この人，誰かなぁ．困った．とりあえず話を合わせておくか…）
医師：「それで，お元気ですか？」
と聞くや否や…女性はけげんな顔をした….
女性：「いやだ，先生．この前祖父が救急搬送されて，先生に診てもらって死んだじゃないですか」（ガッカリした様子）
医師：（どっひゃぁぁぁぁ．穴があったら入りたい！）

● **マジックワード**　「その後，いかがですか？」

　患者さんや患者さんの家族にいきなり病院で街角で，コンビニで話しかけられることは多い．救急現場で会っただけで，どこの誰かすぐに覚えられるはずもないよねぇ．まずは，話しかけた相手が，患者さんなのかその家族なのかも探りを入れないとわからないよねぇ．

　ベテラン先生にでもなると，ニコニコして「どうもどうも」で逃げきることはできる．あ，そういえば日本語の「どうも」って何にでも使えるなぁ．

　ここで必殺フレーズ「その後，いかがですか？」を使おう．

　患者さんが生きていれば，話し相手が誰であれ，その後の体調などを聞くことができるし，もし患者さんが死んでしまっていたら，「いやいや，ご家族さんがその後いかがですか？」と主語をすり替えてしまえばいい．

例えば，

- 医師▶「その後，いかがですか？」
- 家族▶「あら，いやですよ．おじいさんはこの前，救急で運ばれて死んだじゃないですか」
- 医師▶「いや，そういう意味じゃなくて，その後ご家族の方はいかが過ごされていますか？　という意味ですよ」
- 家族▶「はぁ，どうもありがとうございます．もう2週間たちますが，まだ思い出すことが多くて…」

ホラ，話が進むでしょ．世の中魔法の言葉は「プリーズ」や「サンキュー」だけじゃなかったんだ．「お元気ですか？」ではなくて，「その後いかがですか？」…，はい，覚えましたか？

裏御法度 Take home message

話しかけてきた相手が不明のとき
- ☑ ×「お元気ですか？」はNGワード
- ☑ ○「その後，いかがですか」は魔法の言葉

☐ 臨床編　☑ マネージメント編　☐ その他

25 困難事例でどうしよう
～答えが出ないときは，文殊の知恵作戦で～

> **症例**
>
> 　高度認知症，86歳男性患者Ａが誤嚥性肺炎の治療を受け改善してきたがほとんど嚥下はできなくなってしまった．前立腺癌もあり転移を認める．入院前は1年間寝たきりで褥瘡もあり．介護をしていたのは長男のお嫁さんで，身も心もボロボロでうつ傾向，家には連れて帰りたくないという．
>
> 　遠くに住む娘（60歳）は胃ろうも含め，全力での治療を希望．息子によると患者Ａが元気だった頃は，絶対に寝たきりは嫌だと言っていたが，記録には残っておらず，姉の意見に押され気味．
>
> 　患者Ａは絶対家に帰ると弱々しく言っている．リハビリ目的の転院先の病院はなかなか見つからない．さて今後の見通しは…？

● 医学的な問題解決だけではダメ

　老老介護，高齢者一人暮らしで身寄りなしなど，地域で今まで元気に生活してきた高齢者が病気になり救急搬送された場合，治療後頼れる家族も親戚もないという例が増えてきている．福祉の仕事というのはたやすいが，とてもフラフラなのに本人が施設に入るのを拒んだら，どうしたらいいだろう？

　EBMは発達したけれど，複数の基礎疾患を持つ高齢者に最適のEBMなんてない．ましてや長生きが幸せと直結しているわけでもないから，なかなか難しい．人が幸せと感じるのは，「健康」「家族」「家計」がTop3という（幸福度を判断する際の重視する項目；内閣府経済社会総合研究所幸福度研究ユニット「平成21年度国民生活選好度調査」より）．

　自傷他害の恐れがなく，見当識障害がない場合は患者の意向を最優先しないといけない．ただ実際には後でもめるのは家族であり，家族と本人でよく話し合ってもらいつつ，患者自身の決定権が法的に守られているため，患者自身の意にそぐわないこと（無理やり入院や延命治療）は，医療者はできないことを説明しておく必要がある．そのためにも，

事前に患者の意向を時間をかけて話し合っておく．

　患者が認知症や意識障害で決定権がない場合は，そう簡単にはいかない．患者のcapacity（自己決定能力）があるかどうかは，きちんとカルテに残しておきたい．

　一つの解決法として多職種カンファランスがある．いわゆる文殊の知恵作戦だ．家族も交え，多くのプロフェッショナルが知恵を出し合う．そして臨床倫理の4分割表を埋めてみてはどうだろうか？　患者の利益を最優先し，多くの意見を出し合い，モヤモヤとしたものを抱えながら困難事例を多方面から解決していくのが本物の臨床なのだ．

★臨床倫理の4分割表

医学的適応
(beneficence, non-malficence：恩恵・無害)
- ☑ 医学的問題点
- ☑ 治療目標の確認
- ☑ 医学の効用とリスク
- ☑ 患者は恩恵を受けられるか

患者の意向
（autonomy：自己決定の原則）
- ☑ 患者の判断能力・希望
- ☑ shared decision making
- ☑ 治療の拒否
- ☑ 事前の意思表示
- ☑ 判断能力がない場合の代理決定者
- ☑ 治療に非協力の場合の理由は？

quality of life
(well-being：幸福追求)
- ☑ QOL(身体，心理，社会，スピリチュアル) 患者への影響
- ☑ 患者にとって最善は何か　偏見の排除
- ☑ QOLに及ぼす因子
- ☑ 無益性(治療中止の理由)

周囲の状況
（justice-utility：公平と効用）
- ☑ 家族や医療関係者などの問題
- ☑ 守秘義務
- ☑ 経済的問題、公共の利益
- ☑ 施設の方針、診療形態、臨床研究
- ☑ 法律、慣習、宗教上の問題
- ☑ その他（診療情報開示、医療事故）

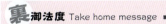 **裏御法度** Take home message
☑ 困難事例にあったら4分割表を活用してみよう

 参考文献

- Schumann JH, et al：Clinical ethical decision making；the four topics approach. *Semin Med Pract* **11**：36-42, 2008
- Elwyn G, et al：Shared decision making；a model for clinical practice. *J Gen Intern Med* **27**：1361-1367, 2012
- Sessums LL, et al：Does this patient have medical decision-making capacity? *JAMA* **306**：420-427, 2011

 参考WEB

http://square.umin.ac.jp/masashi/4box.html
https://depts.washington.edu/bioethx/tools/4boxes.html

□ 臨床編　☑ マネージメント編　□ その他

26 医学的に正しいか…だけでは「？」
~医療はサービス業，ER は心の修行~

症例

- **研修医A**「長い時間待ったと言われても，それは混雑しているから仕方がないよ．そんなの俺の責任じゃねぇし…」
- **研修医B**「でもT先生の外来って死ぬほど待たされても，患者さんは何時間でも待つって言ってるよ」
- **研修医A**「ディズニーランドじゃねぇし…」
- **研修医B**「それにしてもこの前，A先生にクレームきてなかったっけ」
- **研修医A**「あれは俺が悪いんじゃないし…ただの風邪で夜中に受診するのはやめてくださいって言っただけだよ．そんなコンビニじゃないんだから」
- **研修医B**「その患者さんの親戚が院長だって話だよ…」
- **研修医A**「ゲゲェ…」

● 医学的に正しくても，患者の心に届かなければ意味がない

　患者やその家族が病院関係者とわかったら，社会的地位のある人とわかったら，問題行動のあるハイリスクな患者と知っていたら…，いい態度をとるというのではサービス業は失格だ．患者は素人であり，医学的な解釈は正しくない．**正しい医療を提供するのはわれわれの仕事だが，患者自身は心配事を思いのたけ話さないと満足しないものと心得よ．医学的に間違っていてもいい**．その際にぶっきらぼうに聞いたり，話の最初で遮ったり，後ろに半歩引いたりしては，医者として，いや人間としてまったく信用されなくなってしまう．女性医師は3分間話を聞いてから遮ったのに対して，男性医師は47秒で遮ったというから，女性医師を見習わないといけないねぇ．

　"Sympathy"（共感）とは相手の立場を理解することだが，**本当に大切なのは"Empathy"（共感力）**．"Empathy"は相手の立場に立って，相手の目線で行動できること．相

手の社会的地位や事情など知らなくても，すべての人に愛情を持って決めつけないで，その人の利益のために行動できるようにしないといけない．われわれの価値観とは異なる生き方しかできない人もいる．違いを認めることも大事だ．映画「月と雷」の中の直子（草刈民代さんの演技がすごい）がすさまじいすさんだ人生を送るが，「みんな違ってみんないい（金子みすゞ）」とはまさしくサービス業としては持っておきたい資質なのだ．

せっかくのいい腕を発揮するためには，そのみせ方はすごく大事．人は見た目が9割なのだ．メラビアンの法則では視覚情報55%，聴覚情報38%，言語情報はたったの7%．つまり医学的に正しい内容を言ったとしても，その伝え方が悪ければまったく意味がない．どんなにいいことを言っても，ぶっきらぼうな態度は最低なのだ．

医療訴訟は内容よりも伝え方の悪さが起因していることが多い．素人が医学の細かい内容を知っているはずもなく，悪い結果になったときにそれまでの蛮行・悪態・冷遇に腹を立てて訴えるのだ．訴訟では事実関係だけが取り沙汰されるが，実際には医者の態度が大きく関与している．われわれは100%正しい診断ができるはずもなく，常に患者側に立っているという姿勢が大切なのだ．

笑顔一つとっても，口角を上げるよりも目をクチャクチャにへの字にくずしたほうがいい．目じりのしわを思いっきり作ろう．マスクをしていてはどうせ口元は見えないもの．本当に笑っているかどうかは目力が大事なのだ．

患者が努力しているところは褒めよう．医者に認められるのは誰でも嬉しい．医者にはっきり文句を言う人も褒めよう．自分の生き方にポリシーを持っている証拠だ．患者の価値観のうえで一番いい医療を提供したいと言えばいい．

医療の内容（what：内容ももちろん大事だが）よりも，医療の提供の仕方（How：患者を自分の家族と思って"empathy"を持って，限りなく親切に）を重視するのが本物のサービス業だ．

●詰め所や休憩室でも要注意

直接患者診察をしていない，詰め所や休憩室でも要注意．心肺蘇生をしている蘇生室から程遠くない休憩室で「大笑い」がもれたら，家族はどう思うだろう．空腹でやってきた患者が点滴を受けている部屋においしそうなコーヒーの匂いがしたらどう思うだろうか，「大丈夫ですか」とやさしく話しかけてきた医者がタバコ臭かったら喘息患者はどう思うだろう．

医療の内容とは関係のないところでも落とし穴が多い．ディズニーランドと同じように，患者に好かれた先生の外来は待ち時間が問題になることがない．救急外来ではローラースケートショーで時間つぶしでもしたらいいのかしらン？

●未来を読め

診断・治療さえすればいいわけではない．診断がすぐにつかないことも多い．時間を味方につけないといけない．現時点での診断の，おおよその病気の経過予想を説明すべし．もしそれに合わない場合は必ず戻ってくることを説明する．いつ戻ってくるかは具体的に説明する．時間を味方につけるべし．そのうえで，『相談の結果，この方針でいくことを患者が同意された』と記載して，カルテを締めくくること．後で，「聞いてないよ」というトラブルを避けるようにすべし．

交通事故や虐待などトラブルになりがちな場合には，「痛みが続けばまた近医受診してください」ではいけない．具体的に「1週間以内に近医（具体的な固有名を書く）を受診することを説明し，同意された」と書くべし．

将来癌が見つかって，「『救急でみんな診た』って言ってたのに，これは医療ミスだ」とクレームを言ってくることがある．「ERでは癌を探してはいない．探せない」ことを明確に伝えるべし．全身CTを撮れば，何でも癌がわかるはずと素人は思っているものだ．

Dr. 林の診療極意 ABC

A	Allow any opinion & anger	患者は意見は自由．ストレスでわき起こる怒りは自然な反応．客観的視点を持って，真意を探ろう．イチイチ医学的に正しくないとけんかしていたら，いい医療者にはなれない
B	Beware of big laughter	大声で笑うのは状況に応じて注意すべし．場面次第では不適切．ばかにされたと思う人もいる
C	Coffee smell：Not!	コーヒーの匂いを診察室にただよわせるな
D	Dr criticism：Not!	前医を決して批判してはいけない
E	Elevator talk：Not!	エレベーターやカフェで患者の噂をしてはいけない．近くに親族や友人が立っていることがある．守秘義務違反だよ
F	Flattering a lot	患者，家族，付き添いの努力を褒めろ．感情を込めた共感力．患者はみな自分の家族と思え
G	Give hands	患者のベッドの寝起きを手伝え．積極的に手を貸すのは大事
H	How＞What	何を伝えるかより，どのように伝えるかを重視せよ
I	Informed consent Shared decision	患者が納得するまで説明せよ．「今後の方針に患者が同意した」という文章でカルテを締めくくれ．時間を味方につけることを忘れない

● ER は心の修行

ERは知識や技術を磨くところだと思ったら大間違い．ERは心の修行をするところ．ここで心を磨けば，きっと永平寺の修行にも耐えられるようになるかも．

病院の玄関をまたいだら「いい人」のふりをしよう．形から入ることはすごく大事．そのうち本物のいい人になるだろう．

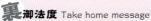Take home message
- ☑ "empathy" 共感力が大事
- ☑ 医療の内容よりもその提供の仕方に気を配るべし
- ☑ ERは心の修行場所

推奨文献
- Brian Goldman：The power of kindness；Why empathy is essential in everyday life. HarperCollins Publishers, London, 2018

□ 臨床編　☑ マネージメント編　□ その他

27 マスコミ対応
～ペンは剣よりも強しって言うけれど…～

症例

危険物（毒物）搬送車がバスと衝突し，横転事故を起こした．横転した車から液体がこぼれ，周辺住民には避難勧告が出てしまった．多数傷病者が発生し救急室は騒然とした．

上級医「患者を一度に15人も連れてくるなよぉ．こんなの無理に決まってるだろ？　それにこれって毒物だろ，皮膚から吸収でもしたら大変なことになるぞ．みんな，予防着を着るぞ！　そして換気に注意して！　患者を受け入れるスペースを確保するぞ！　あ，それから研修医を片っ端から電話して応援に来るように言ってくださぁい！」

現場の液体というのは，ガソリンがもれただけで結局毒物の流出がないことがわかった．すると，急に背後でパシャッと閃光が光った．驚いて振り向くと，後ろにはほかの患者を装ったカメラを持ったマスメディアの人間が入り込んでいた．

医者A「ちょっと待ってください．今，治療中ですから出て行ってください」
記者「容態はどうですか？　教えてください」
医者A「今，治療中ですから，とにかく出てってください」
記者「病名だけでも教えてくれてもいいでしょ」
医者A「病名は簡単には他人には言えないの！」
記者「これはもう社会問題なんですよ．そんなこと言ってられないでしょ！」
記者「もしこれが例の毒物だったら，誰か死ぬことはありますか？」
医者A「そりゃ，毒物なら死んでしまうような事故が起こることは否定はできないでしょうね．とにかく治療の邪魔だから，出てってください．しまいにゃ怒りますよ」
記者「もう，怒ってるじゃないですか！　それに…」

-
- 記者は救急室の外に押し出され，ドアが閉められた．
- 次の日，記事には「現場の医者の話によると，もし，あの毒物がもれていたら，人命に関わる重大な大惨事につながっていた!?」と大々的に掲載されていた．

●マスコミは敵対ではなくうまく協力（利用）せよ―正しい情報の提供を

　常識的に考えて，患者の治療とマスコミ対応のどちらを優先すべきかは一目瞭然だよね．しかしいざ事件が起こると，医療者の仕事は救命であり，記者の仕事は情報を伝えることであり，必死になる目的の優先順位が異なるところに問題が生じる．医療者は治療に専念し，マスコミは早く的確な情報を得ることができればみなハッピーである．

　たしかに社会的な現象の場合，完全に口をつぐんでしまうのは不可能であり，患者や家族の意向を踏まえて守秘義務を遵守しながら，大筋の内容を的確に迅速に公表する必要が出てくる場合がある．これっていち早く，病院の上層部に対応してもらうに限るんだけどね．

①現場の実働部隊（いわゆる下っ端の医療者）の役割

　実働部隊は患者治療に専念すべきであり，マスコミ対応に時間を取られていては本末転倒である．そのためには，なるべく早い時期に，病院の責任者がいつにどこで内容を公表するかを明示するとよい．

　記者会見場はできれば治療現場から離れた場所に設定する（現場の混乱を避ける）．そうすれば，マスコミも治療現場に土足で入り込むことはせず，記者会見場の一番いい場所を取ろうと大急ぎで移動してくれる．いつまで待てば情報が入るかがわかっていると人間は待てるものであるが，会見の設定もないまま待たされると，いら立ちがつのり，ついには処置の邪魔をされかねないことになってしまう．医療現場にはテープで区切ってガードマンを配置し，人の出入りのコントロールをするとよい．

　それでも現場の声を取りたいとマスコミが食い下がった場合はどうしたらいいだろうか．マスコミは現場の生々しい声を伝えたいのであって，医学的に正確な情報が早期にわからないことも実は承知しているもの．いかに現場で働く医療者が一生懸命治療に専念しているかを伝えられればよいのである．「無視」「シカト」「ノーコメント」はよくない．心象を悪くし，後で何か悪い影響や情報が浮上したときに，そのときの態度が叩かれる原因になる．現場で働く医療者は安易に口を滑らせてもいけない．

くれぐれも「もし」という質問には安易に答えてはいけない．現実には起こっていない事象であれ，「もし」という質問に答えてしまうと，記事には○○医師の発言として，「最悪の事態が起こったかもしれない!?」という内容の記事になってしまうのだ．「？」マークさえつければ，現実には起こらなかったことさえ，記事になってしまうのがマスメディアの恐さだ．

詳細な責任ある内容は，下っ端ではなく，給料をたくさんもらっている管理者，いわゆる"エラい人"にしてもらうのが重要．そのために管理手当てが出ているんだから，現場の下っ端がそんな責任を負う必要はない．

「もし」という質問には答えず，とにかく 現場は患者の治療に専念して一生懸命頑張ります と答えるに限る．そうすれば，現場をレポートした記事としては，現場は治療に専念しているという内容の記事にしてくれる．

②病院の責任者の対応 Tips

リスクマネージメントが遅いのは病院として致命的といえる．アメフト選手の悪質タックル後の○○大学の対応はダメチンだったよね．患者自身のプライバシー保護と，救急現場での医療スタッフが安心して医療に専念できる環境を提供することも，病院管理者の重要な仕事である．なるべく早く，患者来院後2時間以内に会見場所，時間を設定し発表し，掲示しておくとよい．

会見場所を設定した後は早急に，現場と連絡を取りながら，会見内容を吟味する．マスコミはなるべく正確な情報を迅速に伝えたいという思いがあり，冗長なコメントや繰り返しの内容発表は適切ではない．院長，副院長，診療部長，事務長，専門科科長，患者家族などを招集し，内容を検討し，一つのまとまった話にする．あくまでも患者や家族の意向を優先し，守秘義務は守られないといけない．

発表内容が決まったら，その内容を院長，事務長，主治医など主要人物で3分割し，的確で簡潔なものにするとよい．そうすることで，記者会見の映像を3つつなげると一つの話にでき上がるので，記者の編集も容易になる．正確で迅速な報道発表は，マスコミが喜ぶだけでなく，マスコミによる根拠のない推測を防ぐことができる点は強調してもしきれない．マスコミは決して敵ではないことを念頭に置く必要がある．いい関係を保つことで，いい報道がなされる．いい記事を書いた場合は記者に礼を言う余裕がほしい．

残念ながら，映像の力は大きく，どんなに心のある医者であっても，だらしのない格好ではいけない．反対にきちんとした服装であるだけで，第一印象は良くなる．記者会見前には，必ず記者会見のシミュレーションを行っておく．第三者の視聴者からみて見苦しくないような，座り方，ネクタイ，白衣，髪型などの服装，落ち着いた自信のある態度などのチェックも欠かさないようにしたい．人は外見ではないなんていうことは言ってられない．一般のメディアにのる以上，外見は無視できない．プロフェッショナルで余裕のある

態度・外見は必須である．

マスコミ対応 Tips

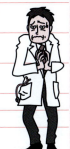

- ◆ 記者会見の場所，時間は，患者来院後 2 時間以内に発表する
- ◆ 記者会見場所は，医療現場から離れたところに設定する
- ◆ 正確で迅速な報道発表を行えば，一般的にマスコミによる根拠のない推測を防ぐことができる
- ◆ マスコミ対応は原則的に"エライ人"が対応すること．発表内容を 3 人（主要人物）で分割して，無駄のない簡潔な発表にする
- ◆ 報道発表は必ず患者および家族の了解を得てから内容を吟味したうえで行う
- ◆ 報道発表のシミュレーションを必ず行う
- ◆ 「もし」という質問には原則的に答えない
- ◆ 原則的に現場で治療にあたる人間は報道発表はしない．意見を求められたら，一生懸命治療に専念している旨を伝える

裏御法度 Take home message

- ☑ マスコミ会見場所を早めに設定し公表し，現場の混乱を避けるべし
- ☑ 正確な情報をすばやく提供．「もし」という憶測の質問には答えない
- ☑ 話を 3 分割して責任者 3 人が話す

☐ 臨床編　☑ マネージメント編　☐ その他

28 自分のストレスに敏感になれ
～つらくて人にあたってはダメ～

> **症 例**
> A先生，最近入院が立て込んで，かなり頑張ってますアピールをしている様子．
> 「入院が増えてなかなか帰れないよ」…（家庭も大事にしてください）
> 「最近○時間しか寝てないよ」…（中坊か？）
> 「看護師の指示受けがもれて，ちょっとキレそうになったよ」…（いや，ホントはキレてたけど）
> 「初期研修医が一緒にいたって教えることばかりで，仕事量は減らないからいらないよぉ」
> …（と言いつつ一人で仕事していると，ぼやきや恨みつらみが増えて周りが気を使って困るんですけど）
> 「誰か，こいつら使えるように教えておいてくれないかなぁ」…（自分で教える気はないわけね）
> ストレスを抱えてヘルプサインを「毒」という形で吐いていたA先生，ある日エネルギーが切れたのか，急に来なくなりました．これがburnoutなのね．

● Burnout（燃え尽き症候群）にならないために

ERの仕事は想像以上にexcitingでやりがいがあり，アメリカのER医は約8割の人が高い満足度を示しているが，それでも1/3の人が，自分がburnoutにならないか心配している．女性救急医のburnout徴候（精神的疲労，達成感の喪失）は80％以上に認められるというから，職場環境を整えなくちゃいけない．

体力も気力も尽き，「ポキッ」と折れてしまうとうつになってしまい大変だ．燃え尽き症候群の危険な徴候（表）には自らが敏感になっておかないと，いい人生は送れないよ．疲労しきった医者は明瞭な思考回路を失い，患者の診療が雑になり（患者を早く帰したがり，検査ばかり出して，患者の痛みに鈍感になり，説明もそこそこに，申し送りも忘れ，ほかのスタッフの誰にも相談しない…いやぁまいった），むしろ悪影響を及ぼしてしまい，更に

職場でも敵を作るから，実は頑張りすぎは全然よくないのだ．だんだん黒い人間になっていき自分が嫌いになり，うつ病の奈落の底へ….

Burnout 燃え尽き症候群─危険な徴候

①情緒的消耗	倦怠，身体表現性障害（肩こり，朝起きられない），感情の平坦化・無気力，常にイライラ
②人格崩壊	皮肉屋，患者に冷たい，患者をものとして扱う，易怒性など
③達成感の消失	無能に感じる，仕事が面白くない

医師は患者の命を預かる仕事だから，ひと一倍自分のストレスには敏感になり，早期に対応できる技術を身に付けておく必要がある．「**Be Natural 自然体で**」

Be Natural

B	**B**reathe deeply	深呼吸
	Be sensitive	自分のストレスに敏感になる
E	**E**xcercise：20分 ≧3回／週	定期的な適度な運動．「毒（嫌味，恨み，悪口，ぼやき）」を吐きそうになったら，運動をする
N	**N**utrition	食事は規則的に．アルコールはストレスが強くなる
A	**A**ttitude　態度	ポジティブに考える→○コップに水がまだ半分ある　×コップの水がもう半分なくなってしまった 物事には多面的な見方をして自分の都合のよい解釈が一番．認知行動療法を学ぶ 出勤前に「あぁ，楽しい」という癖をつける 「厄介な患者ほど幸せにするぞ」と宣言する 忙しすぎるときは記録を狙う（救急車受け入れ台数，外来患者数など）
T	**T**ime management	ワークライフバランスよく，時間を有効に仕事量を調整する．病欠や育児休暇を堂々とみんなでとる． 質のいい睡眠を目指す（ポリフェノールをとる）
U	**U**niqueness	自分の個性に合わせたリラックスプランを立てる　付き合いで疲れるのはほどほどに．気持ちの切り替えスイッチを作る． 自分のテーマソングを持つ（パーラパーラー♪　code blue?）
R	**R**elaxation	自分の趣味の時間を作る．仕事以外の趣味や友人を持つ． 海外のリゾート地のセミナーや ER Up Date セミナーなどの参加でリフレッシュ
A	**A**ssociation	支えてくれる友人や家族がいればストレスは半減 ハラスメントに断固とした方針を持つ仕事環境を整える
L	**L**aughter	ユーモアはやっぱり大事 軽症患者を恨んではいけない．むしろ死なないとわかったら笑わせて帰ってもらおう

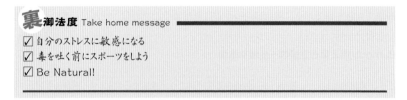

裏御法度 Take home message
- ☑ 自分のストレスに敏感になる
- ☑ 毒を吐く前にスポーツをしよう
- ☑ Be Natural!

推奨文献

- Drummond D：Four tools for reducing burnout by finding work-life balance. *Fam Pract Manag* **23**：28-33, 2016
- Schrager SB：Beyond work-life "balance". *Fam Pract Manag* **23**：7, 2016
- Lu DW, et al：Impact of burnout on self-reported patient care among emergency physicians. *West J Emerg Med* **16**：996-1001, 2015
- Soltanifar A, et al：Burnout among female emergency medicine physicians；a nationwide study. *Emerg Med Australas* **30**：517-522, 2018

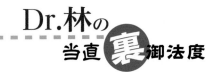

☐ 臨床編　☐ マネージメント編　☑ その他

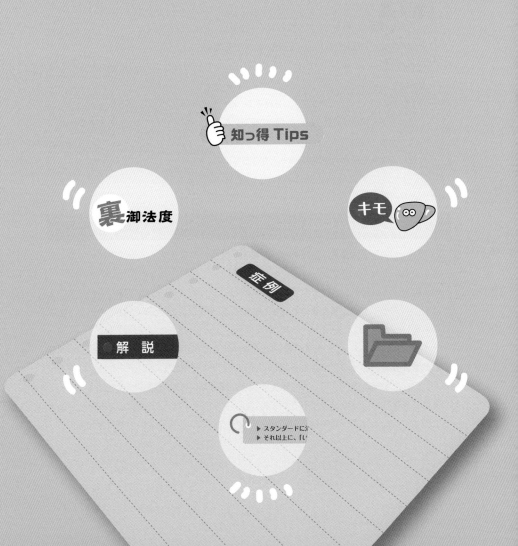

□ 臨床編　　□ マネージメント編　　☑ その他

1 プレゼンテーションの極意
~惹きつけるプレゼンにするには…~

> **症例**
> - 白字に黒文字…動きがなく…音もなく…お経のようなプレゼン…
> - 世の中のどの睡眠導入剤よりも強力に効くプレゼン…
> - 誰にも読めない小さい字で「ビジーなスライドですみません」という言い訳はもうたくさん！
> - 「えーっと」という言葉が耳につき過ぎて、聞いててイラッとしてしまう…
> - スライドに向かって話し続ける演者の後ろ頭を見て、「昭和枯れすすき」の音楽を夢想してしまう
> - モヤモヤモヤモヤ…もう少しなんとかならないの！

● プレゼン上手は伝え上手

　Doctorとはラテン語で"teacher"の意味．患者のみならず，同僚やコメディカルにも教え上手になっておきたい．

　Bullet point（箇条書き）でダラダラ書くだけのプレゼンテーションほどつまらないものはない．スライドの出来が良ければ，プレゼンテーションの半分以上はでき上がったようなもの．

　チップ・ハース，ダン・ハースの書いた「アイデアのちから（made to stick）」は医療でも非常に参考になるので，ぜひ一読してほしい．そもそもプレゼンテーションは何を伝えたいのかを明確にすべきで，かつ伝える相手が聞きたいことを話すべきだ．

　そこで一度作り上げたスライドを以下の「SUCCESS」に沿って改編してみると見違えるスライドになるはず（原著は"SUCCES"で一つ"S"が足りないので付け加えた）．

S	**S**imple & Short　シンプルに短く
	●なるべくシンプルで短く．読み上げ原稿を記載しないで単語だけにして，演者が残りをつけ足していく．大きな文字だけで一つのスライドを作る「高橋メソッド」という方法もある．シン・ゴジラやエヴァンゲリオンで大きい文字だけのシーンがあるが，まさしくそれだ
	●文字は最低でも 28 ポイント以上で 7 行までにする．一番伝えたいメッセージは大きな字で．読まない文字は入れるな
	●文字を並べず，図形で表現できないか考えてみよう．すっきりさせるのが大事
	●ポイントは 3 つまでに絞ったほうが伝わりやすい．できれば 1 スライド 1 メッセージを心がける
	●きれいな写真を使い余白をうまく使うのがコツ．すてきな有料サイトがいろいろあるので写真は購入をケチってはいけない．画質の悪い写真をネットから拝借したのではいただけない
	●色使いもなるべく 3 色までにする．色にメッセージ性を持たせ一貫性を保つこと（良いものに青，悪いものに赤，データに緑など使ったら，その意味合いをスライドの最後まで貫くこと）
U	**U**nexpectedness　期待をはずせ
	●聴講者の期待をはずす遊び心を鍛えるべし．アニメーションや動画は効果的に使おう．あまりに無関係な話を入れるのはダメ
	●一方的な話は面白くない．聴講者を巻き込んで質問や意見を言わせる
C	**C**oncreteness　具体性
	●本物の話こそ心を打つ．机上の話だけでは記憶に残らない．どこかのマニュアルをまとめたような話ではダメ．少々の脱線は OK
	●疾患の話だけは興ざめ．目の前に患者が来たように，必ず症例を入れて聴講者に追体験してもらおう
	●百聞は一見にしかず．言葉の説明よりも動画や写真で説明しよう．患者の話をするときは形態模写や声色を使ってありありと臨床現場を模写しよう
C	**C**redibility　信憑性
	●青年の主張のような話ばかりではなく，科学的根拠をきちんと提示すべし．文献の記載方法は統一すべし．ただし英語の文献は聴講者の期待に沿っているときだけにしないと，嫌味になるので注意
E	**E**motion　感情
	●聴講者の感情に訴える．データの羅列は見ていてつらい．感情に訴えるスライドにできないか今一度熟考すべし．説得させるのではなく，納得してもらうように感動を伝えよう．人間は感情的な動物なのだ
S	**S**tory　物語性
	●理路整然としたものにするか，感情に訴えるかは話の内容で変わる．理路整然としたものにする場合は「PREP 法」を使おう．Point（ポイント）→Reason（理由）→Example（例）→Point（ポイント）と展開する
	●感情に訴える場合はハリウッド式に話の流れを作る．つかみ→話を徐々に盛り上げ→ハッピーエンドに持っていく．テンポも大事で，ダラダラしていたら映画だって誰もみてくれない．「つかみ」「ネタ」「演出」など映画監督になったつもりで構成を考えよう
	●人の集中力はせいぜい 10〜15 分なので，その時間に一つのエピソードが終わるように展開していくと集中力が切れない．間には一休みのスライド（ジョークなど）を入れる

S	**S**ervice　サービス精神
	●どれくらい自分がかしこいかをみせるのではなく，聴講者のニーズに合わせた話にすること．自分の知っている内容全部ではなく，その約6割程度に留めておくのがいい．「教えすぎ症候群」は，聴講者の能力以上に詰め込みすぎてポイントがぼやけてしまう．下ネタは厳禁 ●聴講者が話を聞いた後，行動変容しなければ意味がない．自己満足の話ほど聞かされて苦痛なものはない．説教，昔話，自慢話になっていないか要注意 ●ジョークで自虐ネタはOKだが，ほかの人を批判しないようにしよう ●一番大事なのは「伝えたい」という熱意

●プレゼンテーションをするときの心得

□　時間管理

　聴講者の時間は演者の時間と同じように貴重なもの．いかに自分の話が重要だと思っても，決められた時間を超過するのは，聴講者の時間を軽視していることになる．必ず時間管理をしっかりすること．

□　見た目が大事

　メラビアンの法則によると，人は見た目が55％，音声情報が38％，内容はたったの7％しか伝わらない．どんなにいい内容であっても，その中身は相手がその気がなければたった7％しか伝わらない．人は見た目が非常に重要だということ．

　友人や家族に立ち姿をチェックしてもらうといい．不潔なのはダメ．最も保守的な人が気持ちいいという服装を目指せ．ファッション（自分のため）と身だしなみ（相手のため）をはき違えてはいけない．腕組みをしない．ポケットに手を入れるのは最悪．演題の後ろに立ち尽くすのはなるべく避けたい．前に出て聴講者との距離感を縮めよう．

　ジェスチャーは腰から上で行う．なるべくスライドに向かって左側に立つ．スライドの文字が横書きなら目線は左から右へ流れる．演者が左にいるほうが，スライドが変わっても聴講者の目線の移動は少なくなるからだ．スライドに書いてないことを話しているときは，会場を広く使って歩くのもいい．

　笑顔は気持ちだけではなく，筋肉で作るもの．顔面筋がこわばっていては，声は笑っていても目が笑っていない…って怖くない？　目をくちゃくちゃにして笑えるよう顔面筋を普段から鍛えておくべし．

　まずは最もうなずいてくれる人を見て話しかけよう．自分の気持ちものってきたら，部屋全体をZ字状に目線を移しながら話をする．ここで大事なのは一文話す間は必ず一人の眼をじっと見つめて目線をはずさないこと．恥ずかしかったら，相手の鼻の頭を見て話すようにすればいい．一文を話しながら，全体をまんべんなく見回して話してしまうと，聴講者は自分に話しかけられているとは感じない．「目力」は一人ひとりに届けよう．

□ 話し方

　同じことを言っても，声のトーンや言葉遣いなどで伝わり方は全然違う．モジモジ，自信がなさそうというのではダメチンだ．活舌はよくしておくべし．

　話す癖は誰にでもある．第三者にチェックしてもらい「えー」「あのー」「あー」などの耳障りな無駄な音は極力言わないように訓練すべし．

　大事な話をするときは，「間」を大事にする．一呼吸無音を作ることで集中して聞いてくれる．話の名人，落語家は実にうまく「間」を使うのでお手本にしてみよう．

　なるべくスライドを見ないで聴講者のほうを向いて話すようにする．スライドの画面ばかり見て話をするのは，コンピューターばかり見て患者の顔をみない診察と同じで，聴講者の不満は積もるばかり．黒板にずっと向かってひたすら書きなぐるあの解剖学の授業がいかにつまらなかったか…わかるでしょ？ リハーサルを回数こなしてから望むべし．次のスライドが何が出るのか，頭にしっかり入れておくべし．

□ そのほかのコツ

　スライド背景は薄い色にする．ハンドアウトを求められたとき，薄い色の背景だと，メモを書き入れやすくなる．濃い色の背景で赤い色の文字は会場では非常にみえにくい．

　途中で質問を受けて会場が明るくなったとき，スライドが出ていると邪魔になる．その際はパワーポイントを表示したまま，「B」のボタンを押すと，画面が真っ暗になって（black の B）邪魔しない．再度「B」を押せばもとのスライドに戻る．「W」を押すと，真っ白（white の W）になる．ジャンプしたいスライド番号を覚えていたら，その番号を押してリターンキーを押すと，スライドがそこまでジャンプできる．

　事前に会場を下見して，会場の大きさに合わせて，スライドの仕込みも考える．会場のアメニティは大事で，もし可能なら甘いものを用意してもらう（血糖値が上がるだけでいい思い出になる…はず）．

裏 御法度 Take home message

- ☑ "SUCCESS" でスライドを作り直せ
- ☑ 見た目が非常に大事と認識せよ
- ☑ 聴講者にメリットがある話，行動変容を起こさせるのが目的
- ☑ 時間は必ず守れ

推奨文献

- チップ・ハース，他（著），飯岡美紀（翻訳）：アイデアのちから．日経 BP 社，2008
- 竹内一郎：人は見た目が 9 割「超」実践篇．新潮社，2014
- Reynolds G（著），熊谷小百合（翻訳）：プレゼンテーション ZEN 第 2 版．丸善出版，2014

□ 臨床編　□ マネージメント編　☑ その他

2 救急隊の悲哀
~プレホスピタルも大変だって理解しよう~

症例

救急隊から電話が入った.

救急隊「受け入れの要請です. 82歳男性, 両下肢麻痺の患者さんです」
医師「え? 事故か何かですか? 脊損なんですか?」
救急隊「事故ではありません. 家人がトイレで倒れていた患者さんを発見したということです」
医師「バイタルサインは?」
救急隊「血圧150/70, 脈拍90, SpO₂はルームエアで94%, 酸素3L投与で100%です」
医師「うーん, 体温測ってないよね. きっと熱あるよ」
救急隊「今から体温測定します. …あ, 38.5℃でした」
医師「ホラね」

● 救急隊は病院前の仲間と心得よ

　救急隊は医師と違って6年間も医学の勉強をしていない. そこで報告内容が稚拙だと言って, 病院に到着するなり「怒鳴る」阿保な医者がいるのは嘆かわしい. そんな行為は, まるで「しつけ」と称して,「小児虐待」をする虐待親と同じ. 患者のため, 救急隊を教育したいと思うのなら, 行動変容を促すように指導しないといけない. 大声で怒鳴ったり, 嫌味を言ったりするのは, よけい萎縮して報告事項を減らしてしまうことになったり, ほかの病院を選定したりするようになるだけなのだ.
　救急車を受け入れる医師は, 救急隊をわれわれの仲間として優しく建設的に指導しなければならない.「次は●●としたらいいよ」…愛を持って指導しよう. どんなに医学的に間違っても, 論理的に指導して次回に行動変容すべきである. 救急隊の気持ちがポジティブ

にならなければ，次には生かせない．

　バイタルサインが不備であったり（呼吸数や体温が抜けやすい），主訴の取り方が間違っていたり（意識障害という触れ込みだったのに，到着時は CPR をしていた…それ，心肺停止って言ってほしいよねぇ），観察ポイントのずれであったり，いろいろ指導していくことが多いが，毎回の搬送時にすぐにフィードバックしたほうが，大仰なメディカルコントロール会議などで話すよりも，よほど実践的な知識になる．

　消防署の中では火消しの仕事を「赤」，救急の仕事を「白」と分けている．本来，火消しを主力とした組織なので，多くの消防署では「赤」出身の所長が多い．つまり出世したかったら，少数派の「白」ではなく「赤」に属したほうが得なのだ．「赤」出身の所長の理解はイマイチのことが多い．あぁ，悲しい….

　例えば交通事故で相手方同士を同じ救急車に乗せて同じ病院に搬送すると，けんかが始まることがあったり，複数重症患者の場合は病院の能力を超えてしまったりすることがあるのでご法度だ．原則 2 台の救急車で別々の病院に搬送すべき．しかし，理解のない所長の場合，「どうして一つの事故で二台も救急車を出さないといけないんだ」と怒るという．

　実際の現場出動回数なんて「白」のほうが圧倒的に多いのに，十分な予算もつかず，医師からも説教され，上司の理解は得にくく，休みを使って JPTEC や MCLS，PSLS などのいろいろなコースに自費で受講にいくのは，基本，意欲のあるいい人しかいないのだ．そんな救急隊をわれわれもサポートしていこうではないか．

　北米では救急隊は消防署ではなく病院に所属するため，より医師とのコミュニケーションも取りやすく，パラメディックになれば給料もいいんだよねぇ．救急隊はつらいよ♪

●病院選定の悲哀

　現場で戦うのは丸腰で戦うのと同じ．いろいろな備品の揃った救急室とはわけが違う．更に家族や野次馬が急き立てることもあり，現場での救急活動には障害は付きもので，そのストレスは計り知れない．最近は救急医療＝老年医療となり，まず「90 歳の患者さんです」と言うなり，電話越しにため息が聞こえるとか聞こえないとか…．疾患にもよるが，超高齢の患者を一次・二次救急に搬送・選定したくても，昨今患者の受け入れ拒否が実に多く，救急隊も苦労しているのだ．浮浪者，酔っぱらい，精神疾患なども受け入れ病院を探すのは難しい．4 回以上選定病院を探した場合には，総務省の統計に残る．

　「今回で●件目の受け入れ要請です」と，回数も含めて救急隊は受け入れ要請をするといい．根性のすわったいい病院は 4 回目と言われて断ることはない…はず．一番の問題は受け入れではなく，出口問題で高次病院から一次・二次病院への病診連携転院調整の問題なのだ．これはシステムの問題であって，病院も真剣に考える必要がある．

● 救急隊の裏の声を聴こう

ここで受け入れ病院を探す救急隊のつらい知恵がある．

□ 「貴院かかりつけの患者さんです」

なにやら怪しい「貴院かかりつけの患者さんです」という文言．これは医学的評価とは無関係で，過去のしがらみに泣きついてでも患者を取ってほしいという心の叫びなのだ．実際には5年前，眼科に1回かかっただけで，『かかりつけ』と言ってくる場合がある．もちろん手術をした，癌の治療で通院中である，などは真のかかりつけといえるが，どうもうさん臭い『かかりつけ』が横行すると，受け入れ側としてもうんざりしてしまう．ここは，救急隊の心の悲哀を推察して快く受け入れよう．患者のニーズに応えるのが救急なのだから．

□ 「意識障害の患者さんです」

病院に到着すると，

- **医師**　「えぇ！　意識障害って聞いてたけど…これ酔っぱらってるじゃん！」
- **救急隊**　「アレ？　言いませんでしたか？？　すみませんっしたぁ！」
- **医師**　（…うぅーん，確信犯…）

電話連絡でアルコールが入っていると正直に言うと，病院に断られてしまう…救急隊の悲哀．患者を連れてきて，酔っぱらいだとわかると，「怒る」医者がいるから…ねぇ．怒られるのを承知でしれっと連れてくるのは，受け入れ病院を探すのに難渋したということなのだ．もし救急隊が素直に「酔っぱらいの患者です」と言うようなら，あなたと救急隊の人間関係は非常にいいか，救急隊がうそが嫌いな真っすぐな性格なのかどちらかだ．

アルコールをたくさん飲むと早く死んでしまう(40歳男性で350 g／週以上飲むと4～5年早く死ぬ)．救急室で医者が診察して，初療で一見ただの酔っぱらいにみえても，なんと1％の患者が緊急対応が必要になってくる．ましてやいろいろ検査もできない救急隊が酔っぱらいを連れてきても，この1％の重症を見逃さないためだとしたら，あなたのチャレンジ心はくすぐられないか？

呼吸不全，アルコール離脱，外傷，敗血症，消化管出血が見逃されていることが多い．低血糖や低血圧（血圧<90 mmHg），頻脈（>110/分），体温異常がハイリスクとなる．やっぱりバイタルサインを侮ってはいけないのだ．

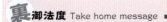

裏御法度 Take home message

☑ 救急隊教育の最終目標は行動変容．愛を持って教育すべし．仲間なんだから！
☑ 救急隊の悲哀，裏の意味を知るべし

- Klein LR, et al：Unsuspected critical illness among emergency department patients presenting for acute alcohol intoxication. *Ann Emerg Med* **71**：279-288, 2018
- Wood AM, et al：Risk thresholds for alcohol consumption；combined analysis of individual-participant data for 599912 current drinkers in 83 prospective studies. *Lancet* **391**：1513-1523, 2018

□ 臨床編　□ マネージメント編　☑ その他

3 妻に感謝の接遇力
～夫婦円満，万事解決！～

症 例

若先生「この前，夜遅くクタクタになって帰ったら，うちの嫁さんが矢継ぎばやに子どもの保育園のことを言ってくるんですよ」

上級医「まさか嫁さんが話しかけてきて，半歩下がったんじゃないだろうね？」

若先生「え？ なんでわかるんですか？ そりゃもう疲れてますからね．それが，PTAの役員を押し付けられただの，友だちの○○ちゃんがいじわるだの…くっだらないことなんですよねぇ．それなら…」

上級医「まさか，どうしたらいいなんて解決策を言ったんじゃないよね？」

若先生「え？ なんでわかるんですか？ こうしたらいいって言うとそんなの現実的じゃないって言うから，じゃしょうがないじゃんって言うと…」

上級医「嫁さん，キレただろ？」

若先生「え？ 先生，僕のうちに盗聴器でもつけてるんですか？」

● 接遇は家庭で鍛えるべし

　家族の妻や子どもたちにはまったく話を聞いてくれなくなったショボくれた中年おじさんでも，飲み屋に行くと女の子たちは身を乗り出して話を聞いてくれる．「えっ？ 俺の話，面白い？ いやぁ何でも話しちゃう．自慢話に愚痴，昔話…うひゃひゃ」「え？ ボトル入れてって？ もちろん，ボトル入れちゃう」．なるほどすばらしい接遇技術，恐るべし．

　患者も自分の話を聞いてほしい．妻だって日中何があったか，あなたに聞いてほしい．身を乗り出せば「興味がありますよ」の効果絶大．まさか半歩下がったり，身をのけ反ったりしたら，話をするのもげんなりしてしまう．どんなに疲れていても，ヘトヘトで眠くて機嫌が悪くても，まずは「あと，半歩前」と身を乗り出すことが接遇の第一歩なのだ．

　女性は金星から，男性は火星からやってきた．男女で会話がかみ合わないのは当たり前．男性は解決したがり，女性は小言を言って共感が欲しい．男性は一人になりたく，女性は

話したい．決してあなたの妻は問題解決を求めていない．「理屈を言うな，意見を言うな，解決するな」を守るべし．「そんなもの，こうすればいいよ」と言った瞬間，人間関係は崩壊する．コミュニケーションは双方だと思っているのは大きな勘違い．女性の不満を受け止めるのが男性の仕事なのだ．必殺壁打ちの壁になったつもりで，相手（妻）の打ちやすいところにうまくひたすら打ち返すことに徹することが重要だ．

そして，必殺「頑張ってるね」「大変だね」「いつもありがとう」と労いの言葉をうまくローテーションかけて相づちを返すのだ．どんなにクタクタでも20分間耐えよう．家に帰ってどんなにビールを飲んで「プファ〜」としたくても，この20分を無視してはいけない．この20分を耐えると，結婚前のすてきな妻が現れてくる．かわいい妻が「今日はいい話し合いができたわ」と言ってくるはず．（ただ相づちを打って，共感をみせただけで，俺の意見なんて一言も言ってねぇよ）と思っても，決して口に出してはいけない．

妻によって鍛えられた共感力は仕事場でも大いに役に立つ．患者が医学的に間違っていようが，愚痴をこぼそうが，医者からの共感をみせるのが接遇の第一歩なのだ．

Dr. 林の「ありがたい」を覚えて接遇力をスーパーサイヤ人級に鍛えよう．「難がないのが無難な人生」，難があるのが「あり難い人生」．あなたの人生を有意義に潤してくれる妻に感謝しよう．

子どもがいたら奥様の意識は99.99％は子どもに向いている．でも横を向いたときにあなたがいないのは最悪なのだ．子育てはとっても大変．子育ての手はたくさんあるに限る．どんなに疲れていても子育ては参加すべし．人生の一番大事な時期に子育てに参加しないと，いくら接遇術を使ってもだめだよン．

Dr. 林の「ありがたい」

あ	あと，半歩前	
り	理屈を言うな，意見を言うな，解決するな	
が	「頑張ってるね」	うまくローテーションをかけよう
た	「大変だね」	
い	「いつもありがとう」	

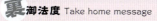

- ☑ 夫婦円満の秘訣は，Dr. 林の「ありがたい」
- ☑ 男女の価値観の違いを認識して会話すべし

参考文献

- John Gray：Men are from mars, women are from venus ; a practical guide for improving communication and getting what you want in your relationships. Harper Thorsons, 2002

280

☐ 臨床編　☐ マネージメント編　☑ その他

4 死にたくなければ…
～女医に診てもらうほうが Joy !?～

症例

高齢男性の患者さん，診察後…

患者「ありがとうね，看護師さん」
女先生「いや，私は医者ですよ」
患者「ありゃ，女の先生じゃったんかいな…わしゃ，もっと年取った男の先生のほうがよかったわい」
女先生「長生きしたかったら，私みたいな若い女の医者に診てもらったほうがいいんですよ」
患者「頼りない気もするんじゃが，いいサービスあるんですか？」
女先生「医療の質がいいんですよ…」

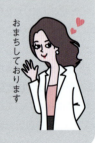
おまちしております

　疫学研究は時として面白い結果をもたらす．統計学的に有意差があるということは実臨床ではどうかというと，ムニャムニャムニャ…というところもあるが，これは必見．入院患者を選べないホスピタリストでの比較でバイアスを減らしたが，科の専門性は反映しておらず，またアメリカのデータであることはお含みおきを．

● 長生きしたかったら，女医を選べ

　ハーバード大学の津川らの研究によると，「女性医師のほうが男性医師よりも患者の死亡率や再入院率が低い」という結果が出た．2011～2014 年の急性期の内科疾患で入院した 65 歳以上の患者において，30 日死亡率と，30 日以内再入院率を比較検討した．約 130 万人の大規模データを解析したというから恐れ入る．
　様々な交絡因子を除外するために細かく分類し，男女も同じ病院で，つまり同じ環境での有意差を検討している．30 日死亡率（女性医師 11.07％ vs 男性医師 11.49％；NNT

233），30日再入院率（女性医師 15.02% vs 男性医師 15.57%；NNT 182），重症度が偏らないように，ホスピタリスト間（救急からの入院を受け持つ）での有意差も検討した．30日死亡率（女性医師 10.8% vs 男性医師 11.2%），30日再入院率（女性医師 14.6% vs 男性医師 15.1%）

たった0.4%といえど，全米の入院患者で換算すると年間32,000人の死亡を減らせるということになってしまう．この数字は，ここ10年間での死亡率改善と同じという．

どうして女性医師のほうが質がいいのかはわかっていない．必ずしもアメリカのデータが日本に適用できるとは限らないが，何となく女性のほうがガイドラインを遵守して，まじめに取り組んでくれそうな気もするね．まぁ学生時代，たしかに女の子のほうがまじめだよなぁ．女性医師のほうが男性医師より2分長く話を聞くし（JAMA 288：756-764, 2002），リスク回避はうまいのかも．

余談だが，米国以外の医学部出身医師が治療した患者の死亡率が米国医学部出身医師よりも有意に低いというデータもある（11.2% vs 11.6%）．海外の医学部を出て，アメリカに渡って頑張ろうとする人のほうがエリートが多いといえば，そうなのかとも思えるなぁ（BMJ 356：j273, 2017）．

● 長生きしたかったら，若い医者に診てもらえ

なんぼ若い医者がいいと言っても，卒業したての研修医ではダメ．一方長年同じ仕事をしてくると，医学的知識が低下し，ガイドラインに沿った治療をしなくなるという傾向がある（Ann Intern Med 142：260-273, 2005）．

津川らは，18,854人のホスピタリストによって治療された736,537人の入院患者において解析を行った．30日死亡率：40歳未満：10.8%，40～49歳：11.1%，50～59歳：11.3%，60歳以上：12.1%と年齢が上がるにつれ，死亡率は上昇していた．患者の重症度や医師の特性，入院した病院における因子も補正した．60歳を超えると顕著になりやすい．一方，入院受け待ち数が少なくなるにつれ死亡率が上昇し，入院患者の多い医師は年齢が上がっても死亡率は上昇しなかった．

年を取ったからといって仕事を減らすと，死亡率が上昇してしまうのだ．文句を言わずにしっかり仕事したほうが患者のために働けるということ．だから●●教授だってしっかり臨床をしないと，ダメなんだぁ．

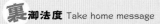 **Take home message**
- ☑ 女医が診るほうが男性医師より死亡率が低い (0.4%)
- ☑ 60歳過ぎたら能力が落ちる…それを防ぐためには患者数を減らすな

 参考文献
- Tsugawa Y, et al：Comparison of hospital mortality and readmission rates for medicare patients treated by male vs female physicians. *JAMA Intern Med* **177**：206-213, 2017
- Tsugawa Y, et al：Physician age and outcomes in elderly patients in hospital in the US；observational study. *BMJ* **357**：j1797, 2017

□ 臨床編　□ マネージメント編　☑ その他

5 病院内は落とし穴がいっぱい
～口は災いの元～

> **症例**
>
> 初期研修医とエレベーター内で談笑している N 医師．
>
> **N医師**「あの入院しているブ●みたいに太った△□さん．あれで感染症治せって言っても，免疫がバタバタで，本人も治したいとはとても思えないような体型なんだよな．ハッハッハ」
>
> 後日，院長室に呼び出しを受ける羽目になった．
> そのエレベーター内で居合わせたのは患者の娘であった．それを聞いたご主人が病院にクレームを入れてきたのであった．患者の容姿をバカにして笑うとは何事かと大目玉を食らって，更に恐ろしいことに…（怖くて書けない…）．

● 病院は危険な香り

　患者の悪口や軽はずみな意見，特に容姿やインテリジェンスに関することはご法度なのは当たり前．自分の家族の悪口を言う医者なんてみたら，興ざめで信頼は失墜してしまうでしょ？

　大腸ファーバーで鎮静して寝かしたと思っていたら，患者がスマホで録音していて，悪口の一部始終を聞かれてしまったなんてこともある．常に患者をrespectする気持ちを忘れてはいけない．最近はスマホで簡単に記録できる時代になったのだから，常に録音されていると思って行動すべし．

　「おっぱい触っていい？　縛っていい？」なんていう録音をされて職責を追われた人もいるよねぇ．どんなに偉い人だってダメなものはダメ．倫理観を欠いた人間はダメなのだ．

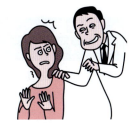

同僚の前でも悪口はダメ	患者の悪口を言ったら，実は目の前の看護師さんの親だった(°д°;)
患者はいないと思ったのに	カーテン越しに聞かれていた(°д°;)
エレベーター，廊下，階段，カフェテリア	エレベーターの中に親族がいた．悪いことにメディアが聞いていた(°д°;)
食堂	職員食堂は患者家族が使用してもいいところが多い(°д°;)
麻酔していてもダメ	大腸ファイバー検査で鎮静していたはずなのに，一部始終をスマホのビデオで記録されていた→悪口を録音された(°д°;)
ERの詰め所	詰め所で談笑していたら，待合室で見ていた患者家族が投書をした(°д°;) 常に視線を感じて適切に振る舞う．疲れたら待合室からの視線の死角にうまく入ろう
匂いの強いものはダメ	詰め所でおいしそうにコーヒーを飲んで，その匂いを患者や家族に届けるのは反感を買うだけ(°д°;)

● 廊下トークは要注意

　当直中の研修医が「ちょっとすみません．先生が今日当番じゃないのはわかっているんですが…」と患者コンサルトで話しかけてきた場合，拘束でも何でもないあなたがアドバイスすれば，たとえ軽い気持ちで，それも廊下で（立ち話で）軽く話しただけであっても，患者に対するあなたの責任は生じると肝に銘じよう．患者の診察をしていないからと言って，「あ，今日僕は当番じゃないから…でも●●して明日外来に回しておけばいいんじゃない？」なんていい加減なアドバイスをして裏目に出たら，患者・家族はあなたを専門家として訴えることもできる時代になったのだ．当番じゃなければ，きちんと当番の先生にコンサルトして診察までしてもらうようにアドバイスしたほうがいい．

　廊下で「ちょっとセンセ，薬出してくれない？」と満面笑みの同僚が来たら，要注意．みんな外来で待つのが嫌？　だからか，同僚からつい簡単に薬を欲しいと言われることがある．こういう場合，同じ医療者の恥ずかしさも手伝ってまともに問診を取らない，まじめに身体所見を取らないで処方するのは，めちゃくちゃ危険なのだ．廊下ほど診察がいい加減になってしまうところはないと心得よ．

● 言った言わないを回避するために…ボイスレコーダーは必須のアイテム

　最近では企業は品質の保証をするという名目で，電話ですら録音するようになった．ヘタなクレームは記録されてしまう．救急外来では，吠えるのは必ずしも患者とは限らず，コンサルトした医者が吠えまくることもある．理不尽な恫喝を受けることも給料の一部で

はあるが,さすがにパワハラ,セクハラに屈する必要はない.

医療場面では「品質保証のため」「上司に正確に報告するため」「クレーム処理を正確に確実に行うため」,われわれもいつでもすぐに録音や録画をできるようにしておこう.まさしくUSBにしか見えないような録音器でも,けっこう音質もよく長時間記録できる.ペン型レコーダーは格好はいいが,スイッチが入れにくいものが多い.スマホだって録画機能があり,「ブラックビデオ」というアプリ(有料)を使うと,スマホの画面が真っ暗になりながら録画ができる.

御法度 Take home message
- ☑ 廊下,エレベーター,食堂,階段,カフェテリア,更衣室などでは機密がもれやすい
- ☑ 廊下コンサルトでも責任が生じる

推奨文献

- Beltran-Aroca CM, et al:Confidentiality breaches in clinical practice;What happens in hospitals? *BMC Med Ethics* **17**:52-63, 2016

□ 臨床編　　□ マネージメント編　　☑ その他

6 患者視点を大事にしよう
~いい医者の見分け方，うまい医者のかかり方~

症例

患者の不満，気づいてますか？

患者▶「あの先生ったらコンピューターばっかり見て，私の顔なんて見てないんですよ．それにすぐ怒るし，何も言えないんです」

患者▶「私の主治医，この前，セカンドオピニヨンって言ったら，急にムスッとして…怖くて紹介状を書いてくださいなんて言えなくて…」

患者▶「あの先生はすぐに年のせい，自律神経失調症っていうんですけど…え，治る病気だったんですか？　もう主治医を変えようっと」

患者▶「この前外来で研修医の先生をこっぴどく怒っているのを見て，もう絶対ほかの病院へ行こうって思いました」

●患者目線を鍛えよう！

　一般の患者さんは親せきや友人に医者がいるわけでなし，いい医者にかかるのはとても苦労しているんだ．医者だってスーパーマンじゃないところもわかってほしいという医者の気持ちもわかるけど，腹を割って話をしていない点が一番の問題だ．「わからないことはわからない」と素直に認めて紹介すればいいだけのこと．セカンドオピニヨンと切り出されて，頭にくるようでは自分の力量を見極めていない証拠．

　いい医者の見分け方，すなわちいい医者への道のりなのだ．Dr. 林の「恋しい，『さわやか』コミュニケーション」と覚えよう．この合言葉を口ずさんで，患者さんが何を期待しているのかを考えて診療しよう．

　患者さんが困ったときに，時間帯や疾病に関わらず，まず対応してくれる医者はかかりつけ医として合格．すぐに「うちじゃない」という医者は局所医なのだ．専門医は広い知識のうえに高度知識を持ち合わせており，局所医は狭い範囲しか診れない医者のこと．

医療経済をしっかり考慮して無駄な薬を出さない．薬の副作用にも気配り，新薬に飛びつかない．無駄な検査をしまくらない．William Osler "One of the first duties of the physician is to educate the masses not to take medicine"．ウィリアム・オスラー「医師の最初の義務は，多くの人に薬を飲まないように伝えることだ」

必要に応じて気持ちよく他科を紹介してくれる．セカンドオピニオンも快く応じて多職種・多診療科で患者さんに対応しているという誠意をみせる．

威圧的で怖い医者には患者さんは様々な相談ができない．雰囲気が怖いのは，まずは表情筋を鍛えて自然な笑顔を獲得すべし．すぐに怒るのは言語道断．怒ればその場では言うことを聞くが，次からは当たり障りのない話しかしなくなり，患者さんは正直に話さなくなる．薬の残薬があるなんて正直に話してくれないと，いい治療ができるはずがない．

コミュニケーション上手は特に大事．話を遮らずよく聞くのは基本．わかりやすい平易な言葉を使い，医療用語をまくしたてない．今後の病状経過予測や薬の説明も大事．とにかく優しいのは大事．更に患者さんの目をしっかり見据えて感動を与えてくれると，もう患者さんはあなたの虜ですよ，キャッ♪

★いい医者の見分け方（患者目線） Dr. 林の「恋しい，『さわやか』コミュニケーション」

こ	困ったときに対応してくれる．見放さない．「うちじゃない」と安易に言わない
い	医療費に心配り，薬をたくさん出さない．検査しすぎない
し	紹介してくれる．セカンドオピニオンを嫌がらない
い	威圧的でない．怒らない．怖くない
「さわやか」コミュニケーション	さ：遮らない．話を遮らないでよく聞いてくれる
	わ：わかりやすい言葉と説明（病状経過，薬）
	や：優しい
	か：感動を与えてくれる，目を合わせてくれる

● うまい医者のかかり方（患者の心得）

自分の親兄弟が医者にかかって，嫌な思いをした話を聞かされたことは誰しもあるだろう．自分の主治医の機嫌を損ねるような言動はお互い避けたほうがいい．患者さんとしても，うまく医者の琴線をくすぐるような受診の仕方ができるといいよね．医療者が患者になったときほど，自己主張が強くて厄介な●×△な患者はいないよなぁ….

あなたの大事な人が患者として医療機関にかかるときに，Dr. 林の「患者の『愛示せ』」のアドバイスをしてあげると，患者-医者関係も良好になるはず．

医者の話にしっかりと相づちをついて「聞いてますよ」のサインを出すと，医者もその気になってくる．医者が一番喜ぶのは患者さんからの感謝の気持ち．医者の良いところは褒め，感謝の気持ちを伝えるようにしよう．

患者自身が診断してくると，へそを曲げる医者が少なからずいる．診断するのは医者の仕事というのはわかるけど，そんなことでへそを曲げるのも大人げないんだけど…．少なくとも患者自身が診断を決めつけないようにして，主導権を医者にゆだねること．「○○という病気が心配で診てほしい」というと，「どれどれ」と医者もその気になる．

　メモを取ると医者もいい加減なことを言えなくなるのでいい．何でも「年のせい」「気のせい」「自律神経失調症」「何でも風邪」「胃痙攣」などという医者は信用が置けないので，医者を変えたほうがいい．

　医者はついつい病気を治せばいいと思っているきらいがあるが，患者の生活背景や病気の影響を聞かされると，多くの医者は何とかしたいと思ってくれる．本来なら医者が聞くべきことだが，「かきかえ（感情，期待，解釈，影響）」（167頁参照）を自らの言葉で語って，自分の人生に医者を巻き込むといい．医者だって，熱く患者を助けたいと思っている人は多いのだ．

★うまい医者のかかり方　医者に伝える Dr.林の 「愛示せ」

あ	相づちは大事　聞いてますよサイン
い	いい点は口に出して褒める．感謝を伝える ➡ 医者が一番喜ぶ
し	診断名は言わない．決定権をゆだねる．心配事として伝える
め	診察前にメモを準備．話を時間経過に沿ってメモにまとめておく．アレルギー，既往歴や内服薬もメモを渡す 診察中メモを取る．医者がいい加減なことを言わなくなる　例（年のせい，気のせい，自律神経失調症，何でもかんでも風邪）
せ	生活を語る．感情，期待，解釈，影響を伝えて人生に巻き込む 人としての背景がみえると医者としても放っておけなくなる

裏御法度 Take home message
- ☑ いい医者の見分け方（患者目線）➡ Dr. 林の「恋しい，『さわやか』コミュニケーション」
- ☐ うまい医者のかかり方 ➡ Dr. 林の「愛示せ」

📁 **推奨文献**
- 林　寛之：年間2万人が訪れるER（救急）医が教える　医者でも間違える病気・ケガ・薬の新常識．KADOKAWA，2014

☐ 臨床編　　☐ マネージメント編　　☑ その他

7. こんな研修医いらない
〜こんな研修医に要注意〜

> **症例**
>
> 研修医の悪い点が目に付くのはさすがにある程度は仕方がない．でも同じミスを繰り返すと指導する側もあきれてしまうというもの．能力は年季の入った看護師にも及ばないのだから，常にやる気とフットワークの良さをアピールしないと，みんなに好かれる研修医にはならない．
> 以下の例文は反面教師だと思って，そんな研修医にはならないように気をつけよう．

☐ 文献ばかり読んで，実際の診療をあまりしない．患者が来たら逃げる

　勉強をするのはいいが，何かというとEBM, EBMと言い，最近読んだ1つや2つの文献のみで世の中の趨勢を知ったかぶりするのは嫌われる．ましてや目の前の患者をどんどん診て経験をつけるべき時期なのに，本物の患者を診ようとしないのは言語道断．そんな研修医，いらない！

☐ いろいろな科で学ぶ姿勢がない，自分の専門科を決め付けてほかの科でさぼる

　研修必修化というのは何も研修医のためにだけ始まったものではない．基本的な総合的臨床力をつけてたらい回しをしないために，患者のために始まった制度だ．将来自分が専攻したい科でないからといって研修をサボるのは，結局患者に迷惑をかけることになるというのがわからないのか．そんな研修医，いらない！

☐ 患者の顔色が読めない

　医者という職業はある程度，年がいっていないとなかなか患者には信頼されないのは残念ながら事実．患者・家族が不審そうに不満を持っているのに，だらだらと的を得ない問診をし続けて最後に患者・家族がキレてしまうのでは困る．助けを求めるときには素直にすばやく，そして患者の顔色をきちんと読めるような人づき合いぐらいできるようになっ

てほしい．人の心を察する洞察力がないような研修医，いらない！

☐　患者とコミュニケーションが取れない

　いくら知識があっても，患者とスムーズな会話ができないようでは必要な情報を得ることはできず，臨床力は上がらない．人と人とのコミュニケーション，元気なあいさつ，そんなものは社会人として常識．ましてや患者を見下したような話し方は救いようがない．年配の患者に命令口調はよくない．患者に敬意を払い，患者を気持ちよくさせて会話を進めようという努力を怠るようでは，絶対に伸びない．そんな研修医，いらない！

☐　患者に対する配慮に欠ける，痛みに共感しない

　たしかに診断・治療，検査技術を磨くのに忙しいのはわかるが，患者に対する配慮を忘れてはいけない．患者の痛みを軽んじて考え，安易に我慢させようなどと考えてはいけない．痛みに共感する，患者のつらさに共感する，そんな態度をとれないようでは困る．そんな研修医，いらない！

☐　看護師やコメディカルと協調性がない

　看護師が最も患者の日常の変化に敏感であることを理解しないで，看護師からの訴えを無視する．まだまだペーペーのくせに，自分のプライドを優先して，看護師の正しい指摘に素直に応えない．医療はチーム医療が基本中の基本．看護師やコメディカルとの協調性は必須．そんな研修医，いらない！

☐　「報告・連絡・相談」の基本ができていない

　研修医の臨床力がつくまでは上級医の助けは必須．「ホウ・レン・ソウ」である「報告・連絡・相談」は上級医との密な情報交換には必須．上級医が聞くまで報告しない．カルテを書かなければ思考過程がみえてこない．そんなようでは上級医は責任を持って面倒をみきれない．そんな研修医，いらない！

☐　言葉遣いがなっていない

　学生気分のままの会話では，上級医，看護師，コメディカルもやる気をなくしてしまう．社会人としての会話ができないようでは信頼できる医師にはなれない．そんな研修医，いらない！

☐　先輩医師のプライドをコケにする　「そんなの時代遅れですよ」

　上級医は上級医なりの経験に基づいたプライドがある．EBMはあくまで目の前の患者にどう適応するかが大事であり，患者の好みや社会背景なども考慮して治療方針を決定し

ていくのが本当の臨床だ．上級医が教えようと思って言ったことを頭ごなしに，そんなの時代遅れですよとあっけらかんと言われては，教える気も失せるというもの．上級医のアドバイスも素直に聞くようにしないといけない．上級医に敬意を払わないような，そんな研修医，いらない！

☐ 雑用をさせると文句を言う

医療とは雑用が多いもの．雑用を押し付けられると文句を言い，ただ椅子に座って聞く講義をありがたがっているようではいただけない．机上の講義だけが勉強ではない．教えてほしい症候群に毒され，自分で勉強するような努力も怠ってはいけない．そのくせ，宿題を与えてもしてこない．研修と雑用は give & take であり，病院のために雑用も進んで行わないようでは，教える気も失せるというもの．雑用もまともにしないようでは，そんな研修医，いらない！

☐ 手技をやらせてくれないと文句を言うわりには事前勉強をしていない

See one, do one, teach one と言えば Skill 伝達の極意だが，これもあくまで事前に勉強しているからこそ研修医にやらせられるもの．患者をいきなりの実験台にできるはずもなく，見せて説明してやり，いざやってみろと言うと，まったく事前勉強していないことが判明して，これで責任取れと言われても無理．手技をやらせてくれと言うのはいいけれど，まったく勉強していないと，いったい何考えてるんだと言いたくなってしまう．そんな研修医，いらない！

☐ 手技をやった後，後片づけをしない（CVラインや胸腔ドレナージ，縫合）

猫だってトイレの後は砂をかぶせるというもの．縫合処置や中心静脈ラインをとるのはいいけれど，後片づけもしないのは言語道断．10年早い！ そんな研修医，いらない！

☐ 病院で誰彼かまわずナンパする

研修に来ているのか何しに来ているのか？ そんな研修医，いらない！

☐ 学生気分で飲み歩いて，二日酔いで仕事に来る

社会人としての良識に欠ける飲み方をしたのでは，医療事故につながってもおかしくない．そんな研修医，いらない！

☐ 身だしなみと個人のファッションセンスをはき違える

身だしなみは誰のため？ もちろん患者のため．患者が不快に思うような身だしなみはプロフェッショナルとして失格．そんな研修医，いらない！

☐ **コンサルトした医師に患者を丸投げする**

　研修医たるもの，コンサルトしたなら次回からの同じような症例に対して，少しでもコンサルトの方法が良くなるように勉強すべき．コンサルトした医師に感謝の気持ちも伝えず，患者を丸投げするとは何事か？　そんな研修医，いらない！

☐ **元気がない**

　知識も腕もない研修医．元気とフットワークが悪かったら何が残るって言うの？　そんな研修医，いらない！

　どの病院も優秀な研修医には来てほしいものだ．優秀というのは勉強ができるというわけでは決してない．協調性，社会人としての常識，患者への温かい人間性，そしてやる気のある人ならどこでも welcome なのである．

☐ **不満ばかり語る**

　有名研修病院と比べて自分の研修病院の粗探しをするのはいただけない．その地域で求められる医療は各病院違う．その場その場で頑張れない医師は，結局どこでも役に立たない．井上靖が「努力する人は希望を語り，怠ける人は不満を語る」と言っているではないか．

8 こんな上級医いらない
～人のふり見て我がふり直せ～

☐ 臨床編　☐ マネージメント編　☑ その他

> **症例**
>
> 上級医だってすべて理想的なロールモデルになっているわけではない．研修医も正直なもので，教えてくれる上級医には群がるが，教えてくれない上級医には雲の子を散らすように離れていく．残念ながら，研修医には上級医を選べない．こんな困った上級医は反面教師だと思って，そうならないように上級医も注意したい．研修医には反面教師も教師になり得る．こんな上級医にならないようにすればいいだけだ．

☐ 患者を診察せずに指示を出すような上級医！ コンサルトしても来てくれない上級医！

夜中にコンサルトしているからといって，全然見に来ないで電話口で指示を出す上級医は信用を失う．研修医は自分で取った所見でさえ自信が持てないのだから，それを確認してから指導してもらえないと不安は解消されない．後で患者の状態が違っていたとわかったら，そんな上級医に限って，研修医の報告が悪かったから電話ではそんな病気は思い付きもしなかったと言うに違いない．そんな上級医，いらない！

☐ 患者を頭ごなしに叱る上級医！

患者にだって人生観がある．医学的に正しいことが患者の人生にとって正しいとは必ずしも限らない．いまだにパターナリズムを当然と思い，患者を怒鳴るようでは良好な患者-医師関係は築けない．そんな上級医の横に立って診察をみている研修医は，同じ仲間だと患者にみられるのが恥ずかしいと思っているのだ．そんな上級医，いらない！

☐ 研修医の人格を否定して怒る上級医

研修医は怒られるのも仕事のうちとはいうものの，研修医の人格すら否定するような怒り方をするような上級医は許せない．研修医といえどもう大人．成人学習の方式にのっとって教えてもらいたいものだ．研修医を人前で怒ることに快感を感じているようなのは

最低だ．ましてや一度社会人になってから医学部に入った研修医はりっぱな人生経験，人生観を持った成人．今までの人生や経験に敬意を払わないで，頭ごなしにバカ扱いするのはやめてほしい．そんな上級医，いらない！

☐ 看護師さんに嫌われてる上級医！

　医療はチーム医療であるのは自明の理．看護師に嫌われているようでは，患者の日々の細かい変化を捉えることはできない．社会人としての人間性に問題がある場合も多く，そんな上級医，いらない！

☐ Brown nose（鼻が茶色）！

　上司にごますり，こびへつらうことを kiss-ass（お尻にキス）って言うんだ．上司のお尻にキスをして，ウンチが鼻先につくことから，おべっか使いのことを brown nose という．つまり，自分より上級にあたる医師にはいい顔をして，下級生や研修医には冷たく当たるような上級医は信頼が置けない．そんな上級医，いらない！

☐ 質問すると怒る上級医！ オープンな議論ができず，反論を許さない上級医！

　上級医であるからと言って，スーパーマンであるとは誰も思っていない．時には上級医が答えられないような質問を研修医がしてしまうことだってある．そんな場合に急に怒り出して，何がなんだかわからず叱られる研修医はかわいそうだ．答えを出さなくていいから，どこをどう探せば答えを出せるかという道しるべを示してくれるだけで，研修医は自分で調べることができる．自分がわからないからといって怒るような，そんな上級医，いらない！

☐ 研修医に対する責任と保身を勘違いしている上級医！

　若葉マークの研修医にいろいろな手技をさせるのはたしかに時間がかかり，上級医が自分でやってしまったほうが楽である．しかしながら，いい医者を育てるためには経験もさせないといけない．患者からの苦情や，時間がかかりすぎるからといって，研修医に経験をさせないのはいただけない．つまり研修医の手技に責任をとらない，つまり自分の保身に走るというのは上級医失格．研修医の面倒をみたくないなら研修病院にいる意味がない．そんな上級医，いらない！

☐ 技は盗めと研修医に教えようとしない上級医！

　今までは徒弟制度が中心の医学教育も，いまや系統立てた教育手法がとられるようになった．講義をするだけでは臨床力は上がらない．問題解決型学習，シミュレーション訓

練，臨床の現場での hands on training をうまく組み合わせて，研修医の到達レベルに合わせた指導が望ましい．まったくの初心者マークの研修医なら講義形式がいいが，よりモチベーションの高い研修医に講義は不向きであり，自分で学習するリソースを示し，ディスカッション形式で指導するほうがいい．「青は藍より出でて，藍よりも青し」．上級医は研修医を教えることで，自分よりも優秀な医者を育てることに喜びを見い出せるようにならないといけない．徒弟制度を踏襲しているような，そんな上級医，いらない！

☐ 特定の看護師が夜勤のときに病棟に現れる上級医！

これは人間性に問題あり．そんな上級医，いらない！

☐ あいさつしても返事も返してこない上級医，人間的に問題あり

研修医はゴミではない．研修医に元気なあいさつを求めても，自分はあいさつをしないようではいいロールモデルとはいえない．そんな上級医，いらない！

☐ 研修医の指導がネチネチしている上級医！

気が付いた時点で個人的に指導すべきであり，人前で恥をかかせてはいけない．反対に褒めるときは人前がいい．飲み会でお酒が入ったからといって，研修医に説教しまくるのは嫌われる．忙しい外来で指導する際に，必要以上に長い時間説教するのもいただけない．そんな上級医，いらない！

☐ 研修医の面倒をみないで陰口を言う上級医！

しっかり人間関係を築きもしないで，熱心に指導もせずに批判をするのは無責任だ．そんな上級医，いらない！

☐ トラブル症例を研修医に押し付ける上級医！

誰でもトラブルになりやすい患者はいやなものだが，その対応を研修医に押し付けるような上級医は嫌われる．研修医が困ったときこそすばやく助けに来てくれる上級医こそ，頼りになるのに…．そんな上級医，いらない！

☐ 研修医のミスに責任を持たない上級医．むしろ研修医を追及し突き放す上級医！

たしかに研修医のミスに責任を持とうと思うと，2倍疲れてしまう．しかし，それでもしっかり目を見張って，研修医のミスは責任を持つ，しっかりバックアップをするという姿勢をみせてやらないといけない．研修医のミスを患者と一緒になって弾劾するような上級医はいただけない．そんな上級医，いらない！

☐　臨床力のない上級医

　系統立てて臨床を考えることをしないで，一点集中主義の診断手法しか持たない上級医は目も当てられない．臨床が苦手な上級医は，結局研修医指導にも熱が入らなくなってしまう．そんな臨床力のない上級医，いらない！

　研修医は上級医の庇護下で研修しているという前提になっている．医者とは責任ある仕事であり，その自覚を植え付けながら，かつしっかり監督下において成人学習をしてもらうのがいい．今どき徒弟制度なんて古い．

　そうは言っても，やはりしょせん研修医は研修医．最初の半年はある程度大目にみてあげよう．無駄な検査を無駄だとわかるまである程度時間がかかるし，症例もある程度たくさん診ないと臨床の勘所はつかめてこない．まったくの初心者マークを厳しく叱ってもモチベーションが失せるだけだ．

　研修医のバックアップ体制をしっかり作っておくだけでも，研修医は安心して研修ができる．トラブルはすぐに上級医が対応できるようなシステムを作っておく必要がある．上級医は知識や技術だけでなく，医療人としての態度・マナーも研修医のロールモデルにならなければならない．

　それでもトラブルメーカーの上級医はどうしても存在する．それは反面教師として決して研修医は見習わないようにすればいいだけだが，それが直接患者のマネージメントに響くようでは問題である．時間外にコンサルトして，来るときはいつも泥酔している．いい加減な診療しかしないなど，不審な上級医は，実際に医療事故に至る前に何とかする必要がある．診療内容を細かくカルテに記載し，診療部長や院長に相談する必要がある．

　アメリカでは問題のある医師を報告するシステムがあり，リハビリまで行っている．最終的には患者にどうはね返ってくるかが問題であり，そのような問題行動に一番直面するのは研修医なので，研修医からの意見を取り上げるようなシステムが各病院には必要であろう．

□ 臨床編　　□ マネージメント編　　☑ その他

⑨ 良医の道しるべ
～誰のために働きますか？～

> **症例**
> 「あの○○先生，けっこう危なくて一緒に働きたくないんです…」

★危険な医者とは…

患者を診察せずに指示を出すような奴！
コンサルトしても来てくれない奴！
患者を頭ごなしに叱る奴！
看護師さんに嫌われてる奴！
研修医を人前で怒ることに快感を感じている奴！
特定の看護師さんが夜勤のときに病棟に現れる奴
Brown nose（鼻が茶色：おべっか使い）！
質問すると怒る奴！
主治医としての責任感がない「うちじゃない」
セクハラ，パワハラ，モラハラ，アカハラ

● 良医になりたかったら…

□ 怒らない選択

　怒るという行為は「自分が相手をコントロールしたい」「自分が相手よりも偉い」と思っているから起こる．自分のストレス発散になるが，相手や周囲の人には実に嫌な空気を醸すものである．怒られた相手は，怖いので次からは怒った相手に話しかけない，報告しない，連絡しない，相談しないの悪循環となってしまう．瞬間湯沸かし器で良医はなり得ない．ウマが合う人しか近づいてこないだけなのである．

　一方，意識改革したいのは，「叱る」ということ．「叱る」とは相手の行動変容を目的とするもので，叱った後も，相手は気兼ねなく話しかけてくれないといけない．「叱る」＝「行

動改善提案書」なのだ．決して人格を否定せず，人格ではなく行動に注目し，具体的に改善案を提案しないといけない．やみくもに怒るのでは人は成長しない．

　頭でわかっていても行動を生まなければ，いい循環には入っていかない．ストレスは必ずしも自分のコントロール下にあるわけではなく，約8割は避けることができないことが多い．偏屈なコンサルト医や上級医の変な言動はケセラセラ．とにかく自分自身がいい行動に出ることだ．他人の行動をコントロールすることはできないが，自分の行動はコントロールできる（Halo effect）．

　つらいときこそ笑い，笑顔を作ろう．明るい言動を心がけよう．形から入るのは実に大事なのだ．病院の玄関をまたいだら，「いい人のふり」をしよう．まるで名俳優のように「いい人」の行動を模倣して仕事をすると，自然に自分のものになってしまう．特に救急は知識や技術を磨く場所というより，心を磨く修業の場と心得よう．

□　チームワークを大事にする

　人それぞれ価値観が違うのは当たり前．違いを認める心を持てば，怒る必要などないものだ．人生は勝ち負けではないのだから．競争社会に勝ち抜いてきた医者という職業に就く人は「競争」が好きな人が多く，どちらがエライか，どの専門科がエライか，つい競争したくなってしまう．

　アイデンティティの対立でいがみ合うのは実に小さいことなのだ．自尊心が低いほど自分を大きくみせたがるもの．そして人と比べてばかりいると悲しい人生が待っている．常に上には上がいるもの．人と比べる必要なんてまったくないのだ．むしろ過去の自分と比べる，つまり自分の成長にフォーカスすると，足踏みしたっていい，徐々に伸びてもいい，前向きに生きることができる．アインシュタインは ego と knowledge は反比例すると言った．いわゆる「実るほど頭を垂れる稲穂かな」とは実にうまく言ったものだ．

　われわれの本当に大事なゴールは患者のアウトカムを良くすること「患者 First」．働く「場」によって，必要とされる職種や専門科は異なり，すべての職種がつながりあって患者を支えている．誰が欠けても良くないのだ．どちらがエライかなんて関係ない．コメディカルも尊重し合いチームワークを大切にするといい医療が実践できる．仲間を大切にしたいと思ったら，ぜひ『ワンピース』を読破しよう．「仲間だろぉ…」と言えば，みんな助けてくれる．

□　患者目線の医者を目指せ

　「エライ」「強い」「症例を選ぶ」医者は自分の視点で仕事をしており，訴訟のリスクが多くなる．「腰の低い」「やさしい」「すべてを受け入れる」医者こそ，患者の視点で仕事をしており，患者に寄り添うことができる．迷ったら「どっち向いて仕事してるんだ！」と自問自答しよう．自分のためか患者のためか，どっちのために動く医者になりたいですか？

Who cares？ の精神も大事．いじわるなコンサルト医がいじめてきても誰もあなたの人生を思ってアドバイスしているわけではない．嫌なことは心に溜め込まないようにさらっと流してしまおう．偏屈なコンサルト医に頭を下げることに卑屈になる必要はない．患者のために頭を下げるのだから，いいじゃないか．**プロは自分の仕事に誇りを持ち，患者のために頭を下げるのは美しい**のだ．

☐ いいロールモデルたれ

Wright らによると，いいロールモデルとは，①教育熱心，②患者目線（医者-患者関係を重要視），③精神・社会的側面を熟知するなどが大事であり，社会的な地位やインパクトファクターの英語論文数などはまったく関係ないのだ．

社会的名声よりも，「仏」と呼ばれる医者は必ず身近にいるもの．彼ら彼女らをロールモデルにつらいときや困難にぶつかったとき，同じ行動をとるようにすればいいのだ．

☐ 勉強し続けること，視野を広げること

Ran Goldman 教授（ブリティッシュコロンビア大学小児救急）によると，いいキャリアを持つためには"FLY RETURN"を心がけるべしと言っている．

F	Focus	仕事をするときは一つのことに集中せよ．マルチタスクはよくない
	Family	家族を大事にせよ．仕事ばかりで家族をなおざりにしては人生が台無しになる
L	Limit social media	ソーシャルメディアに人生を奪われるな．Facebook や Twitter, Instagram, Line に時間を奪われるな
Y	say YES	頼まれごとはまず「YES」と引き受けよう．自分が苦手であるものほど，自分の成長が見込まれる
R	Read	医学書のみならず漫画や電子本，小説，ビジネス書，なんでもいいので毎日読書をして新しいアイデアを持とう．1日3つ新しいことを知る努力をしよう
E	Explore	目を開くべし．新しいこと，未知のことにチャレンジする精神を持とう
T	Travel	旅行をして視野を広げよう．海外や国内のカンファランスへ行こう
U	Use technology	Podcast や Blog など様々な情報の獲得する手段を知ろう．ただし Youtube などに時間を取られすぎてはいけない
R	Right rime, right place	適時，適材適所．働く「場」で自分の強みを生かせ．タイミングを逃すな
N	New place, new people	新しい場所に出向いて，新しい人と知り合うべし．視野を広げる機会を増やすべし．

> **裏御法度** Take home message
> - ☑ 人と比べるな
> - ☑ チームワークを大切に
> - ☑ 患者目線を大切に
> - ☑ いいロールモデルたれ
> - ☑ すばらしいキャリアのために，"FLY RETURN"

参考文献

- Wright SM, et al：Attributes of excellent attending-physician role models. *NEJM* **339**：1986-1993, 1998

□ 臨床編　□ マネージメント編　☑ その他

10 旧姓で医師を続けるには…？
～「医籍」と「医師免許」の関係～

> **症例**
>
> **女医**：「どうして私があなたの姓にならなきゃいけないの．この名前は私のアイデンティティだし，私の名前で患者さんが頼ってくれているのに…」
>
> **男医**：「でも法律だから仕方ないだろ．僕は自分の姓を変えたくないもん」
>
> **女医**：「日本ほど変わった国はないのよ！ 海外で姓を一つにしないといけないような差別をする国はないんだから」
>
> **男医**：「日本は日本．外国は外国．姓を一緒にしないと離婚率が増えるんじゃないか？」
>
> **女医**：「じゃ，どっちか一方にすればいいっていうなら，あなたが変えなさいよ」
>
> **男医**：「…」

● 旧姓も立派なアイデンティティ

　米国，英国も何の規制もなく姓は個人の自由であり，二つつなげることだってできる．フランスでも法的な規定はない．中国や韓国は夫婦別姓が当たり前．夫姓を名乗る国は多いが，法律で決められているわけではない．夫婦同姓が日本で制定されたのは明治31年．これは明治時代，戸籍法上役所が管理しやすい利点があったからなんだ．なんとまぁ，個人の権利を踏みにじったままの古い時代遅れの法律が残っていることか…「家族のあり方が壊れる」などの理由から，夫婦別姓法案は日本では通過していない．

　夫婦別姓だと何がいいのだろう．どちらか一方にしないといけないというのなら，どうして男は自分の姓にこだわる人が多いのだろう．やはりそれは自分のアイデンティティだからではないだろうか？ 平等な立場であるなら，女性も自分の姓をキープしたければそうできる自由がないのはおかしい．結局自由度がない制度がいけない．離婚がしやすい，夫婦の絆が弱まる，不倫しやすくなるなどは，あくまでもゲスな勘繰りであり，そもそも

夫婦別姓のメリット・デメリット

メリット	デメリット
不公平感なし，アイデンティティの確保	離婚がしやすい？
生活手続きが楽	優遇措置が受けられない
女性の社会進出が進む	夫婦の絆が弱まる？
女性の個人情報の保護	不倫がしやすくなる？
結婚をしても相手の家に嫁ぐという気持ちがなくなる（結婚は共同作業）	家族間の名字がバラバラ

夫婦になる絆が希薄だからにほかならない問題だ．夫婦同姓という制度に縛られて離婚したくてもしづらい環境を作っているともいえる．

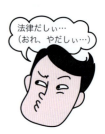

●女性は姓を変えずに仕事は可能です

　女性の社会進出が目覚ましく，男女格差がほぼないのが医者の社会のいいところ．女医さんが日本の医療を救う時代が到来してくるだろう．だって女性のほうが真面目で一生懸命働くもの（偏見入ってすみません）．いまだに男尊女卑など時代錯誤もはなはだしい．結婚とはどちらか一方が従属する関係ではなく，パートナーシップであるはず．姓の選択自由もないなんて，世界に出ると「そこが変だよ，日本人」と指摘されるゆえんだ．

　そうは言っても長らく自分の培ってきたアイデンティティを，結婚を機に男女かかわらずどちらか一方しか選択できないのが日本の実情だから仕方がない．戸籍も医師免許も新しい姓に書き換えないといけないのかしらン？

　いや，ちょっと待った！　実は，医師は必ずしも「医師免許」を新しい姓で書き換える義務はないんだ．いったん医師国家試験を通ると『医籍』登録をしないといけない．「医籍」は戸籍と同じようなものであり，一番大事．結婚し，姓が変わったら30日以内に必ず戸籍と一致するように「医籍」登録を変更しないといけない．これに違反すると法律違反なんだ．でも「医師免許」はただの紙切れに過ぎない（失礼！）．「医師免許」に関しては，『医師は，免許証の記載事項に変更を生じたときは，免許証の書換交付を申請することができる』，つまり必ずしも姓を変えることは義務ではないのだ．

　役人が医師法を作ったときには，「まさか医師免許の名前を書き換えない人はいないだ

ろう」と思っていたに違いないけどね．まさに法の抜け穴….ただ「医籍」の名前は変わるので，現行の旧姓の「医師免許」の人物がたしかに新しい「医籍」と同一人物であることを証明しないといけない．結婚しても「医師免許」の名前を書き換えない旨を申請すれば，旧姓の医師免許のまま医師のキャリアを続けられるんだ．医師免許が旧姓のままであったら，むしろ保険医登録も麻薬免許もカルテも「医師免許」に従わないといけないんだよね．

　ふっふっふ，意外に役所も病院事務もここの点を知らないことが多いんだよね．保険医，麻薬免許など管轄する役所もそれぞれ違うから混乱が多いんだ．あなたのキャリアは堂々と自由に選択すればいいんだよ．やっぱり医者っていい資格だよね．

□ 臨床編　□ マネージメント編　☑ その他

11 受け付け事務員によるトリアージ
〜こんな場合には看護師または医師に一声かけて〜

　今ではナースが患者トリアージをするのは常識になってきた．でも救急外来が混雑したり，トリアージナースを配置するだけの人員がいないと，受付職員の観察眼が患者を救うカギになってくる．別に難しいことを教えなくていいので，以下の場合は早めに看護師や医師に耳打ちしてもらうようにすると，すごく助かるよ．

- 胸痛
- 息がつらい，見るからに息が早い，喘息患者
- 意識を失った，意識障害
- 麻痺，ろれつが回らない，麻痺があったが今は治った
- 激しい痛み（例：10点満点で8以上）
- 頻回嘔吐
- 吐血，下血
- 3カ月未満の乳児の熱発
- 目に洗剤が入った
- 受傷直後の熱傷
- 出血の続く外傷
- 薬物中毒
- 自殺企図
- 患者が自己申告で免疫不全を訴えるもの（抗癌剤，ステロイド，HIVなど）
- 興奮して焦点が合わない患者
- 待ち時間が長くて怒っている
- 危険な患者，暴力を振るいそうな患者

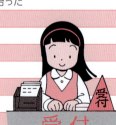

☐ 臨床編　☐ マネージメント編　☑ その他

12 米国医療に憧れる君へ
～アメリカは病んでいる～

　米国の医療に憧れて，米国医師資格試験（USMLE）を受験する若手医師が最近増えてきているという．とても良いことだ．

　向こうの先進医療や教育システムに憧れる気持ちはわかる．マルチカルチャーの北米ではシステムをしっかりしないと，人種・民族間の齟齬が生まれて何事もうまく進まない．医療も然りで，ルールが一つひとつ，しっかり決まっており，医療レベルの底上げも確実にされている．米国の医学部4年生（最終学年）のレベルは日本の6年生をはるかに超える．米国では入学してすぐに臨床現場に出し，多くのことを現場で吸収させようとする．4年生になる頃には，診断から薬の処方までしているのが当たり前だ．

　日本はというと，医学生の実習時間が少なく，診察さえまともにさせてもらえない．これは日本の大学病院の患者数が少ないからで，米国のように市中病院で実習を行えば，症例にはこと欠かないはずなんだ．国際認証の基準（臨床実習72週以上）を満たすために日本の大学も変わろうとしている．臨床能力の差は，決して日本の学生の質が劣るからではなく，初期研修医のように働かせればいいだけのこと．なのに，壁の花が咲いているだけでは，いい人材も伸びるはずがないよねぇ．日本では教育はお金にならない．だから，多くの医者は医学教育に興味がない．この点も何らかのインセンティブや評価法が加わらないと，改革は進まないだろう．

　論文至上主義でインパクトファクター命のPhDを持つ教授が目白押しの日本と違い，米国の教授でPhDを持っている人は約10%程度．教授はやはり診療と教育ができないとねぇ．米国ではPhDをとるのに10年以上かかるのもザラであり，PhD取得者は研究者の道を進む人のが一般的で，どうして教授になって臨床するのって感じ．

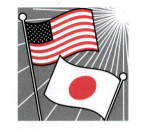

　ただし，様々な年度目標を達成しないと次年度は教授職を退くという厳格なルールもある．「大学教員が全部やれ．でもポストは少ないままで，増やさない」という文部科学省は✕▲■（Woow! 自粛!）だ！日本の国立大学で働く医者の半数は非常勤だなんて非常識なことが起こっている．これじゃあ，臨床にまで骨を折ることなんてできないという声にも納得か…やはりシステムの

問題だ．

　北米では，医者同士の競争も激しい．日本のように好きな専門科を自由に選ぶことはできず，人気のある後期研修プログラムには賢くないと行けないからだ．眼科が一番人気．収入も良く訴訟も少なくワークバランスがいい…なんてアメリカ的発想なんでしょ．日本から希望の米国専門科レジデンシーに入りたければ，USMLEを95％以上正解しないといけない．7年以内に全部（Step 1〜2）をクリアーというUSMLEにおいて，学生時代の早くに中途半端な点数でStep 1に合格してしまうと，結局どこにも行けなくなってしまうので，くれぐれもご注意を．ご利用は計画的に♪

　専門医数のコントロールは医師の偏在や医療経済面でも非常に有利に働いている．やはりシステムの問題だ（しつこい？）．

　若者よ，システムの大きな違い，教育への姿勢の違いを体感するため，米国（他の国でもいいよ）に大きく羽ばたいてほしい．世界を知ることは必ずあなたの眼を広くしてくれる．

●でも米国医療は病んでいる

　一方そんな米国の医療が病んでいることを忘れないでいてほしい．

　ひとたび医者になってからの作業分担はすさまじく，個々の医師ができる手技のなんと少ないことか！　日本の医師は本当にいろんなことができて，給料も少なく，休みもないのに，文句ひとつ言わずによく働く．何とエライことか！　大学の医師なんてこんなに安い給料で頑張るって聖人君子？

　アメリカの医療を支えるための医療費は恐ろしく高い．虫垂炎手術に約250〜400万円もかかり，アナフィラキシーで経過観察入院で120万円，救急外来で胸部X線を撮っただけで10万円．保険を持っていても，保険会社が指定する病院じゃないとかかれない．救急車を呼んでも，保険会社にまず一報入れないと保険は支払われない（救急車は約7〜10万円．シアトルはタダ）．アメリカでは医療費が払えなくて自己破産する人が後を絶たない（medical bankruptcy, 毎年60万人も！）．自己破産の最も多い原因は，失業ではなく，医療費が払えないから（42％）という．カナダ，イギリス，日本，フランス，ドイツ，スイスどの国をみても医療破産なんてことはない．もし米国留学しているときに病気になったらと思うとゾッとする．

　医療費が高い分，訴訟も多い．すぐに訴えられてあほうみたいに高額の賠償金を請求されるから医者もdefensive medicineに走り，検査至上主義となって医療費が更に高騰する．訴訟の多い米国のある州では，初めての患者さんに挨拶したところ，「これ，私の弁護士の名刺だから」と最初に渡されることもあるという…萎えるぅ…さすが訴訟の多いカリフォルニア州，あ，言っちゃった．診断・治療は医者と患者の共同作業なのにねぇ．日本

もシステムの問題は多々あれど，やはり日本の医療制度や医者の使命感は世界で抜きん出てすばらしいものがあるんだよ．ヨーロッパは税金がべらぼうに高いけど，医療制度はもっとよく，休みも充実していて，心の底からうらやましい….

　日本の医療の良い部分はそのままに，さらに良くするため羽ばたいてほしい．そして，ぜひとも…染まらないで帰ってぇ～（太田裕美の「木綿のハンカチーフ」調で♪）．

 推奨文献

- ジョナサン・コーン（著），鈴木研一（翻訳）：ルポ アメリカの医療破綻．東洋経済新報社，2011
- 李　啓充：続 アメリカ医療の光と影．医学書院，2009

□ 臨床編　□ マネージメント編　☑ その他

13

幸せカンファランスの開き方
～どうせやるなら婚活パーティー：医師確保もバッチリ～

　臨床研修カンファランスやセミナーなるものが全国的にいろいろ開催されている．もちろん研修医の医療レベルアップから指導医のうっぷん晴らし（ウソ）まで，みんな大真面目に開催している．自由に研修病院を選択できるようになって，やはり若者は都会が好きだったということが露呈しちゃった．大都会のおしゃれな街の研修病院では，研修医を集めることにかけては全然苦労していない．一方，質のいい研修医を見分けるのが，短時間の面接では至難の技と嘆く上級医の姿も…．福井なんてどうせ芸能人は素通りするし，USJやディズニーリゾートはないし…でも幸福度No1では研修医には十分なアピールにはならないみたいだ．

　地域の医師不足は深刻で，地域大学を卒業しても都会出身なら親元のある都会へ戻ってしまうことのいかに多いことか．おしゃれ度で負けるなら，勉強の質と量で勝とうと，県を上げての臨床研修セミナーを立ち上げて，各県もあの手この手で頑張っている．

　病院対抗戦のグループワークをしながら臨床推論などはいろいろ工夫されていて面白い．某●●科の症例検討会のように，超強力な睡眠導入剤のようなプレゼンで，上級医ばかりが発言して研修医をつるし上げるカンファランスはずいぶん少なくなった…はず．

　研修医セミナーを楽しく若者の乗りで罰ゲームあり，景品ありで，生き生きとしたものにすればきっと地元に残る医師が増えるはず．研修医セミナーなんて，いっそのこと割り切って婚活パーティーにしてしまえば医師確保の一石二鳥になる．そうなると子ども人口も増えて一石三鳥！　子育て時期は仕方がないとしても，医師人生を考えると女医さんほど真面目で長期間医師として働ける人材はいない．女医さんをもっと登用しないといけない時代なのだ．研修医って案外出会いが少ないんだから，婚活パーティーっていいと思うよ．

　ここで正しいセミナーの運営法を紹介しよう．「誰か答えてください．あぁん，誰もいないから，最近の若いもんは積極性がないなぁ．じゃ，●●君，答えなさい」なんて上級医が振るのはダメチンだ．誰も恥をかきたくないのだから，個人をあてる方式はやめたほうがいい．三択問題にでもして，明らかにふざけた答えを一つ用意しておく．わからない人は逃げ道としてそこを選べばいいのだ．ここで注意したいのはセミナーに参加した上級医は，答えがわかっても明らかに違うふざけた選択肢を選ぶようにお願いすること．そして笑いをうまく組み込み，「サクラ」を配置して無理にでも笑いましょう．笑う門には福来る．

厳しいトレーニングもいいが，トラウマになっても頑張れる人は1割くらい．いい記憶のほうが残りやすいのだから，いい環境を提供するのもセミナーの大事な要因だ．おっとメルアド交換タイムなんてのもあると面白いねぇ．でもおじさんはセクハラと間違われないように気をつけないとね．

☆正しい研修医カンファランスのあり方と従来のカンファランスの違い

	楽しいカンファランス（兼婚活パーティー）	誤った従来のカンファランス
プレゼンスライド	3分に1回笑いを取ること	3分に1回ため息が出る
	アニメや動画を多用し参加者を飽きさせない	決して絵は動いていけないし，背景は白，文字は黒
議論	「HOW」の議論 今後に生かせるための方法を具体的に考える．「次，同じ症例が来たら，どうしたらいいだろう」	「WHY」の議論 原因究明をして誤診の犯人を見つける．いわゆる「魔女狩り」「なんでそんなことしたんだ」
	決して個人攻撃しない	個別に指名してつるし上げる
質問	問題は三択問題（グーチョキパーなど）で参加型．必ず一選択肢はギャグなどふざけたものにする（上級医はここを選択するお決まり）．	問題を出して参加者の誰かを指名する．これでは参加者は問題スライドが出ると一斉に顔を伏せることが多い
服装	パーティーらしく自由に着飾る	スーツ着用．学会に準じる
アメニティ	スナック菓子を用意して食べながら進行する	会場内は飲食物禁止
会場	サクラの配置．楽しい雰囲気を作るために，お笑いスライドではサクラが大笑いする 上級医はプレゼンする研修医の視界に入らないように心がける	沈黙の中で粛々と進行する 最前列の上級医が恐い顔でにらんでいる…ヒエェ
その他	メアド交換したくなるようなかわいいカードを配る	医局勧誘用のあやしい名簿が回ってくる

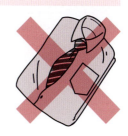

□ 臨床編　□ マネージメント編　☑ その他

14 いいチームの作り方
～目指せ！悪の集団～

　みんなが息をしやすいチームがいい．24時間戦えるようなヒーロー集団だと，疲弊して性格が歪んでしまう．いろんな人材がお互いの能力の中でカバーし合うほうがいいチームが作れる．笑顔が絶えないチームがいい．リーダーは誰よりも早く帰って，誰よりも早く夏休みを取るべし．「僕の趣味は仕事だよ」なんて上司を持つと，下の者が帰れないじゃないか．

　能力なんてみんな同じである必要なんてない．おだやかな人が多いほうが，患者さんにやさしくできる．仮面ライダーもなんとかレンジャーもせいぜい5人しか友だちはいないじゃないか．正義の味方はいつも怒っていてダメだ．悪の集団は団体戦で，負けてもくじけず，毎週毎週新しい怪人を作り，夢や希望に満ちている．人数が多いから夏休みもとりやすいし，弱い隊員を助け合う精神がいい．さぁ，目指そう，みんなで悪の集団，そして世界征服を！

福井大学救急総合診療部の5つのNo"WORST"ルール…悪の集団募集中！

No WEB, SNS	患者情報や写真を簡単にWEBやFacebookなどSNSにアップしてしまうと取り返しがつかないのでダメ．ファイル交換ソフトの導入もダメ．医療倫理は大事
No Overwork	仕事しすぎはダメ．さっさと家に帰ること．効率よく働く人のほうが有能であり，ダラダラ病院に残っていてはダメ．家庭を大事にすべし
No Rage, fight	激怒やけんかはダメ．議論はOKだが，終わったらノーサイド．不平不満を言うのではなく，夢を語って改善しよう．辛抱のないのはダメ．感情コントロールは大事
No Sexual harassment	セクハラ禁止，パワハラ禁止，モラハラ禁止，アカハラ禁止
No Tobacco	喫煙者はうちの医療者にはいらない

☐ 臨床編　☐ マネージメント編　☑ その他

15 幸せの法則
～ say "YES" ～

　医者の仕事は面白い．難問奇問を解き明かす喜び，苦しみから救う喜び，何よりも患者さんが元気になって笑顔になってくるのを見るのは至福のときだ．

　それでも若先生は若先生なりの悩みがあるようだ．結婚をはじめとした生活基盤の設計もさることながら，果たして医者人生として幸せなものを送れるかどうか…．新専門医制度も混沌としているよねぇ．人生の峠を越えたおじさん(筆者)はそんな心配はしなくなって久しい…（T_T）．

　「どうしたら幸せな医者人生が送れるんですか？」という質問をよくされる．大学病院，教育病院，地域中核病院，診療所と働く場所は数あれど，どこでどう働いてどんな地位に着けば幸せかどうかなんて，人それぞれで答えというものはないんだよね．

　社会的地位を求める人，高度医療を極める人，世のため人のため臨床に全力投球する人，後進を育てることに邁進する人，研究に没頭する人，趣味に生きる人，みんな違ってみんないい人生を送っている（金子みすゞかっ！）．隣の芝生は青くみえるもの．人と比較すると必ず良い面と悪い面がある．まずは人と比較するのをやめることをお勧めする．自分が呼吸しやすい環境で自分を生かせる仕事が最高なんだ．

　医者になるまでの受験競争世界の影響で，ついどっちが上か下かなどと比較してしまう人がいるが，それは実に自己肯定感が低い証だ．上には上があるもの．人と比較してばかりいる人生ほど楽しくないものはない．ぜひ過去の自分と今の自分を比較して成長を楽しむことをお勧めする．ホラ，常に伸びるしかないもの．すてきじゃない？

　人生思う様にいかないのが当たり前．筆者も今の自分なんて自分が研修医のときには想像もできなかった．とにかく自分の目の前の課題から逃げずに対応すれば必ず腕の良い医者になれる．「幸せのための"YES"の法則」依頼された仕事は選り好みせず，「Yes」か「ハイ」で答えよう．自分が苦手とすることを克服することが自分の成長につながる．「どうして（Why）できないのか」と断る理由を考えるのではなく，「どうしたら（How）できるようになるだろう」と発想の転換をしよう．そうすればすべての事は可能なんだよ．若先生の能力は驚くほど高いことにいつもびっくりさせられる．

　「まったく良い人生だった」と言って死ぬことを意識しよう（Dr ヒルルクかっ！ ONE PIECS の映画『冬に咲く，奇跡の桜』編に出てくるドラム王国のヤブ医者）．どんな人生

でも医者は医者しかできないんだから（ホントは，マルチタレントの人はいるけどね），『それはそれでよかった』と言おう．「○○がないからこの病院はダメだ」などと他人に不平を言う人は，自分のことしか考えていない証拠だ．自分中心に地球が回っているわけではない．

　他人にないものねだりをするのではなく，ないものがあれば，自分が何とかすればいい．自身の手で「こんなふうに築きたい」と夢を語ろう．『今の時代が気にいらないとこぼしてるだけじゃ何にもならない．僕らの住んでるこの時代を少しでも良くするため頑張らなくちゃ』と，あののび太（ドラえもん）も言っている．映画になると，格好よくなるんだよねぇ，のび太って…．どう生きようが，"Who cares?"！見返りを求めないで自分の信じる生き方が最高なんだ．

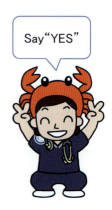

漫画に学ぶ人生訓
～救急川柳エトセトラ～

□ 臨床編　□ マネージメント編　☑ その他

救急車，断わり慣れて，負け犬に

　救急車を断ることに慣れてしまうと，逃げる医者になってしまう．「敬遠は一度覚えるとクセになりそうで」と言ったのは，『タッチ』の上杉達也．「逃げちゃダメだ，僕が乗ります」と言ったのは『新世紀エヴァンゲリオン』の碇シンジ（中学2年生）だ．「諦めたらそこで試合終了ですよ」と言ったのは『SLAM DUNK』の安西先生．諦めないから未来が開ける．われわれ医療者が「逃げ」の姿勢を身につけてどうする!?

蘇生術，負け戦にも意味がある

　院外心肺停止の社会復帰率はたった0.5％しかない．いまだにわれわれの救急医療は負け戦が多い．しかし，「死」＝「負け」ではない．われわれ医療者は患者から多くを学び，少しでも次に生かす使命を持っている．

　『風の谷のナウシカ』では「いのちは闇の中のまたたく光だ！」と言っている．生というものは多くの死に支えられている．心を折るな，骨を折れ！

　「人間が生きものの生き死にを自由にしようなんて，おこがましいとは思わんかね」と言ったのは『ブラック・ジャック』の師匠である本間先生．たしかにわれわれのできることには限界があることも真摯に受け止めよう．

　チョッパー（『ONE PIECE』）が，「おれが万能薬になるんだ！　何でも治せる医者になるんだ！　だってこの世に治せない病気はないんだから！」…いやいやありますよ，チョッパー君．なんと純粋な，でもこんな気持ちを持ち続けたいね．

EBM，幸せかどうかは測れない

　EBMは生命予後や機能予後の予測はしてくれる．しかし患者さんが本当に幸せになったかどうかは必ずしも反映しない．誤嚥性肺炎を繰り返し，本人の意思に反して延命されているのをみると，なんだかねぇ…人それぞれ価値観が違うので，延命されたい人もいるし，そうでない人もいる．Non-judgementalに対応することが大事．

　人はみんな死ぬ．『美しく最後を飾りつける暇があるなら最後まで美しく生きようじゃ

ねーか』と言ったのは『銀魂』の坂田銀時こと銀ちゃん．死ぬかどうかより，どう生きるか．生き方を決めるために，あえて治療をしない選択だってあり得る．

『人はみな死ぬんです．死ぬときに，あぁいい人生だったと言えたら，一番幸せなんじゃないですか？』と言ったのは Dr. コトー（『Dr. コトー診療所』）．

『わが生涯に一片の悔いなし』と言って死んだ北斗神拳のラオウ（『北斗の拳』）は世界一の幸せ者だったのかも．

医者は患者の生き方（生き方の終わり方）の価値観をしっかりわかるように，人間的に付き合っていきたいねぇ．

大学を離れてもなお，論文読み

医者は一生勉強し続ける職業．医師免許を取ってもさらに勉強が続く．新しい論文が次々に出て，勉強しても勉強しても追いつかない．知れば知るほど，自分が知らないことが明らかになってくるから面白い．

ヒポクラテスは『人生は短く 術のみちは長い』と言った．『機会は逸しやすく，試みは失敗すること多く，判断は難しい』．あのヒポクラテスがそうだったのだからわれわれが勉強に苦労するのはあたりまえ．あ，ヒポクラテスって漫画のヒーローちゃうじゃん！ スンません！

ソクラテスは，『本をよく読むことで自分を成長させていきなさい．本は著者がとても苦労して，身に付けたことを，たやすく手に入れさせてくれるのだ』と言う．たしかに，たしかに．「Dr. 林の当直裏御法度って読みやすくて，すぐ読了できましたよ」なんて，コメントを書く人，私の苦労がわかっていないっていうことですよ…（ノД`）シクシク….

『人間は一生，学び続けるべきです．人間には好奇心，知る喜びがある．肩書きや，出世して大臣になるために，学ぶのではないのです．では，なぜ学び続けるのでしょう？ それが人間の使命だからです』と言ったのは，平賀＝キートン・太一（『MASTER キートン』）．まだ読んだことない人はお勧めします．いい漫画です．

家庭医療，専門分野はその地域

臓器別専門医が増える中，家庭医療はその地域をまるっと専門にする領域．問診とるより，患者の名前を聞けば鑑別診断が浮かぶくらいの密着性は，家庭医療の理念（近接性，包括性，継続性，協調性，責任性）をすべて体現しているといえる．名田庄診療所の中村伸一先生に，詳細なプレゼンをしようとした短期の初期研修医．「そんな長ったらしいプレゼンはいいから，その腹痛の患者の名前を教えろ．あぁ，その人なら時々胆嚢炎になるんだ」と中村先生に言われた研修医は絶句…「参りました」．

「うちじゃない」と逃げが許されないのが，家庭医療．専門医に紹介しても結局また，最後まで引き継いで診ていく尊さは，エビデンスでは語られない．

『まっすぐ自分の言葉は曲げねぇ それがオレの忍道だ』とうずまきナルト（『NARUTO ―ナルト―疾風伝』）は言っている．初志貫徹，地道な努力に勝るものなし．

『「集中してずっとずっと練習してると，"読まれない札"がわかるようになってくるんだ．ずっとずっと45年…」と言ったのは原田先生（『ちはやふる』）．

どっちがエライと競争するのは無駄なこと．働く「場」でニーズは変わる．疾患特異的に診るのではなく，その地域で患者のニーズに応えるのが，家庭医療の真髄だ．

教育は見返り求めず，ほぞ（臍）を噛む

医者が若い医師に教育をするのは，患者のため．自分に見返りを求めたらいけない．自分の子分にならない人は教えないなんて，お尻の穴が小さいことを言ってはいけない．あなたの指導を受けた研修医が将来様々なところに羽ばたくことこそ，患者のためになる．

そうは言っても，どうしてこんなに人が入れ替わるんだろう．大学入試の面接では『福井に骨をうずめます！ キラキラ！』と答えていたのに，卒業と同時にどんどん地元に帰ってしまう（(´;ω;`) ウッ…．たしかに一緒に働く仲間は重要だが，日本中に人材を派遣していると思えばいい）．

『飛ばない豚はただの豚だ』と言ったのはポルコ・ロッソ（『紅の豚』）．かっこいい！『教えない医者はただの医者だ』と言ったのは，林寛之（パクリじゃん！）．医者は診断治療のみならず，教育もしないといけない．患者，看護師，研修医，同僚など教育対象はいくらでもある．『武士は食わねど高楊枝』『上級医は裏切られど，高楊枝』…若先生を笑顔で送り出してあげられるようになったら一人前．

推奨文献

- 尾田栄一郎：ワンピース．集英社 ※人生に必要なことはすべてここに書いてあります

裏ルール川柳 & 医学用語 解説

裏ルール川柳
●禁句

「今日は暇」…
言ったが最後, にらまれる

（暇って言うと救急車や救急患者が増えるというジンクス．科学的にはもちろん証明されておらず，ただの言いがかり）

裏ルール川柳
●点滴

点滴も（患者の）
同意がなければ傷害罪

医学用語解説
●点滴

医者よりも看護師がうまい手技のこと 大学病院なら，点滴刺すより看護研究？

裏ルール川柳
●外傷患者

まっさらの白衣に着替えると
やってくるもの

裏ルール川柳
●深夜勤務入り前の看護師

せっかくの
飲み会なのに ウーロン茶

裏ルール川柳
●腰椎穿刺

髄膜炎か？ 迷ったあげくに血性
髄液（外傷性）！ チュドーン！

（でもこれってSAHのときがあるので要注意）

裏ルール川柳
●腰椎穿刺 手技

手が変わると
どうして入る ルンバール

（サクッと入ると，今夜のビールがうまくなる

裏ルール川柳
●学会

実践に直結しない発表ばかり…
学会参加，どうして多いリゾート地

（字あまり）

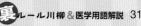

●中毒

裏ルール川柳
活性炭 吐いてしまえば，ただの墨

●手術手袋

裏ルール川柳
おいお前，そのゴミ箱が 見えんのか！
（昔はゴミ箱に捨てない医師が多かったことから…）

●EBM

医学用語解説
口をそろえて言うと賢く聞こえるもの 不勉強でもとりあえず・EBMといってごまかせる

●EBM

裏ルール川柳
パーセント わかっていても，その患者には白か黒

●EBM

医学用語解説
間違った自分の経験も繰り返すとりっぱなEBM（Experienced Biased Medicine）
俺がこうやったらこうなったと言い切る人多いなぁ
じゃあ，「祈ったら雨降った」っていうのと同じなんだよ

腎機能検査
造影CT検査前にとりあえず欲しくなってしまうお守り
EBMでは腎障害発生は原疾患に左右されるだけなんだけどね

●気管挿管

裏ルール川柳
ERと手術室とでは大違い
（入ると嬉しく押し込んでしまうもの）

過換気はダメと知りつつ，つい嬉しくて…
CT検査移動で不思議と抜けて帰ってくるもの
（気管挿管成功時はつい過換気してしまう）

医学用語解説

● ACLS
ACLSマスターしたけど，話す重症患者にはだるまさん
VFは得意だけど…心肺停止前は苦手という研修医が多い

裏ルール川柳

「第一印象まじめにしてたら，早くどけっ！」
（お作法はたいがいにしないと，実際臨床では遅くなることから）

● JATEC

裏ルール川柳

「ちょっと目をつむって」…Ⅱケタならば血糖みれる
（JCSでⅡケタだと救命士は血糖測定してもよい）

● プレホスピタル

医学用語解説

● 複雑骨折
プロなら使わない死語…（開放骨折という）

● 血液ガス
何度テキストを読んでも忘れてしまうギリシャ語のようなもの

裏ルール川柳

ちょっと待て，脛骨穿刺意味あるか？
（骨髄穿刺は脛骨が推奨されているが，外傷患者では胸・腹・骨盤から出血しているため，下肢の輸液路は漏れ出てしまい無意味．いい加減，上腕骨頭で採るようにしない？）

● 骨髄輸液

裏ルール川柳

「そんなこと，急に言われても出てきません」
（「ケツガス」と聞いて，患者さんがおならと勘違いして言った言葉．さすがにそのガスじゃないんだけど）

● 血ガス

医学用語解説

針刺し事故
一日をあっという間にブルーにする行為
始末書（報告書）を書くときにため息が山ほど出る行為

●Eメス

裏ルール川柳
「イーメス」は「良いメス」ではありません
（電気メスをE-メスっていうのは常識だが，素人はわからないよねぇ）

●ホスミシン®抗生剤

裏ルール川柳
ボスミン®とよく似てるけど大違い…
（恐いですねえ）

●デキスター

裏ルール川柳
すぐできるのに　なぜしない
（低血糖患者のときに限って，検査室から緊急電話連絡で結果を知らされる（デキスターチェック忘れ））

●小児の点滴

裏ルール川柳
点滴をつなぎきるまで，息するな
（サーフローが入って安心していると，点滴ラインをつないだとたん患児が暴れて，点滴が抜けてしまう．テープで固定するまでは息をしないつもりで緊張状態を持続すべし）

●医療面接

裏ルール川柳
患者の話が下手だというけれど，研修医のコンサルトも似たり寄ったり
（患者は話が下手なのが当たり前．むしろ話を聞く技術が医者にないだけ．小児科の母親はあせってうまく話がまとまらないので注意して話をしているばかな研修医がいた．話をまとめるのは医者の仕事だっちゅうに！）

医学用語解説

● 熱発
感染症専門科が最も冷ややかに眺めるもの．熱の低い敗血症は予後が悪い．むしろ「いい熱だしてますねぇ」という感じ

● 熱発
患者がこの言葉を使えば，確実に同業者

● セミファーラー位
患者がこの言葉を使ったら，絶対同業者

● 高齢患者
都合が悪いことは聞こえないことになっている

裏ルール川柳

「全力で」…ずっこけるなら，迫るなよ

● 緩和救急
〈全力で治療するかどうかの決定を，末期患者の家族に迫って決めさせるのは，医者の誘導が悪いだけ．ずっこけるくらいなら，まともな話の仕方を覚えてほしい．家族の価値観ではなく，患者の価値観をきちんと聞き出すことが大事．介護をしていた人をねぎらう声がけも忘れないで〉

医学用語解説

● インターホン
看護師が気づいてくれるかどうかを試すのは，やめて

● 研修医のコンサルト
帰ろうとするとコンサルトが増えるマーフィーの法則

● 乳児の点滴
奇跡的に入ったのに！一度抜けてしまうと二度と入らないもの

● 研修医のコンサルト
患者を帰してしまってから上級医にコンサルトしても，後悔先に立たず

● 臨床経験
エビデンスとして数は乏しくても，確実に医者をタフにするもの

● 医者の心得
早メシ，早グソ，芸のうち！食えるときに食え，眠れるときに眠れ！出せるときに出しておけ！

● 上級医とのうまい付き合い方
説教，自慢話，昔話を，嫌がるそぶりをみせず耐えるべし

医学用語解説

●骨折
X線で診断しようとすると見逃すという痛い思いを経験するもの．X線もCTも写らない骨折は多い．

●虫垂炎
次の日，他の医者で虫垂炎と診断され，初診医は「アッペもわからないなんて！ あのヤブ」と患者に思われてしまう嫌な疾患

●突発疹
発疹がない時期には診断できないと言ってもなかなか理解してくれない感染症

●坐薬
たしかに座って飲んでも効くけれど，けっこう飲みにくいので，やはり肛門に入れましょう（まれに座って飲む薬だと思う患者様がいらっしゃるので，きちんと説明を！）

●鼻の穴
まれに鼻くそではなく，BB弾やパチンコ玉が発見される穴

●指鼻試験
鼻は医者の鼻じゃないっつーの‼ (患者に鼻をタッチされて)

●選択権
患者には医者を選ぶ権利はあるが，医者には患者を選ぶ権利はない

●疫学統計
もっともらしくうそをつく手法．絶対的評価でなく，相対評価で表すとあら不思議，こんなにすごい％の効果が…!?

裏ルール川柳

●破傷風トキソイド
なんでもかんでも「破トキ」です

（どんなに小さい傷でも破傷風トキソイドを考慮するのは「ばかみたい」と思う気持ちもわかる．だって破傷風は160万人に1人のまれな疾患だもの．でもいったん発症したら死亡率は高いので，やはり予防は大事）

医学用語解説

●壁の華
学生実習が壁の華にならない時代はもう近い…はず

裏ルール川柳

●OSCE
気持ちがなくても，通るのね

（4年生から5年生になるときに受けるのがOSCE試験．実に心のこもらない「それは大変ですね」を聞いて違和感を感じたが，「試験としては通ってしまうただのお作法に」愕然

●待合室

裏ルール川柳
「○○さん」，返事をしたのは違う人

（待合室できちんと名前を呼んだのに，違うおじいさんが「はーい」と手を上げてやってくる．患者取り違えってこんなふうに起こるんだよねぇ）

●ECG

裏ルール川柳
「動かないで」と言ったとたん，手を動かし…

（ECGを取る際に，「じっとしていてくださいね」と声をかけると，患者さんは「はい」と言いつつ，手を動かす．チッ，もうしばらく待ちますか…）

●DMAT

裏ルール川柳
「あらすな，いばるな，求めるな」

（災害現場にいち早く入るDMATはすばらしい．でも被災者の生活の場を荒らしてはいけない．すぐに写メを撮るな．助けに来てやったというようなそぶりをみせるな．サンダルで歩き回るな．自分の衣食住は自分で確保するのが基本．一番いい部屋・インターネット・食べものなどを要求するのは本末転倒．もちろんこんなことは教えているが，はき違えている人がチラホラ）

●Pan-scan

裏ルール川柳
パンスキャン，撮ったはいいけど誰，読むの？

（CTの発達ですぐに全身CTをオーダーしちゃうけど，それってあまり生命予後は改善していない（REACT-2 trial：Lancet 388：673-683, 2016）．そもそもせっかく撮ったCTを読影できないと意味がないんだけどね．放射線科医に丸投げはダメだよ）

●CT

裏ルール川柳
CT台，患者を移して，腰コワし…

（人間の体ってけっこう重い，患者さんのベッド移動で腰を痛める医療者ってけっこう多い．これって労災じゃないの？）

●CAB

裏ルール川柳
最初のCはChartのC

（心肺蘇生の基本はまずCompression胸骨圧迫．でも最近の電子カルテオーダーシステムだと，重症患者が来ても誰かが電子カルテに付きっきりになり，オーダーを入れないと何も始まらないからねぇ）

キレる医者

●キレる医者

裏ルール川柳　キレる医者、えじきはいつも研修医

（キレる人は、弱い相手を選んでキレる。中でも従順な人を選んでキレる。むしろ自分を大きくみせたがる小心者が多い。そんな心が壊れた人○障害の言うことなんてケセラセラ…と聞き流すレジリエンスは必須の技術）

●指いくつ？

裏ルール川柳　ちょっと待て、質問以前の話だよ

（研修医が高齢者の目の前に指を一本立てて、「これ何本ですか？」「この指を目で追ってください」と聞いている。50歳を超えれば老眼になってくるもんだ。そんなに顔の前近くで指を出されても、すでに指が二本に見えているんだよ、こっちは！ ぼぅっとしか見えない指を目で追うのはつらいんだ。高齢者の気持ちになって、腕一本分は顔から離して指を見てもらうべし。眼振も45度以上広角になると、生理的にも眼振が出るんだって！ もっと狭い範囲で見てくれよ！）

●研修医の悲哀

裏ルール川柳　患者さん、それは話が違うでしょ

（上級医が聞くと、患者が違う話をして核心に迫る…研修医は「お前、何聞いてたんだ」と叱られる。これもアルアルだよね。後医は名医と割り切ればいい）

●コードブルー

裏ルール川柳　見たとおり、救急に多い美男美女

（世の中の救急に携わる医療者は「美男美女が多い」と世の中の人に広めてくれた名番組。これにだまされて救急医になってくれる若者が増えると嬉しいなぁ）

医学用語解説　チョッパー

「世の中には治せない病気はない」と信じている『ワンピース』に出てくるトナカイ。現実はそんなに甘かぁないよ…でもそんなチョッパーの思いを引き継いで頑張りたいね。

主な図表の掲載頁

☑ 臨床編　☐ マネージメント編　☐ その他

01 4.5時間？ NOT ! 16〜24時間
Barré徴候（片麻痺）+以下の一つがあれば
　ELVOを疑う（4頁）

02 急性腹痛診療の基本の「キ」
血管系の腹痛（6頁）
激痛をきたす疾患（7頁）
解剖学的分類（8頁）
画像診断のキモ（9頁）

03 腹膜刺激症状がないんだけど
腹膜刺激症状のない恐ろしい腹痛をきたす疾
　患（13頁）

04 腹痛だけど，お腹じゃない？
非解剖学的腹痛とは（15頁）

05 見逃しやすい腹壁由来の腹痛
Carnett's sigh（18頁）

06 痛みは第6のバイタルサイン
Dr. 林の痛みの乖離ルール discrepancy
　rule（20頁）

07 めまい
「Triggered vs Episodic vs On-going」
　（25頁）
BPPV（良性発作性頭位めまい症）と前庭神
　経炎の鑑別（26頁）

08 妊娠してますか？
妊娠関連疾患（異所性妊娠や切迫流産など）
　をうまく聞き出す Tips（29頁）

09 怖い頭痛のキモ
二次性頭痛の red flag "SNOOPY"（32頁）
Dr. 林の4S 睡眠頭痛（33頁）

10 こうしてSAHは見逃される…
SAH誤診のパターン（37頁）
giant negative T（37頁）

11 雷鳴頭痛
雷鳴頭痛の鑑別診断（40頁）

12 産褥期も要注意
PREC nancy（44頁）

13 はさみとエコーは使いよう　Part 1
Dr. 林の「うたう！」（48頁）
蘇生エコーの鉄則（50頁）

14 はさみとエコーは使いよう　Part 2
SHOCKの鑑別（51頁）
Dr. 林の『さるも聴診器』（52頁）
RUSH exam（52頁）

15 はさみとエコーは使いよう　Part 3
空気がいっぱいなのに，息がつらいときの鑑
　別診断（55頁）
呼吸困難も超音波！ ABC！（56頁）

17 ECG必殺技　胸痛編
Dr. 林のRBBB（65頁）
Sgarbossa criteria（LBBBの心筋梗塞の
　見分け方）（66頁）
Dr. 林のWP$_2$W（66頁）
必殺！二相性T波の鑑別法　これって
　Wellens'？（67頁）

18 なんじゃこりゃぁ！と思ったら…
Dr. 林の徐波+ショック"SHOCK"の覚え
　方（69頁）
CABG（71頁）

19 非典型心筋梗塞のpitfalls
Dr. 林の"NERD"（74頁）

20 Dr. 林の「老いた,ボケた」は感染症
Dr. 林の老いた,ボケたは感染症(76頁)
Dr. 林のABCDE STEPs(77頁)
高齢者せん妄の原因(78頁)

21 小児救急の鉄則
pediatric assessment triangle(PAT)(80頁)
TICLS(80頁)
PALS(80頁)
小児のバイタルサイン(81頁)
小児の算数(81頁)
BRUE(brief resolved unexplained events)(84頁)

22 気管挿管の裏技！ Part 1
気管挿管の適応(85頁)
気管挿管困難予測 HEAVEN(86頁)
バッグバルブマスク把持困難予測 MOANs(86頁)
HOP 気管挿管後急変の危険因子(患者予備能)(87頁)

23 気管挿管の裏技！ Part 2
SOAPMD 気管挿管前チェック項目(88頁)
食道挿管のエコー像(90頁)
輪状甲状靱帯穿刺と輪状甲状靱帯切開(91頁)

25 見逃しやすい骨折とは？ Part 1
X線やCTに写らないことがある骨折(95頁)
見逃しやすい骨折とは(例)(96頁)

骨折診断の2の法則(96頁)

28 危険な患者の対処法 Part 2
言葉の鎮静10カ条(108頁)

30 危険な患者の対処法 Part 4
器質的疾患と精神疾患の見分け方(114頁)
CAM(115頁)
Mini-cogテスト(115頁)

33 食事をまじめに聞いてますか？
食中毒と潜伏期(126頁)

34 MONAって本当にいいの？
ニトログリセリン禁忌 Class Ⅲ(132頁)

36 中毒に強くなる…知ってるか知らないかで大違い
ちょっとマニアックな拮抗薬(備えあれば憂いなし)(138頁)

37 究極のアナフィラキシー
Dr. 林のアナフィラキシーのABCD(141頁)
超難治性アナフィラキシーの裏技…エビデンスは乏しい(143頁)

43 マイナーエマージェンシー Part 1
NGチューブ法(157頁)

46 老年医療 いざというとき
POLST(physician orders for life-sustaining treatment)(164頁)

☐ 読影編 ☑ マネージメント編 ☐ その他

01 ERの心構え Part 1
FIFE(かきかえ)(167頁)

02 ERの心構え Part 2
Negative所見を記載すべき例(173頁)

04 絶対に診療は嫌だ！
AMAの必須インフォームド・コンセント(179頁)
診療拒否同意書(181頁)

05 薬物依存
薬物依存を疑うヒント(183頁)

Waddell の criteria（184 頁）

07 子どもの味方
子ども虐待を疑う病歴・外観 "CHILD ABUSE"（192 頁）
TEN-4 ルール（193 頁）

09 Dr. 林の愛のコミュニケーション Part 1
Dr. 林の「あいうえお，かきくけこ」（199 頁）

10 Dr. 林の愛のコミュニケーション Part 2
Dr. 林の「なべ・おたま」（201 頁）
Dr. 林の「さしすせそ」（202 頁）
Dr. 林の「しぐさ感動」（202 頁）

11 コミュニケーションは生きものだ
性格別コミュニケーション（206 頁）

12 コンサルトの Tips Part 1
SNAPPS（208 頁）

13 コンサルトの Tips Part 2
AMPLE ヒストリー（213 頁）
FAST ヒストリー（213 頁）

14 コンサルトの Tips Part 3
電話の有無でこんなに違う！（217 頁）

17 研修医育ては子育てと同じ
研修医育ては子育てと同じ（227 頁）

18 ハイリスク患者の対応
ハイリスク患者…心してかかるべし（230 頁）

19 危険な患者の対処法 Part 5
警察を呼ぶ法律（233 頁）

20 リスクマネージメント
いちゃもん対応法―リスクマネージメントに切り替える（239 頁）
行旅病人情報（241 頁）

21 診断書のトラブルを避ける
死亡診断書の考え方（246 頁）

22 患者はどうして文句を言うのか？
Dr. 林の ABCD 態度（248 頁）
謝罪の『PAIN』（249 頁）

23 見方を変えればみんないい人
視点を変えたらみんないい人（251 頁）

25 困難事例でどうしよう
臨床倫理の 4 分割表（256 頁）

26 医学的に正しいか…だけでは「？」
Dr. 林の診療極意 ABC（260 頁）

27 マスコミ対応
マスコミ対応 Tips（265 頁）

28 自分のストレスに敏感になれ
Burnout 燃え尽き症候群―危険な徴候（267 頁）
Be Natural（267 頁）

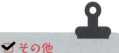

01 プレゼンテーションの極意
SUCCESS（271 頁）

03 妻に感謝の接遇力
Dr. 林の「ありがたい」（279 頁）

06 患者視点を大事にしよう
Dr. 林の「恋しい,『さわやか』コミュニケーション」（287頁）
医者に伝える　Dr. 林の「愛示せ」（288頁）

09 良医の道しるべ
危険な医者とは…（297頁）
FLY RETURN（299頁）

09 旧姓で医師を続けるには…？
夫婦別姓のメリット・デメリット（302頁）

10 受け付け事務員によるトリアージ
受付職員の観察眼（304頁）

13 幸せカンファランスの開き方
正しい研修医カンファランスのあり方と従来のカンファランスの違い（309頁）

14 いいチームの作り方
福井大学救急総合診療部の5つの
　No "WORST" ルール（310頁）

Index

英 2の法則　96
5 microskill　222

英文 A line　54
ABCDとバイタルサイン　169
ACLS　48
ACP（advance care planning）　163
AKA　15
AMA（against medical advice）　178, 179
AMPLEヒストリー　211
AND（allow natural death）　163
B line　55
Be Natural 自然体で　267
bizarre appearance　70
BPPV　24, 25
BRUE（brief resolved unexplained events）　84
burnout　266
BURP　89
β刺激薬吸入　71
CAM　115
cannabinoid hyperemesis syndrome　119
capacity　179, 256
capillary refill time　80
Carnett's sign　18
CASA exam　49
child abuse　191
CICV　90
CO-Hb　146
code white　237
CO中毒　146
CVT（cerebral venous thrombosis）　45

英文 DAWN trial　3
DIFFUSE-3 trial　3
Dix-Hallpike test　26
DKA　14, 15
DNR（do not resuscitate）　163
Do know harm. Do No harm　170
Dr. 林の4S睡眠頭痛　33
Dr. 林のABCDE STEPs　77
Dr. 林のABCD態度　247
Dr. 林のRBBB　68
Dr. 林のWP$_2$W　68
Dr. 林のあいうえお，かきくけこ　199
Dr. 林の愛のコミュニケーション　197
Dr. 林のありがたい　279
Dr. 林のさるも聴診器　51
Dr. 林のしぐさ感動　202
Dr. 林の診療極意ABC　260
Dr. 林のなべ・おたま　201
Dr. 林の必殺20分　238
Dr. 林のマイケルジャクソンサイン　95
E-FAST　53
ECG　70
ELVO　3
Empathy　258
Episodic　24
FIFE（かきかえ）　167
FLY RETURN　299
FOOSH injury　98
GCS　92
giant negative T　37
Head impulse test　26
HEAVEN　86

Index

英文

Henoch-Shönlein 紫斑病　15
HINTS plus　25
HINTS 法　25
HOP　87
Horner 症候群　41
hyperdense venous clot sign　45
IgA 血管炎　15
I メッセージ　226
Konius 症候群　143
Love & Respect　240
Lung point　55
Maisonneuve's 骨折　96
mini-cog　115
MMSE（mini-mental state examination）　115, 179
MOANs　86
MONA　130
Monteggia 脱臼骨折　96
MSW（medical social worker）　240
Murphy 徴候　127
NG チューブ　157
No "WORST"　310
OELM　89
On-going　24
Ottawa SAH rule　37
PALS　80
PAT　79
POLST（physician orders for life-sustaining treatment）　164
Posterior fat pad　98
pre-syncope　23
PREC nancy　44
P 波消失　70
QT 延長　146

英文

RCVS　40
RUSH exam　52
SAH　20, 21, 31
　──の 6 時間ルール　33
Scombroid poisoning　128
Segond 骨折　96
Sgarbossa criteria　65
shared decision　38
Sheehan 症候群　46
SHOCK　51
sine wave　70
Skeletal survey　192
sliding sign　55
Slipping rib syndrome　18
SNAPPS　207
sniffing position　89
SNOOPY　32
SOAPMD　88
Standstill　48
string and beads　40
String-yank method　159
SUCCESS　270
Supine roll test　26
TEN-4 ルール　192
Test of Skew　26
TIA　24
TICLS　80
tPA　3
Triggered　24
TTP　45
USMLE　305
VAN　3
vertigo　23
Waddell の criteria　184
Wallenberg 症候群　41

Index

英文
- Wernicke　45
- Whipple 病　122
- wide QRS　70
- Xanthochromia　33
- "YES" の法則　311
- You メッセージ　226

あ
- 愛のコミュニケーション　198
- 悪性疾患心膜転移　49
- アスピリン　132
- アルコール性ケトアシドーシス　15
- 胃潰瘍　127
- 医師法19条　244
- 医師免許　302
- 異所性妊娠　6, 21
- 医籍　302
- イントラリピッド　137
- 受け付け事務員　304
- 右室拡大　47, 49
- 「ウンコしたい」症候群　6
- 笑顔　259, 272
- 嘔吐　117
- オーバーフロー型便失禁　123
- オクトレオチド　138
- 怒りっぽい患者　105
- 教えすぎ症候群　272

か
- 外傷性出血性ショック　133
- 回転性めまい　23
- 可逆性脳血管攣縮症候群　40
- 角膜びらん　145
- 下垂体卒中　42, 46
- 下壁心筋梗塞　69
- カルシウム製剤　71
- 癌　171
- 患者教育　211
- 患者視点　286
- 患者の心得　287
- 完全に治るまでの持続時間（Timing）　24
- カンファランス　308
- 気管挿管　85
- 気管挿管後急変　87
- 危険な患者　101
- キサントクロミア　33
- 器質的疾患　113, 114
- キシロカイン　149
- 偽性脳腫瘍　41
- 器物損壊罪　233
- 器物破損　103
- 救急隊　274
- 急性喉頭蓋炎　20
- 共感力　279
- 胸部大動脈解離　49
- 局所麻酔中毒　137
- 巨大陰性T波　37
- 銀杏中毒　128
- クモ膜下出血　31
- グルコースインスリン療法　71
- 警告出血　36
- 警察　103
- 経鼻胃管　157
- 頸部動脈解離　41
- 血栓性血小板減少性紫斑病　45
- 下痢　121
- 言語化　106
- ゲンコツパンチ　95
- 後医は名医　172
- 高カリウム血症　69

Index

か
- 高カルシウム血症　15, 16
- 絞扼性腸閉塞　6
- 行路病人　240
- コーチング技術　226
- 呼吸困難　54
- 呼吸困難エコーのABC　54
- 子育て　226
- 子育て困難症候群　191
- 骨挫傷　94
- 骨折　59, 94
- 言葉の鎮静　105
- 子ども虐待　191
- ゴミ箱診断　171
- コンサルト　214

さ
- さしすせそ　202
- 産後出血　134
- 産褥期　43
- 酸素　131
- シガテラ毒　128
- 叱る　297
- 子癇　44
- 子癇前症　44
- 柿蔕湯　157
- シプロヘプタジン　138
- 脂肪血関節症　98
- 脂肪便　122
- 謝罪　238
- ──のPAIN　249
- 舟状骨骨折　95
- 重炭酸ナトリウム　71
- 十二指腸潰瘍　127
- 主治医力　167
- 女医　280
- 紹介医　174, 176

さ
- 紹介状　175
- 消化管穿孔　7
- 上級医　200, 293
- 上腸間膜動脈症候群　127
- 小児救急　79
- 静脈洞血栓症　40
- 静脈路確保　59
- 食事　125
- 食道挿管　90
- ショック＋徐脈　69
- 心筋梗塞　6, 20, 21, 44, 73
- 心筋梗塞左室破裂　49
- 神経原性肺水腫　37
- 身体拘束　109, 110
- 身体的虐待　191
- 診断書　244
- 心タンポナーデ　47, 49
- 心肺蘇生　47, 152
- 人力枕　89
- 心理的虐待　191
- 診療拒否同意書　180
- 数時間　24
- 数日　24
- 数十秒　24
- 数分　24
- セアカゴケグモ　16
- 精巣捻転　7
- 性的虐待　191
- 脊椎圧迫骨折　95
- 前庭神経炎　24
- せん妄　114, 115
- 造影剤腎症　154
- ソセゴン®中毒　182

た
- タール便　123

Index

た
- 第三脳室コロイド囊胞　42
- 大腿骨頸部骨折　95
- 大動脈解離　6, 20, 21, 44
- ダニ　161
- 胆石発作　127
- 中枢性めまい　24
- 腸間膜動脈閉塞症　6
- 腸閉塞　7
- 直腸診　147
- 通告義務　193
- ツキヨタケ　129
- 釣り針　159
- 低血糖　114
- テトラミン　129
- テントT　70
- 糖尿病性ケトアシドーシス　14
- ドクツルタケ　129
- 特発性脂肪性下痢症　122
- 突然死　113
- ドライアイスセンセーション　128
- トラネキサム酸　133

な
- 内頚動脈解離　41
- 逃げ場　102
- 二次性頭痛　32
- ニトログリセリン　131
- 妊娠　28
- 妊娠悪阻　45, 118
- ネグレクト　191
- 熱恐怖症　82
- 粘液便　123
- 脳静脈洞血栓症　45
- 脳底型片頭痛　24
- ノセボ効果　195
- ノルアドレナリン　145

は
- 肺塞栓　43
- ハイリスク患者　229, 230
- バッグバルブマスク　86
- パニックボタン　102
- 非解剖学的腹痛　15
- 鼻出血　134
- ヒスタミン中毒　128
- 必殺こうもりの術　238
- 病気を診ずして，病人を診よ　166
- 疲労骨折　95
- 夫婦別姓　301
- 腹痛　5
- 腹部アンギーナ　127
- 腹部大動脈切迫破裂　6
- 腹壁皮神経絞扼障害　18
- プラセボ効果　195
- プレゼンテーション　270
- 米国医療　305
- ペニシリンアレルギー　150
- 扁桃周囲膿瘍　147
- ボイスレコーダー　102, 234
- 暴言・暴力ポスター　234
- 暴行罪　233
- 防犯カメラ　102
- 暴力　103
- 母子手帳　81

ま
- マーフィーの法則　172
- 前失神　23
- マスコミ対応　263
- 万が一症候群　168
- 慢性硬膜下血腫　114

Index

ま 見えないバリアー　230
　　メニエール病　24
　　メラビアンの法則　259, 272
　　網膜剝離　61
　　燃え尽き症候群　266, 267
　　モルヒネ　130

や 薬物依存　182, 183
　　薬物拘束　110
　　指のブロック　145
　　腰椎穿刺　58
　　溶連菌感染　146

ら 雷鳴頭痛　39, 40
　　卵巣腫瘍茎捻転　7
　　リウマチ熱　146
　　リスクマネージメント　237, 238
　　良医　297
　　良性発作性頭位めまい症　26
　　リンパ球性下垂体炎　46
　　廊下トーク　284
　　老年医療　162
　　ロールモデル　299

【著者紹介】

林　寛之（はやし　ひろゆき）

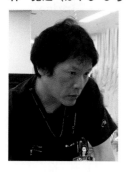

1986年　自治医科大学卒業
1986〜88年　福井県立病院初期研修
1988〜1991年　僻地医療　町立織田病院外科
1991〜93年　カナダトロント大学付属病院救急部にて臨床研修
1993〜97年　僻地医療　美浜町東部診療所
1997〜2011年　福井県立病院救命救急センター　科長
2011年〜　福井大学医学部附属病院救急科総合診療部教授

資格
カナダ医師免許（LMCC）
日本救急医学会専門医/指導医
日本プライマリ・ケア連合学会認定指導医
日本外傷学会専門医
京都府立医科大学客員教授，産業医科大学非常勤講師

受賞歴
田坂賞（日本プライマリ・ケア連合学会）2015
救急医療功労者厚生労働大臣賞 2017

共・著書
林　寛之：ステップビヨンドレジデントシリーズ ①〜⑦．羊土社，2006〜2018（①〜④は韓国語版もあり）
林　寛之．Dr.林の笑劇的救急問答 DVD．ケアネット season1〜14，2005〜2018
林　寛之，今　明秀：Dr.林＆今の：外来でも病棟でもバリバリ役立つ！ 救急・急変対応．メディカ出版，2017
　　　　　　Dr.林＆Dr.今の 救急看護セミナー A，B，C（メディカ出版）も全国絶賛開催中！
林　寛之，大西弘高：イナダ（研修医）も学べばブリ（指導医）になる─現場のプロと臨床推論のプロが教える診断能力 UP 術．南山堂，2017
林　寛之（編著）：あなたも名医！ もう困らない救急・当直 ver.3．日本医事新報社，2017
寺澤秀一，林　寛之，他：研修医当直御法度 第6版．三輪書店，2016
林　寛之，前田重信：臨床推論の 1st step！ Dr.林のワクワク救急トリアージ─これであなたもバリバリナース．メディカ出版，2014
林　寛之：医者でも間違える病気・ケガ・薬の新常識．KADOKAWA，2014
林　寛之，堀　美智子：Dr.林＆Ph.堀の危ない症候を見分ける臨床判断 Part2．じほう，2017
林　寛之：Dr.林の ER の裏技─極上救急のレシピ集．CBR，2009

メディア主演：NHKのみというこだわり
NHK『プロフェッショナル 仕事の流儀』2013
NHK『総合診療医ドクター G』2010〜2018

自慢
育児休暇 3ヵ月取得→人生を支えるエネルギー
家庭を大事にしないと患者さんを大事にできないという信念を持つ
ハリセン片手に，研修医にため口をきかれながら指導する毎日
目指すは，明るく楽しい ER

Dr. 林の当直裏御法度―ER問題解決の極上 Tips 90―第 2 版

発　　行	2006 年 5 月 5 日　第 1 版第 1 刷
	2015 年 2 月 10 日　第 1 版第 5 刷
	2018 年 11 月 15 日　第 2 版第 1 刷
	2022 年 1 月 25 日　第 2 版第 2 刷 ⓒ
著　　者	林　寛之
発 行 者	青山　智
発 行 所	株式会社 三輪書店
	〒113-0033　東京都文京区本郷 6-17-9　本郷綱ビル
	☎03-3816-7796　FAX03-3816-7756
	http://www.miwapubl.com
装　　丁	有限会社 TAMON
印 刷 所	三報社印刷 株式会社

本書は初版『Dr.林の当直裏御法度-ER 問題解決の極上 Tips 70』（ISBN978-4-89590-247-2）を改題しています。

本書の内容の無断複写・複製・転載は，著作権・出版権の侵害となることがありますのでご注意ください。

ISBN 978-4-89590-637-1　C 3047

JCOPY ＜出版者著作権管理機構 委託出版物＞

本書の無断複製は著作権法上での例外を除き禁じられています．複製される場合は，そのつど事前に，出版者著作権管理機構（電話 03-5244-5088, FAX 03-5244-5089, e-mail：info@jcopy.or.jp）の許諾を得てください．

■ 発刊から20年！ 研修医のバイブル本がさらにパワーアップ！

研修医当直御法度【第6版】
ピットフォールとエッセンシャルズ

著　寺沢 秀一（福井大学　名誉教授）
　　島田 耕文（介護老人保健施設鴻巣苑　施設長）
　　林　寛之（福井大学医学部附属病院救急科総合診療部　教授）

好評

1996年に初版が発行されてから20年！ ロングセラーを記録する本書の最新版。
本書は研修医がよくやるミスを事例で紹介し、救急診療におけるピットフォールとそれを回避するための重要事項や医療過誤を減らすためのアドバイスも多数掲載。
4年ぶりの改訂となり、「頭痛・めまい」として記載されていた項目をそれぞれ独立させ、より詳細に記載。また「失神・痙攣」の項目も大幅に書き換えられ、各項目も最新情報へUpdateし、常に現場目線に立つ著者らの渾身の大改訂となっている。
救急の患者さんのために日夜働く研修医、救急室で働く看護師、救急救命士のための、虎の巻として必携の一冊。

■ 主な内容

- 救急研修の具体的な目標
- 研修医当直心得
- トリアージクイズ
  1. 意識障害
  2. 頭痛
  3. 髄膜炎・脳炎
  4. 脳血管障害・TIA
  5. めまい
  6. 失神・痙攣
  7. 高血圧の救急
  8. 胸痛
  9. 動悸・不整脈
  10. 呼吸困難・喘鳴
  11. 心不全
  12. 気管支喘息・COPD
  13. 耳鼻咽喉科救急
  14. 急病によるショック
  15. アナフィラキシー
  16. 腹痛
  17. 泌尿器科の救急
  18. 若い女性の急性下腹部痛
  19. 消化管出血
  20. 糖尿病の救急
  21. アルコール患者の救急
  22. 腎不全
  23. 発熱・敗血症
  24. 妊婦の救急
  25. 小児の救急
  26. 高齢者の救急
  27. 頸部痛・腰痛・股関節痛
  28. 中毒・異物誤食
  29. 溺水・低体温
  30. 熱中症（Heat illness）
  31. 精神症状患者の救急
  32. 眼科の救急
  33. 頭部外傷
  34. 顔面・頸部・脊椎（髄）外傷
  35. 胸部外傷
  36. 腹部外傷
  37. 骨盤骨折
  38. 四肢外傷
  39. 皮膚、軟部組織の救急
  40. コンパートメント症候群
  41. 熱傷・凍傷
  42. 創傷処置
  43. 動物咬傷
  44. 小児外傷
  45. 外傷二次救命処置
  46. ACLS（成人心肺蘇生）
  47. APLS（小児心肺蘇生）
  48. ほ線検査・画像診断
- トリアージクイズ解答
- 索引

One Point Lesson
- 意識障害→精神症状で予も間違いワーストテン
- 片頭痛かしらと思ったら「POUNDing」をチェック
- 細菌性髄膜炎の起炎菌と抗菌薬の選択
- FAST……脳梗塞かな？と思ったら、すぐFASTをチェック
- 末梢性めまいか、中枢性めまいか、それが問題だ
- 失神のリスクをチェックしよう：CHESS
- めまい、一過性意識障害、痙攣、片麻痺、意識障害
- 若年者の胸痛
- 肺塞栓かな？と思ったら、Wellsクライテリアをチェック！
- 胸部大動脈解離リスクスコア
- 寺沢流 心房細動きたすた疾患の覚え方
- QRSが等間隔の頻拍
- 過換気症候群のピットフォール
- CS（クリニカルシナリオ）からの心不全治療戦略
- ショックでうまく超音波を使いこなそう！
- Dr林のアナフィラキシーのABCD
- 胆道結石をアパウトに済ませるな！
- 婦人科救急→月経周期のどの時期に発症したかが鍵！
- 糖尿病性ケトアシドーシス、高浸透圧性高血糖症の治療
- 代謝性アシドーシスの鑑別
- 急性大腸菌感染性下痢の抗菌薬

- 市中肺炎のエンピリック治療（細菌性か非定型か不明の時）
- 市中肺炎のPORTスタディ
- 市中肺炎のCURB-65
- 尿路感染症の抗菌薬
- 子宮外妊娠の学術用語
- 妊婦に投与可能な薬剤
- 小児の脱水
- 外来でよく使う小児薬投与量
- 高齢者と薬物
- 小児に危険な薬剤：Toddler killer drug
- 保険適応はないけれど…あやしい時はトライエージ®で尿検査
- 自殺する可能性の高い患者を見つける指標
- 低Na血症の治療
- 暴れる患者・危険な患者の救急室対処法
- 眼科救急のランクづけ
- 頭部外傷におけるCTの適応
- カナダ頭部CTルール
- 頸椎側面X線のABC
- NEXUSとCCR
- 日本の頸椎固定解除基準
- 胸腔チューブの挿入法
- 鋭的外傷のみかた
- FAST (Focused Abdominal Sonography in Trauma) 外傷超音波
- オタワ足関節ルール（Ottawa ankle rule）
- オタワ膝ルール（Ottawa knee rule）
- 壊死性軟部組織感染症
- クラッシュ症候群
- 上腕骨X線読影のポイント
- 小児軽症頭部外傷
- 小児虐待症候群（Battered child syndrome）
- 妊婦の外傷
- Trauma Pan-scan CT
- 6H & 6Tの探し方・対処法
- 単独自動車事故の時……Single Motor Vehicle Acciden
- 合言葉は「さるも聴診器」
- 骨髄内輸液法
- 救急災害トリアージと対策
- 現場トリアージガイドライン
- "寺沢流20秒トリアージ"
- カルテに記載すべき事項
- 良好な医師 - 患者関係のために（訴訟を避けるために）
- 謝罪の仕方
- 救急室の算数教室

● 定価 3,080円（本体2,800円+税10%）　A5変型　340頁　2016年　ISBN 978-4-89590-541-1

お求めの三輪書店の出版物が小売店にない場合は、その書店にご注文ください。お急ぎの場合は直接小社へ。

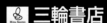
三輪書店
〒113-0033 東京都文京区本郷6-17-9 本郷綱ビル
編集 ☎03-3816-7796　℻03-3816-7756　販売 ☎03-6801-8357　℻03-6801-8352
ホームページ：https://www.miwapubl.com

■ 大好評の『青本』が10年ぶりの大改訂!!

研修医当直御法度 百例帖 第2版 （好評）

寺沢 秀一（福井大学　名誉教授）

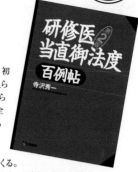

研修医のバイブル『研修医当直御法度 症例帖』が10年ぶりの大改訂。初版の77症例については最新の知見に基づいた鑑別法、治療方法に塗り替えられるとともに、推奨文献もupdateされた。さらに、この10年の間に取り上げられることの多かった「つまづき症例」から、厳選した23症例を新たに追加！全100症例、140頁ほどの増頁となり大改訂にふさわしい内容・ボリュームとなっている。医療者としての姿勢や間違いを起こした際の謝罪の仕方なども取り上げられており「間違いをした人を責めず、その教訓を共有してこそ進歩する」という恩師の言葉を実践する救急医としての著者のメッセージも伝わってくる。救急医療に携わるすべての人たちにささげる著者渾身の改訂第2版、ぜひ手にとってもらいたい1冊。

■主な内容■

1 意識障害
- case 1 昏睡状態で発見、頭蓋内器質病変を疑う
- case 2 高血圧、突然の激しい頭痛と嘔吐
- case 3 突然の精神症状
- case 4 軽い脳梗塞と思われた認知症と片麻痺
- case 5 持続する腹部症状から昏睡へ
- case 6 家で倒れているのを発見、片麻痺あり、ショック状態
- case 7 道路で倒れていた、嘔吐の跡あり
- case 8 統合失調症で加療中、痙攣と意識障害
- case 9 進行性乳癌患者の意識障害

2 めまい・失神・痙攣
- case 10 めまい、嘔吐から昏睡へ
- case 11 回転性めまい、嘔吐で受診、頭部CTスキャン正常
- case 12 後頸部痛が先行した回転性めまい
- case 13 「めまいで動けない」と受診した高血圧治療中の患者
- case 14 突然気を失った
- case 15 特発性てんかんの治療中の痙攣発作

3 呼吸・循環
- case 16 前胸部絞扼感（過去3回軽い発作あり）
- case 17 前胸部痛、ただし心電図異常なし
- case 18 気管支喘息重積
- case 19 気管支喘息治療中、呼吸困難増強
- case 20 高齢者の wheezing dyspnea
- case 21 主訴「咳止めがほしい」から呼吸不全へ
- case 22 喘鳴を伴った呼吸困難
- case 23 嘔吐中の胸痛、心窩部痛

4 ショック・乏尿
- case 24 突然の激しい腹痛が持続、やがて意識障害も出現
- case 25 上腹部痛の持続、微熱でショックに陥る
- case 26 蜂に刺されてショック状態
- case 27 激しい嘔吐による脱水と乏尿

5 急性腹症
- case 28 激しい下腹部痛「今、生理中です」
- case 29 増強する下腹部痛、悪寒、発熱
- case 30 腹痛、嘔吐、発熱
- case 31 周期的な鈍痛周囲の腹痛・嘔吐、排ガス・排便なし
- case 32 高齢者の激しい腹痛
- case 33 主訴「浣腸して便を出してほしい」

6 消化管出血
- case 34 繰り返し持続するコーヒー残渣様嘔吐
- case 35 当初、痔の出血と思われた大量の下血
- case 36 高齢者の「下痢ぎみ」

7 頭頸部外傷
- case 37 外傷治療中の急変
- case 38 オートバイ事故、頭蓋内損傷＋ショック
- case 39 事故後、意識は改善するも四肢が動かない
- case 40 泥酔して道路に倒れていた

8 胸・腹・骨盤外傷
- case 41 オートバイ事故、心電図は洞性頻脈だが心肺停止
- case 42 事故で左側胸部圧痛、しかし胸部X線撮影で血気胸認めず
- case 43 腹部を鉄棒で圧挫後、増強する腹痛、嘔吐
- case 44 交通事故で骨盤骨折、輸液中ショックとなる
- case 45 背部を斧で刺されたが、歩いて来院

9 特殊救急
- case 46 ブロバリン<R>100錠飲んで1時間後来院
- case 47 ガソリンを吸い込んだ
- case 48 車の排気ガスによる自殺企図
- case 49 溺水で心肺停止した小児
- case 50 マラソン中倒れた、尿がコーラ色
- case 51 猫に手を咬まれた！
- case 52 マムシに咬まれ、封部をひもで強く縛って来院

10 その他の救急疾患
- case 53 糖尿病治療中、全身倦怠、食欲不振、悪心、嘔吐
- case 54 脱力、手足のしびれ、呼吸がしにくい
- case 55 甲状腺機能亢進症治療中、咽頭痛と発熱、翌日ショック状態
- case 56 風邪様症状と嘔吐した乳幼児
- case 57 頭痛、嘔吐が先行し、視力障害
- case 58 変形性膝関節症治療中、急激な右膝の痛みと腫脹
- case 59 突然の一側の腰痛
- case 60 腰痛で受診しショック状態へ
- case 61 股関節部で受診した高齢女性
- case 62 「蜂窩織炎」で帰したらショックで搬送された！
- case 63 下肢の蜂窩織炎として紹介された1例
- case 64 転倒して腹痛から意識障害へ
- case 65 突然の発赤から全身痙攣、意識障害
- case 66 「排尿時にプツプツした感じがする」

11 検査（1）画像検査
- case 67 バイク事故で呼吸困難
- case 68 X線撮影の指示の出し方が鍵！
- case 69 単射X線写真のみかた
- case 70 外傷後、歩行可能な股関節痛、X線で骨折は認めない
- case 71 大動脈解離を疑って胸部CTスキャンをしたが…

12 検査（2）血液・心電図
- case 72 発症後早期の赤血球数、ヘモグロビン、ヘマトクリット
- case 73 慢性腎不全治療中、食欲不振、全身倦怠
- case 74 戸外で倒れていて心肺停止状態

13 手技・機器
- case 75 気管支喘息発作で意識障害、転送中痙攣のため心肺停止
- case 76 心肺蘇生での気管内挿管
- case 77 腹部刺創で右大腿静脈に輸液ルート
- case 78 心室細動で電気ショックを行うも、除細動器が作動しない
- case 79 チューブの挿入ミス
- case 80 血胸を疑い、胸腔穿刺するも陰性
- case 81 酸素投与器具の選択

14 輸液・薬品
- case 82 点滴ボトルのとり違え
- case 83 輸液のもれ、スピード調節
- case 84 気管支喘息発作でアミノフィリン静注
- case 85 ジアゼパムの投与スピード
- case 86 膿胸からひどい悪臭のある膿

15 トリアージ
- case 87 救急室への電話の問い合わせ
- case 88 救急外来で受診手続き中、心肺停止
- case 89 内科外来何の紹介状
- case 90 「胆石胆嚢炎」として朝まで診ていたらショックに陥る

16 チームワーク・人間関係
- case 91 当直医から日直医へ患者の引き継ぎ
- case 92 交通事故で日直医が脳外科医、整形外科医、胸部外科医にコンサルテーション
- case 93 救急室にいつも来る軽症患者
- case 94 気難しい上級医が出勤の日

17 患者の秘密・倫理
- case 95 患者の同僚から病状を聞かれて正直に答えた
- case 96 交通事故で運ばれた泥酔患者
- case 97 13歳のエホバの証人教信者
- case 98 「階段から転落した」4歳男児

18 診療姿勢・謝罪
- case 99 入浴中の心肺停止
- case 100 山でマムシに咬まれた男性

● 定価4,180円（本体3,800円＋税10％） B5 400頁 2013年 ISBN 978-4-89590-428-5

お求めの三輪書店の出版物が小売書店にない場合は、その書店にご注文ください。お急ぎの場合は直接小社に。

〒113-0033
東京都文京区本郷6-17-9 本郷綱ビル

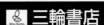

三輪書店

編集☎03-3816-7796　FAX03-3816-7756
販売☎03-6801-8357　FAX03-6801-8352
ホームページ：http://www.miwapubl.com

■「高齢者診療」と「ジェネラルケース」の
ERにおけるディープな思考戦略を身につけよう！

内科当直医のための ERのTips
ジェネラルケースのディープアプローチとエビデンス

好評

著　安藤 裕貴（一宮西病院総合救急部 部長）

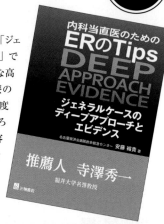

　本書はCHAPTER 1「ERの高齢者診療」とCHAPTER 2「ジェネラルケース」の2部構成となっている。「ERの高齢者診療」では、診断の難しさや診療の奥行きの深さゆえに敬遠されがちな高齢者診療こそが優秀な医師への近道になるとし、高齢者診療の上達のコツに重点を置いている。「ジェネラルケース」では頻度の高い疾患を取り上げ、エビデンスを用いながら、基本はもちろん、目から鱗のディープアプローチまで、本書ならではの内容が掲載されている。ポイントはわかりやすいようスライド形式で掲載されており、無償にてダウンロードできる。タイトル通り、濃厚な内容となっており、研修医、内科当直医はもちろん、熟年医師にも手に取ってもらいたい1冊。

■ 主な内容 ■

CHAPTER 1　ERの高齢者診療
- 01 ER診療は高齢者に学べ
- 02 イニシャルアセスメント
- 03 意識評価のコツとエッセンス
- 04 バイタルサインの特徴　血圧編
- 05 バイタルサインの特徴　脈拍編
- 06 バイタルサインの特徴　呼吸回数編
- 07 バイタルサインの特徴　体温編
- 08 病歴聴取のコツ　生活習慣のパターン認識
- 09 病歴聴取のコツ　薬剤内服歴
- 10 病歴聴取のコツ　家族関係の諸問題
- 11 病歴聴取のコツ　ADLを確認しよう
- 12 高齢者と腎機能
- 13 造影剤と造影剤腎症

CHAPTER 2　ジェネラルケース
- 01 誤嚥性肺炎
- 02 尿路感染症
- 03 蜂窩織炎
- 04 インフルエンザ
- 05 ERの不明熱
- 06 アルコール関連疾患

● 定価 5,940円（本体 5,400円+税10％）　A5　504頁　2017年　ISBN 978-4-89590-608-1

お求めの三輪書店の出版物が小売書店にない場合は、その書店にご注文ください。お急ぎの場合は直接小社まで。

三輪書店

〒113-0033 東京都文京区本郷6-17-9 本郷綱ビル
編集 ☎03-3816-7796 ℻03-3816-7756　販売 ☎03-6801-8357 ℻03-6801-8352
ホームページ：https://www.miwapubl.com